THE GUILFORD
PRACTICAL INTERVENTION
IN THE SCHOOLS SERIES

丛书主编 [美]肯尼思·W.梅里尔（Kenneth W. Merrell）
译丛主编 李 丹

学校心理干预实务系列

帮助学生战胜抑郁和焦虑：实用指南（原书第二版）

HELPING STUDENTS OVERCOME
DEPRESSION AND ANXIETY:
A PRACTICAL GUIDE
(SECOND EDITION)

[美]肯尼思·W.梅里尔 (Kenneth W. Merrell) 著
李 丹等 译

U0397773

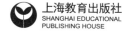

上海教育出版社
SHANGHAI EDUCATIONAL
PUBLISHING HOUSE

关于作者

肯尼思·W. 梅里尔（Kenneth W. Merrell），博士，美国俄勒冈大学学校心理学教授，特殊教育与临床科学系主任，学校心理学项目主任。研究和临床方面的兴趣聚焦于学校中的社会与情绪学习，以及儿童青少年的社会情绪评估与干预。在该领域发表大量论文，出版专著和篇章，编制评估工具，开设干预课程。在与学校中儿童青少年打交道，以及主持学术研究项目方面经验丰富。他是"吉尔福德学校心理干预实务系列"的丛书主编。

总　序

　　"健康不仅是免于疾病或虚弱，而且是身体上、精神上和社会适应上的完美状态。"世界卫生组织对健康的界定具有重要的现实意义，它改变了人们一直以来只强调身体健康的观念，逐渐开始重视身心和谐、心理健康和社会适应。事实上，随着中国社会的变迁，社会经济结构的迅速发展变化，人们感受到越来越大的竞争压力，心理健康问题日益增多；2020年以来新冠肺炎疫情在全球大范围流行，不仅对社会经济发展造成不可估量的损失，而且给公众特别是未成年人的心理带来巨大的冲击和影响。2019年底发布的《中国青年发展报告》指出，我国17岁以下的儿童青少年中，约3 000万人受到各种情绪障碍和行为问题的困扰。其中，有30％的儿童青少年出现过抑郁症状，4.76％～10.9％的儿童青少年出现过不同程度的焦虑障碍，而且青少年抑郁症呈现低龄化趋势。中国科学院心理研究所发布的《中国国民心理健康发展报告（2019—2020）》指出，2020年中国青少年的抑郁检出率为24.6％，其中重度抑郁检出率为7.4％，抑郁症成为当前青少年健康成长的一大威胁。联合国儿童基金会《2021年世界儿童状况》报告，全球每年有4.58万名青少年死于自杀，即大约每11分钟就有1人死于自杀，

1

自杀是 10～19 岁儿童青少年死亡的五大原因之一。在 10～19 岁的儿童青少年中，超过 13％的人患有世界卫生组织定义的精神疾病。

儿童青少年大多是中小学以及大学阶段的学生，他们的心理健康问题和自杀行为的原因极其复杂，除了父母不良的教养方式等家庭环境因素，学校的学业压力、升学压力、同伴压力和校园欺凌以及不同程度的社会隔离等，均可能是影响他们心理健康的重要原因。特别是中小学生处于生命历程的敏感期，他们的发展较大程度上依赖家庭和学校，学校氛围、同伴互动和亲子关系等对他们的大脑发育、心理健康和人格健全至关重要。学生在中小学校园接受必要的知识和技能训练，尤其需要获得来自学校的更多关爱和心理支持。为此，我们推出"学校心理干预实务系列"这个以学校心理干预为核心的系列译丛，介绍国外已被证明行之有效的心理干预经验，借鉴结构清晰、操作性强的心理干预框架、策略和技能，供国内学校心理健康教育工作者参考。

本系列是我们继"心理咨询与治疗系列丛书"之后翻译推出的一套旨在提高学校教师心理干预实务水平的丛书。丛书共选择 8 个主题，每个主题均紧扣学校心理健康教育实际，内容贴合学生的心理需求。这些译本原著精选自吉尔福德出版社(the Guilford Press)出版的"学校心理干预实务系列"(The Guilford Practical Intervention in the Schools Series)，其中有 3 本出版于 2008—2010 年，另有 5 本出版于 2014—2017 年。选择这几本原著主要基于三方面的考虑。

第一，主题内容丰富。各书的心理干预内容与当前我国学生心理素质培养和促进心理健康紧密关联，既有针对具体心理和行为问题而展开的心理教育、预防和干预，诸如《帮助学生战胜抑郁和焦虑：实用指南(原书第二版)》《破坏性行为的干预：减少问题行为与塑造适应技能》《欺凌的预防与干预：为学校提供可行的策略》和《儿童青少年自杀行为：学校预防、评估和干预》，又有针对学生积极心理培养和积极行为促进的具体举措，诸如《学校中的团体干预：实践者指南》《促进学生的幸福：学校中的积极心理干预》《课堂内的积极行为干预和支持：积极课堂管理指南》和《课堂中的社会与情绪学习：促进心理健康和学业成就》。

第二，干预手段多样。有些心理教育方案是本系列中几本书都涉及的，例如社会与情绪学习(social and emotional learning, SEL)，其核心在于提供一个框架，干预范围涵盖社会能力训练、积极心理发展、暴力预防、人格教育、人际关系维护、学业成就和心理健康促进等领域，多个主题都将社会与情绪学习框架作为预防教育的基础。针对具体的心理和行为问题，各书又有不同的策略和技术。对心理和行为适应不良并出现较严重心理问题的学生，推荐使用认知治疗和行为治疗技术、家庭治疗策略等，提供转介校外心理咨询服务的指导和精神药物治疗的参考指南；对具有自伤或自杀风险的学生和高危学生，介绍识别、筛选和评估的方法，以及如何进行有效干预，如何对校园自杀进行事后处理等；对出现破坏、敌对和欺凌等违规行为的孩子，包括注意缺陷多动障碍和对立违抗障碍/品行障碍者,采用清晰而又循序渐进的行为管理方式。对于积极品质的培养,更多强调采用积极行为干预和支持(positive behavior interventions and supports,PBIS)方案促进学生的幸福感,该方案提供的策略可用于积极的课堂管理,也可有效促进学生的积极情绪、感恩、希望及目标导向思维、乐观等,帮助学生与朋友、家庭、教育工作者建立积极关系。

第三,实践案例真实。各书的写作基于诸多实践案例分析,例如针对学校和社区中那些正遭受欺凌困扰的真实人群开展研究、研讨、咨询和实践,从社会生态角度提炼出反映欺凌(受欺凌)复杂性的案例。不少案例是对身边真实事件的改编,也有一些是真实的公共事件,对这些案例的提问和思考让学习者很受启迪。此外,学校团体干预侧重解决在学校开展团体辅导可能遇到的各种挑战,包括如何让参与者全身心投入,如何管理小组行为,如何应对危机状况等;同时也提供了不少与父母、学生、教师和临床医生合作的实践案例,学习者通过对实践案例的阅读思考和角色扮演,更好地掌握团体辅导活动的技能和技巧。

本系列的原版书作者大多具有学校心理学、咨询心理学、教育心理学或特殊教育学的专业背景,对写作的主题内容具有丰厚的理论积累和实践经验,不少作者在高等学校从事多年学校心理学和心理健康的教学、研究、教育干预和评估治疗工作,还有一些作者是执业心理咨询师、注册心理师、儿科专家。这些从不同角度入手的学校心理干预著作各具特色,各有千秋,体现了作者学术生涯的积淀和职业生涯的成就。本系列的译者也大都有发展心理学、社会心理学、咨询心理学和特殊教育学的专业背景，主译者大都在高等学校多年从事与本系列主题相关的教学科研工作，熟悉译本的背景知识和理论原理，积累了丰富的教育干预和咨询评估的实践经验。相信本系列的内容将会给教育工作者、学校心理工作者、临床心理工作者、社会工作者、儿童青少年精神科医生以及相关领域的从业人员带来重要的启迪，也会对家长理解孩子的成长烦恼、促进孩子的健全人格有所助益。

本系列主题涉及学校心理健康教育的方方面面，既有严谨扎实的实证研究和理论基础，又有丰富多彩的干预方案和策略技术，可作为各大学心理学系和特殊教育系相关课程的教学用书和参考资料，也可作为各中小学心理教师、班主任、学校管理者或相关从业人员的培训用书，还可作为家庭教育指导的参考读物。本系列是上海师范大学儿童发展与家庭研究中心和心理学系师生合作的成果。本系列的顺利出版得到上海教育出版社的鼎力相助，该出版社谢冬华先生为本系列选题、原版书籍选择给予重要的指导和帮助，在译稿后期的审读和加工过程中，谢冬华先生和徐凤娇女士均付出了辛勤的劳动，在此一并致以真诚的感谢！

译丛主编：李丹

2022 年 7 月 15 日

著作简介

　　本书试图成为帮助危机学生的学校咨询师、学校心理学家、学校社会工作者、特殊教育顾问和教师、心理健康专家以及其他专业人士的日常用书。本书重点介绍的针对抑郁、焦虑和相关内化问题的干预技术，主要受到认知行为和心理教育等干预治疗方法影响，同时兼收并蓄。本书并没有哪些章节专门阐述脚本化的治疗方案，尽管对这些方案有所探讨。书中提供的预防和干预指南都简便易行，适用于不同场景中的儿童青少年。本书不应该被看作严格意义上的"实际验证治疗"，然而所有干预技术至少都有适量的实证依据，其中一些技术已经获得大量证明其有效性的实证依据。因此，本书呈现的所有技术都程度不一地"基于证据"。

　　本书第一章和第二章为理解抑郁、焦虑和相关问题如何在儿童身上显现，以及这些问题如何发展和维持奠定了基础。第三章提供了评估儿童青少年抑郁和焦虑的实践指南，特别推荐了一种有效评估的模型，并指导如何将评估与干预相联系。第四章概要阐述了学校社会与情绪学习策略和方案的使用，并对这类方案使用的最大化效果提出实践建议。第五至第八章涉及大量抑郁干预策略，包括认知治疗技术、人际关系治疗、行为治疗策略、社会技能训练，以及综合的认知行为治疗手段。第九至第十章涉及大量针对焦虑和其他相关问题的心理治疗和心理教育治疗方法，包括系统脱敏、榜样示范、强化，以及各种认知行为干预方法，诸如自我控制训练、自我指导训练、控制转移法和社会技能训练。本书最后一章，即第十一章，提供了外部的心理健康咨询服务和精神药物治疗的参考指南，包括普遍用于治疗儿童青少年抑郁和焦虑的药物。

本书适用于受过基本训练的专业人士针对学校学生开展的心理教育干预，并不适用于有严重问题、应该接受专家特别治疗的学生。虽然本书的重点和大量案例均源于对学校儿童青少年的干预训练，但许多原理和技术手段也与其他工作场景有关，诸如用于青少年危机干预的临床和社区项目。

本书详细描述了 40 多个特定的心理教育和心理社会干预技术。选编入书中的这些技术手段具有广泛的应用价值，既有实证依据，又有实践性和可操作性。大量潜在的干预技术可选用来针对一个学生或一群学生，也可用于不同的目的。当然，选用也可以依据不同需求的学生、实施干预的时间和资源，以及自身为儿童青少年服务的实践和理论偏好。

目 录

第一章

理解内化问题：儿童和青少年的抑郁和焦虑

引言

在过去的二三十年里，儿童和青少年的抑郁、焦虑以及相关内化问题受到专业领域越来越多的关注。然而，在 20 世纪的大部分时间里，人们很少关注这些问题。事实上，直到 20 世纪 80 年代，人们还普遍否认儿童也可能存在某些类型的内化问题和障碍，如抑郁。幸运的是，现在临床医生和研究人员都明白，这些问题是真实的、严重的且复杂的，最重要的是，在许多情况下这些问题可以治疗，甚至可以预防。

这类问题和障碍，特别是抑郁和焦虑，是学校实践者关注的焦点。虽然在这方面有几本优秀的学术书籍，但很少有实用指南可以帮助人们理解、评估并治疗儿童和青少年的抑郁、焦虑以及相关内化问题，专门针对学校环境中的干预而设计的可用资源也很少。本书是专门为这一目的而设计的一本实用手册。引言部分旨在以简单和实用的术语为人们理解内化问题提供基础。

引言的目的是通过定义、描述和分析这个领域，特别是与儿童和青少年有关的一些细节，来帮助读者大致了解抑郁、焦虑和相关内化问题。本章首先介绍内化问题、内化问题的四种类型、综合征以及症状的具体描述和定义，我认为这些内容构成了该领域。随后简要介绍抑郁、焦虑、社会退缩和躯体问题的主要特征、患病率以及相关问题。接着，讨论不同内化症状之间的重叠和相似性问题。最后，本章介绍的内容与三个案例研究联系在一起，有助于制定不同发展阶段的干预措施，这是本书的重点。

什么是内化障碍

定义

作为一种特殊类型的情绪和行为问题，内化障碍（internalizing disorders）经常被人误解和忽视。一般而言，内化障碍包括以过度控制为症状的问题（Cicchetti & Toth，1991；Merrell，2007）。"过度控制"是指，当个体对自己的内在情绪和认知状态维持着不恰当或适应不良的控制或调节时，在某种程度上问题就会出现。"内化"一词也表明，这些问题很大程度上是在个体内部发展和维持的。为此，内化障碍也称为"秘密疾病"（Reynolds，1992），这意味着人们很难通过外部观察来发现它们。

与外化障碍的关系

内化障碍与外化障碍不同，外化障碍包括攻击性行为问题、多动症、反社会行为等。与内化障碍具有过度控制和隐蔽的特点相反，外化障碍被认为是由控制不足或自我调节能力差造成的。换言之，表现出严重行为问题，如打架、偷窃、殴打、威胁和其他行为的儿童，他们在行为调节和情绪表达方面往往存在严重困难。这些问题通常一点也不隐蔽，因为可以被直接观察到，所以一般很容易识别。当然，虽然研究者已经很好地证实了内化障碍和外化障碍确实是不同的领域，儿童在同一时间出现这两类问题却并不少见。也就是说，儿童或青少年可能既抑郁又焦虑，同时又有敌对的反社会行为。存在抑郁、焦虑或相关内化问题并不一定意味着不可能存在外化问题，这点很重要。

术语：症状、综合征、障碍

目前为止，我们已经介绍了几个关键术语，或将在本书后面介绍。具体来说，"症状""综合征"和"障碍"这些术语很有趣，而且需要充分理解，这样才能更好地理解内化问题的一般领域，尤其是本书所讨论的领域。这些术语有时可以互换使用，这可能令人感到困惑。

症状（symptom）是一种特定的行为或情绪特征，与特定类型的问题或障碍相关。例如，抑郁情绪是抑郁的一种症状。相反，综合征（syndrome）是常见症状的集合。例如，抑郁情绪、睡眠问题、疲劳和自卑感的结合表明抑郁是一种综合征。由此，有足够的症状来表明一个问题，而且受到影响的人正处于痛苦中。然而，这些问题或综合征不一定被正式诊断为障碍。根据《精神障碍诊断与统计手册》（*Diagnostic and Statistical Manual of Mental Disorders*）第四版和随后的修订版（DSM-IV and DSM-IV-TR；

American Psychiatric Association，1994，2000)，或《残疾人教育法》(Individuals with Disabilities Education Act，IDEA)的标准分类系统，当一系列症状或综合征符合特定的诊断标准时，就会出现障碍。例如，就像先前列出的抑郁综合征，当伴有其他症状，维持时间超过两周，以及原有功能发生改变时，即符合 DSM-IV 重度抑郁障碍的标准。通常，一种障碍包括一种综合征和许多症状，一种综合征包括许多症状；然而症状并不总是构成一种综合征或障碍，而且综合征并不总是被诊断为障碍。本书通常使用"问题"(problem)一词，而不是"症状""综合征"或"障碍"。"问题"这一术语可以表示三个具体术语中的任何一个或全部。内化问题仅仅意味着一种影响个体并引发痛苦的内化症状、综合征或障碍。

出于干预的目的，通常没必要区分"症状""综合征"和"障碍"。然而，为了进行有效评估，并与其他专业人员交流有关学生的信息，这种区分可能是非常重要的。

内化问题的四种类型

尽管内化障碍的症状众多且复杂，但研究人员已经证明，在这一范畴内，有四种主要类型的特异性综合征、障碍或问题(Merrell，2007；Quay，1986)。这些问题主要包括抑郁、焦虑、社会退缩和躯体或身体问题。当然，抑郁和焦虑是这四种内化问题中最为人所熟知的，也是本书的焦点。然而，为了促进对儿童和青少年内化问题的全面理解，本节简要介绍这四种类型。

抑郁

特征

抑郁可能是人们最容易识别和理解的内化问题，儿童和青少年抑郁的主要症状为：抑郁的心境或过度悲伤；对活动失去兴趣；睡眠问题（要么睡得太多，要么睡不够）；精神运动迟缓或身体运动减缓（或在某些情况下，身体躁动，焦虑不安）；疲劳或缺乏精力；无价值感或过度内疚；难以思考、集中注意力或作出决定；对死亡的关注（见表1-1）。对成年人来说，体重减轻往往与抑郁有关，但对儿

表1-1　儿童和青少年抑郁的主要症状

抑郁的心境或过度悲伤
对活动失去兴趣
未能达到预期要增加的体重
睡眠问题
精神运动迟缓（或烦躁）
疲劳或缺乏精力
无价值感或过度内疚
难以思考、集中注意力或作出决定
对死亡的关注
易怒
对身体症状的抱怨

注：最上方的两个条目是抑郁的本质特征，至少出现两种特征中的一种才被视为严重抑郁障碍或临床抑郁症。

童和青少年来说，这种症状有时表现为未能达到预期要增加的体重。对死亡的关注经常出现在成年人和年龄较大的儿童身上，在年幼儿童身上却不容易看到，因为他们有关死亡的概念往往过于模糊和抽象。儿童和青少年抑郁的另外两个症状通常表现为：易怒和对身体症状的抱怨，如胃痛、头痛等。当然，并不是所有这些症状都必须存在于显著的抑郁中。抑郁的一般诊断标准是，上述症状中至少有五项在连续两周的大部分时间内同时出现，而且这些症状中至少有一项症状是抑郁的心境或对活动失去兴趣。因此，考虑到抑郁症的严重性足以构成一个问题或障碍，请记住至少要有抑郁的心境或过度悲伤，对活动失去兴趣这两项主要症状。同时也要考虑到，年龄越小，主要症状是越容易对活动失去兴趣而不是抑郁的心境。

患病率

很难估计有多少儿童和青少年患有抑郁症。为确定患心理或精神疾病的人群比例，少数大规模研究常常忽视了青少年。在极少数针对儿童和青少年的研究中，根据 DSM－Ⅳ 的诊断标准，大部分研究用来识别那些表现出足够多的症状而被诊断为患有某种特殊障碍的人。这些研究通常不考虑有足够多的症状显示病人处于严重的痛苦之中，可能会从干预中获益，但没有足够多的症状被正式诊断为障碍的病例。再次说明，这种类型的症状表现称为综合征。

尽管我们在了解有多少儿童患有抑郁症上存有局限，但是有一些大致的评估可以作为指导原则。我(Merrell，1999)在儿童和青少年抑郁症的研究中发现，对那些有抑郁症状且足以构成综合征或障碍，并会从进一步的评估和干预中获益的儿童来说，4％～6％将是一个非常保守的估计比例。从实际情况来看，对于一个 30 人的班级，上述估计至少漏掉了 1～2 个学生。事实上，经历过严重抑郁且生活受到消极影响的青少年比例可能高于这一保守估计。在过去几年里，我的同事约翰·西利（John Seeley）以及他在俄勒冈州研究所的同事通过俄勒冈青少年抑郁项目（Oregon Adolescent Depression Project，OADP；更多细节见 Rohde，Lewinsohn，& Clarke，2002）收集了令人印象深刻的数据，这些数据考察了青少年抑郁的终生患病率，而不是抑郁的时点（瞬间）患病率。终生患病率表明，目前为止有多少人在他们生命的某些时间点（而不是在某一特定时间点）经历过重度抑郁。研究结果令人震惊，到 18 岁时，每 5 个男孩中大约有 1 个，每 3 个女孩中有 1 个至少经历过一次重度抑郁！

女孩显然比男孩更倾向于报告抑郁。青春期前后（13～14 岁）这种性别差异变得尤为明显，正如俄勒冈青少年抑郁项目的数据显示，经历严重抑郁症状的女孩数量是男孩数量的近两倍。在青春期之前，男孩和女孩报告的抑郁程度有更多相似之处，但即便如此，女孩报告的抑郁症状似乎比男孩要多一些。对于这种性别差异，有许多可能的解释，第二章探讨了其中的一些原因。

以抑郁为主要特征的障碍

当想到严重或"临床"抑郁时，我们通常认为是 DSM–IV 和

DSM－IV－TR 所指的重度抑郁障碍或重度抑郁发作。然而，重要的是，要认识到其他一些情绪或适应障碍也以抑郁为主要特征。表1－2列举了 DSM－IV 中以抑郁为主要特征的障碍。虽然这些分类主要是从成年人的研究中发展出来的，但它们在许多情况下也适用于儿童和青少年。

表1－2　DSM－IV 中以抑郁为主要特征的障碍

重度抑郁障碍
心境恶劣障碍
抑郁障碍，除非另有说明
双相障碍
环性心境
由疾病或物质滥用引起的心境障碍
伴有抑郁情绪的适应障碍

心境恶劣障碍（dysthymic disorder）（或心境恶劣）是指，一个人在很长一段时间内（成年人至少2年，儿童和青少年至少1年）具有轻度或中度的抑郁症状。在这种情况下，抑郁不再是暂时的状态，而是一种稳定的特质。实际上，抑郁成为一个人的性格或一般生活方式的一部分。抑郁障碍（depressive disorder）是指，当它严重到足够干扰人的生活功能，但没有被明确诊断为表1－2中的任何一种其他障碍时，在没有特殊说明的情况下用于诊断抑郁的

一般类别。双相障碍（bipolar disorders）（通常称为躁狂—抑郁）包括严重抑郁或重性抑郁发作，并有交替的躁狂或轻躁狂发作，即在一段时间内，一个人感觉到精力充沛，没人能打败自己，兴奋，而且有大量想法，所有这些都可能导致不良的决策。双相障碍可能以抑郁为主要症状，偶尔伴有躁狂发作，相反的情况也有可能出现。环性心境（cyclothymia）与双相障碍有一定的相似性，但是它缺少强烈的、严重的症状，往往持续时间更长（至少 1 年）。有环性心境的人往往会有不愉快的情绪波动，可能会交替出现不同程度的抑郁，精力旺盛和兴奋，激动或易怒。表现出环性心境的儿童和青少年，他们的父母往往觉得自己的孩子在"情绪过山车"上，很难停止或结束。当个体由于疾病（如甲状腺功能减退——甲状腺活动不足）或物质（如酒精、巴比妥类或其他镇静剂）滥用而表现出显著的抑郁症状时，就会出现由疾病或物质滥用引起的心境障碍（mood disorders）。伴有抑郁情绪的适应障碍（adjustment disorder with depressed mood）也是抑郁症状的表现，这种症状在适应重大生活事件上，如搬家、所爱的人去世或环境发生重大变化，会伴有严重且持久（6 个月或更长）的问题。

第二章讨论了关于儿童和青少年抑郁的更多细节，表 1－3 概述了本节提出的一些主要问题。近年来，心理健康和人类行为学领域对儿童期抑郁的研究取得了很大进展。对那些在过去二十年里接受过培训的专业人士来说，这是难以置信的，因为很多年前儿童期抑郁的存在在一些领域受到严重质疑。今天，人们普遍认识到儿童期抑郁确实存在，但幸运的是，我们现在已经有能力提供有效的评估和干预技术。然而，对于这个令人费解的问题，我们还有许多东西要学，例如学习如何更好地处理它。

表 1-3　理解儿童和青少年抑郁的要点

包括几种可能的症状，但抑郁的心境或对活动失去兴趣是一个显著特征。
有时可能与成年人的抑郁表现不同，包括易怒、身体不适和未能达到预期要增加的体重。
大约 4%～6% 的儿童和青少年的抑郁可能通过综合征或障碍来体现。
女孩往往比男孩表现出更多的抑郁症状，特别是在青春期后。
除了严重抑郁，还可表现为其他情绪或适应障碍。

焦虑

特征

焦虑障碍(anxiety disorders)是一个非常宽泛的问题，不同类型的焦虑障碍可能会有相当不同的特定症状。然而，焦虑障碍确实有一些共同的要素。这些障碍往往涉及三个方面的症状：主观感受(如不适、恐惧或害怕)、外显行为(如回避和退缩)和生理反应(如出汗、恶心、发抖和全身唤醒)。由于涉及三个主要方面，这种解释焦虑症状表现的特殊方式称为三方模型(tripartite model)。一些常见的焦虑症状表现(见表 1-4)包括消极和不切实际的想法，对症状和事件的误解，惊恐发作，强迫观念和/或强迫行为，生理唤醒，对身体线索过度敏感，对特定情境或事件感到恐惧或焦虑，过度担心。

表 1-4　儿童和青少年焦虑障碍的主要特征

消极和不切实际的想法
对症状和事件的误解
惊恐发作
强迫观念和/或强迫行为
生理唤醒
对身体线索过度敏感
对特定情境或事件感到恐惧或焦虑
过度担心

　　另外两个与焦虑相近的术语为：恐惧（fears）、恐惧症（phobias）。实际上，这些术语的含义有很多相似之处，但也有重要的区别。恐惧通常被认为与焦虑不同，因为恐惧包括对具体情境（如某个感知到的威胁）的特定反应，而焦虑通常涉及对模糊的情境或刺激的普遍反应（如忧虑或不适）。恐惧症与恐惧很相似，都涉及对特定威胁的反应，但也存在不同，因为恐惧症的反应更强烈、更持久、更不适。例如，放学之后受到欺负是一个学生表现出恐惧反应的合理理由，但是如果对鸟、小昆虫或从开着的杯子里喝水也产生使人虚弱的恐惧感，就难以理解，也更加适应不良。

患病率

焦虑是一个非常广泛的类别，它的许多特征都具有普遍性，因此很难准确地估计有多少儿童和青少年患有焦虑障碍，这就进一步加剧了这一问题的难度。然而，众所周知，焦虑症状很常见，焦虑障碍也并不少见。事实上，焦虑障碍可能是内化障碍的最大类别。据估计，在转介给临床医生或有行为情绪问题的一般儿童群体中，焦虑问题约占 8% 或更少（Morris & Kratochwill，1998）。然而，即使很大一部分儿童和青少年至少会体验到恐惧和担忧的一些症状，但儿童和青少年被诊断为焦虑症患者的比例可能比 8% 这个数字小一点，也许为 3%～4%。尽管相关证据并不像抑郁症的证据那样令人信服或引人注目，但女孩患焦虑障碍或有焦虑问题的风险可能高于男孩。

以焦虑为主要特征的障碍

如表 1-5 所示，在 DSM 系统中有很多可诊断的障碍，这些障碍至少以某些焦虑症状为主要特征。这些障碍中的一些，如强迫障碍（obsessive-compulsive disorder），有点偏离本书的目标，而其他障碍，如恐惧症，可能对特定儿童以及他们的情况来说是非常具体的。当和孩子们一起工作时，这两种障碍特别重要。分离障碍（separation disorder）是与父母或主要照顾者分离时表现出过度和持续痛苦的情况，在年幼儿童中尤为常见。通常，与分离障碍有关的问题一般称为学校恐惧症（school phobia）（或更普遍的是，学校回避行为），即一提到上学，儿童就表现出不寻常的恐惧、焦虑和恐慌症状。广泛性焦虑障碍（generalized anxiety disorder）（以前称为儿童过度焦虑症）是一个宽泛的类别，意味着严重的焦虑症状，这种焦虑症状不一定与特定事件或情境相联系。患有这种障碍的儿童或青少年通常会在各种情况和不同时间表现出显著的"自由浮动"（free-floating）的焦虑特征。广泛性焦虑障碍特有的症状包括不安、疲劳、注意力不集中、易怒、肌肉紧张和睡眠障碍。显然，这些症状中的一些与抑郁的表现非常相似。和抑郁一样，焦虑症状也可能是由身体状况或物质滥用引起的。例如，使用安非他明和大麻可能引起焦虑症状。

表 1-5　DSM 系统中以焦虑为主要特征的障碍

分离障碍
惊恐障碍
惊恐发作
广场恐惧症
特定恐惧症
社交恐惧症
强迫障碍
创伤后应激障碍
急性应激障碍
广泛性焦虑障碍（儿童过度焦虑症）
焦虑障碍（由身体状况或物质滥用引起）

和抑郁症一样，为了诊断（但不一定是为了干预）而了解焦虑症状、综合征和障碍之间的区别很重要。正如已经提到的，焦虑症状在儿童和青少年中很普遍，但在大多数情况下，它们不会造成重大或持久的问题。当焦虑症状足够多且严重到导致重大或持久的问题时，我们会说存在焦虑综合征。如果某个焦虑综合征的特点满足 DSM‐Ⅳ 的特定诊断标准，那么这个人也会有焦虑障碍。然而，本书的一个要点是，抑郁、焦虑和其他内化问题会有很大的重合，以至于一个人同时出现这些症状并不稀奇，因此根据 DSM‐Ⅳ可能并不能诊断为某种特定的障碍，但是对所有实践目的来说都构成了"广泛性内化障碍"。

社会退缩

特 征

社会退缩通常不被认为是一种特定类型的内化问题或障碍，而是经常伴随内化问题或障碍，或是内化问题或障碍的一部分，特别是抑郁和焦虑问题。然而，先前一些关于分类的研究表明，社会退缩常被确定为一组特定的内化问题（Caldarella & Merrell，1997；Quay，1986）。社会退缩一般包括几个关键性的特征（见表 1‐6）。社会退缩的儿童和青少年极力避免与他人交往。他们可能缺乏像其他儿童和青少年那样的社交主动性反应，而且在结交朋友所需的特定技能方面存在缺陷。社会退缩既可能是一种暂时性的特征，也可能是一种长期的问题或特质。例如，一个之前有许多社会交往模式的青少年可能会在一次严重的抑郁中退出自己的同伴圈子,并在以后又回到频繁的社交活动中。或者由于过分害羞和社会不成熟,儿童和青少年可能有长期的社会退缩模式。在某些情况下,一个孤僻的学生可能有很好的社交技巧,但避免卷入社会互动,这是因为该学生对自己的社交能力有不切实际的负面看法或焦虑。例如,一个学生一直认为,"当我试图与其他人交谈时,我就像一个白痴",即使这个学生可能喜欢与别人交往,并真的可以做到这一点,但这种想法可能会使其极力避免与他人接触。

表 1-6　儿童和青少年社会退缩的主要特征

通常被认为不是一种单一的障碍,而是多种障碍的主要组成部分。
可能包括对社会表现的不切实际的自我评价。
可能包括对社交活动缺乏兴趣。
可能会被过度的恐惧困扰。
可能在社会趋近行为方面存在缺陷。

患病率

传统上,人们并不认为社会退缩是一种特殊的障碍,因此无法估计在这一领域有重大问题的儿童和青少年的比例。然而,它并不是一个罕见的问题,许多儿童都表现出社会退缩的特点。

躯体问题

特征

躯体问题,顾名思义是对身体上的不适、疼痛或疾病的抱怨,而这些问题没有医学、器质性或生理基础。据推测,这些症状是由情绪困扰引起的,是心理原因而不是身体原因造成的。然而,重要的是要认识到,躯体问题虽没有明确的身体或生理原因,却并不意味着这种不舒服对有躯体问题的人来说是不真实的,它们就像由伤害、传染或组织结构问题引起的不适一样真实。同样重要的是,要考虑到当我们说躯体症状没有明确的医学或生理基础时,我们必须始终强调"已知"(known)这个词。很有可能是某种伤害、传染、组织结构问题或某种引起身体不适的过敏反应导致身体上的不适感,但当前的医疗评估技术根本无法检测出来。

和社会退缩一样,躯体问题通常被视为抑郁和焦虑等内化问题的附属部分,而不是一个单独的内化综合征或障碍。但是,和社会退缩一样,分类研究通常表明,躯体问题是内化问题的一个独特组成部分。由于躯体问题通常不被视为一种明显的障碍,因此很难找到准确的患病率数据。然而,人们普遍认为,躯体问题在儿童和青少年中极为普遍。

儿童和青少年最常见的躯体症状似乎是肚子痛、胃痛或恶心,头痛,眼睛疼痛,四肢或关节疼痛,四肢刺痛或麻木,皮疹或瘙痒,呼吸问题(呼吸急促、气喘症状或过度换气)(见表1-7)。对有躯体问题的儿童来说,感到头晕是很常见的。在某些情况下,躯体问题可能是麻烦和不适的,但不会使人虚弱。在其他情况下,这些躯体问题是生活适应功能的主要障碍。从理论上讲,许多有严重和持久的躯体问题的人可能会对身体线索过度敏感。也就是说,他们有更强的能力或倾向去关注和了解生理感觉，但其他很多人并没有意识到这些感觉或者干脆觉得它们不重要。显然，人们对这种不愉快感觉的看法在它们引起注意并成为问题上起着重要作用。

表 1‑7　儿童和青少年躯体问题的主要特征

通常是抑郁和焦虑的重要组成部分。
可能对身体线索过度敏感。
儿童和青少年常见的躯体抱怨包括胃痛或恶心、头痛、眼睛疼痛、四肢或关节疼痛、四肢刺痛或麻木。

内化问题的重叠

人们早就知道，内化问题——无论是症状、综合征或障碍，很容易有重叠或同时出现的倾向。在医学领域，"共病"（comorbid）一词表明同时存在两种不同的疾病过程，每种疾病都有各自的发展模式。例如，一个人可能同时患有鼻窦感染和皮疹，这两种情况同时存在于一个人身上，但人们可能认为这两种问题的原因并不存在关联。在心理学上，"共病"一词用来表明相近的关系。例如，一个儿童可以同时表现出抑郁和惊恐发作。

使用"共病"一词来描述各种内化问题或其他心理社会问题之间的关系可能并不合适，甚至具有误导性。这一术语意味着，两个问题有独立的发展和维持过程。然而，事实上，人们认为内化问题和许多心理障碍一样，可能存在于一种共生关系之中。也就是说，它们互相滋养和维持，并可能通过类似事件、倾向和反应模式来发展。在抑郁和惊恐共同发生的例子中，完全有可能一种症状的表达和恶化增加了另一种症状出现的可能性，而且一旦一种症状表达出来，就增加了问题的严重程度。

不管用什么语言来描述这种现象，人们普遍知道，抑郁、焦虑、社会退缩和躯体障碍常常是并存的。在某些情况下，症状是一样的。例如，易怒、疲劳、注意力难以集中和睡眠问题是 DSM－IV 中抑郁和广泛性焦虑障碍的关键诊断特征。同样，有严重抑郁的儿童和有显著焦虑的儿童都可能出现躯体问题，如胃痛、头痛等。此外，社会退缩可能是抑郁的原因和结果，而且在许多情况下与焦虑有关。对研究者来说，这些核心症状的相似性使他们很难用 DSM－IV 中的区分标准从统计上将内化问题加以分离。

内化问题的重叠或共生不局限于抑郁和焦虑的共同症状或共同后果。事实上，众所周知，在令人惊讶的大量病例中，每 3 个人中就有 1 个人被诊断为同时患焦虑和抑郁障碍。考虑到有几个症状是一样的，这个事实也就不足为奇了。本书的后几章会专门关注干预训练，你也会注意到，对一种内化问题有效的干预措施对其他内化问题也是有效的，例如放松训练、社交技能训练和认知重构。然而，在某些情况下，非常具体和有点局限的干预策略可能对一种类型的内化问题有效，但对相关类型的内化问题不起作用。正如第二章在讨论内化问题的发展过程中所提到的，关于内化问题的相似或独立过程仍有很多不清楚的地方。

有内化问题的学生：四个案例

这一部分呈现了四个案例。这些真实的故事（为保密，名字和某些事实作了调整）都是我作为心理学家和教育者的亲身经历，与高危学生打交道的任何其他从业者或教育者都曾经遇到或将会遇到类似的故事。这些故事并不罕见或特异，反而都很平常。它们在情境、背景、细节和结果上有所不同，但也有共同之处。前三个案例中的儿童或青少年都曾经遭受非常严重的抑郁、焦虑以及相关内化问题的症状，如社会退缩和躯体症状。第四个案例涉及一位教师如何将有效的做法应用于日常课堂学习，以此来帮助她认为有内化问题的学生，从而促进班级所有学生的心理健康。这些案例研究是为了说明内化问题具有挑战性和复杂性，以及学校从业人员有可能帮助陷入困境的学生。

艾玛

艾玛（Emma）8 岁，上二年级时，她的母亲把她带到大学训练诊所，我正在那里督导研究生的工作。我们的接收面谈（intake meeting）发现了严重抑郁症家族史，而艾玛似乎注定要继续这种病症。艾玛是一个早熟的女孩，她的语言和认知技能更像五年级的学生，而不是二年级的学生。她经常说想死，因焦虑、绝望和恐慌而难以入睡，又不得不在早上艰难地起床，然后被送去学校。虽然艾玛以前是个合群的女孩，但二年级时她的同伴关系严重恶化，大多数孩子都故意回避她。无论在学校还是在家里，艾玛都会"哭个不停"，有时会持续一个小时甚至更长时间。在我看来，艾玛有很多事情要做，但她似乎认为自己的自尊心和积极生活的欲望一落千丈。

艾玛的父亲确信咨询是徒劳的，他坚持认为"药物是唯一有用的东西"。艾玛的母亲首先想去诊所试着接受心理咨询。经过仔细的接收评估，我们设计了一个侧重于行为和认知改变策略以及情绪教育的基本治疗计划。个人咨询课程将由在我的督导下工作的二年级研究生实施。这名研究生很有能力，但他怀疑如果不先转介给临床医生使用抗抑郁药物，这么严重的抑郁症是否可以得到有效的治疗。我们都同意实施个人咨询课程，并经常进行持续的进度监控，然后在四次咨询后重新评估进展。

接下来的 10 周简直令人吃惊。经过实施精心制定的治疗计划，包括每周 1 小时的个人咨询，后续会谈，对艾玛的父母进行电话随访，每周收集数据以衡量进展（我们现在称之为响应性干预/response-to-intervention），我们观察到前 4 周有稳步改善，那时我们担心艾玛对她自己就是一种威胁，考虑通过药物评估甚至住院来减轻症状，直至症状消失。干预 7 周后，艾玛在抑郁、焦虑或社交问题上的改善都不太明显。干预 9 周后，我们的所有评估指标都表明艾玛不仅在各个方面运转正常，而且正在茁壮成长。到第 10 周，当心理咨询终止时，治疗师问艾玛为什么她认为自己做得这么好。艾玛回答："我认为我之所以做得比较好，是因为我以不同的方式思考自己的问题。我做的事情和以前不同，我通常感觉还好，即使事情不顺利。"个人咨询结束后 2 个月和 4 个月的后续访谈表明，艾玛保持了她在治疗过程中取得的全部或几乎全部进步。

布兰登

布兰登(Brandon)17 岁，在他高中毕业那一年，我开始和他在一个非常小的农村学区建立咨询关系。在那里的第一年，他就一直是高中教职人员的关注对象，他们的担忧随着时间的推移而大幅增加。布兰登曾多次参与当地毒品文化活动，因为一起事件被逮捕，目前正在缓刑期，并在少年拘留所服刑 1 周。根据学校董事会的政策，在学校里使用任何非法毒品都要自动退学，并报告给当地治安部门。许多教职人员似乎认为，这一结果对布兰登来说是不可避免的。他以前是一个 B 等学生，但成绩急剧下降，甚至因为没有修满足够学分而存在不能毕业的风险。布兰登的英语教师对他的作文和日记中的自杀内容感到震惊。布兰登告诉同伴和教师，他一直想死，甚至想自杀。

布兰登同意与我见一次面，但不接受后续咨询。在我们见面的前 30 分钟他拒绝和我有目光接触，但在一个小时后，我们建立了相当融洽的关系，他同意再来见我一次。"再来一次"变成布兰登每周与我会面并努力变得更好的协议。在这种情况下，好转不是件容易的事。正如布兰登所描述的那样，他生活在一个黑洞里。他每天都在挣扎，因为他没有多少精力，也很少渴望继续下去。每天他的脑子都充斥着死亡、濒死（dying），以及感到远离"整个宇宙"。他愤怒和怨恨，似乎有一种独特的天赋，既能把教师拉扯到他的角落，又能使教师愤怒，希望布兰登离开他们的班级。

在这种情况下，进步并非易事，虽然并不像我们所希望的那样显著或迅速，但确实出现了进步。我决定采用一个干预计划，重点是识别非理性和不切实际的想法并与之争论，结合大量模拟和角色扮演，以更有效率的方式进行思考和反应。我的计划还包括强调布兰登每天都要写日记，必要时与他对质，并帮助他探索自己的生活感受和目标。一周又一周过去了，布兰登有一些进步，但之后往往是回归和陷入旧习惯。周五晚上 11 点 30 分，我在家里接到了布兰登打来的电话，他说他在一个电话亭里，"离这里很远的地方"，正处于强烈的自杀冲动中，我不得不打电话给警局寻求援助。布兰登突然结束了我们的谈话，我不知道他在哪里，不知道第二天我是否会在报纸上看到他。有些时候，当他向我介绍他参与毒品文化活动时，这把我保守秘密的愿望推到了法律和道德的极限。

但是，布兰登确实表现出进步。几周后，我们都注意到布兰登情绪好转，相伴随的学校问题也有所减少。布兰登开始将咨询学到的策略融入日常挑战，并逐渐意识到这些策略很有用。在大约 4 个月的时间内，他的抑郁症虽然没有明显消失，但至少处在可控制的水平，我们由此也减少了强烈的担忧。在布兰登高中毕业前一周，我们结束咨询时他充满热情和自信地提及，如果将来抑郁和自杀想法又回来，他会做些什么。

杰米

杰米（Jamie）是一个体格健壮的七年级男孩，他似乎总是被愤怒的连锁反应吞噬。他和哥哥小时候受到父亲的严重虐待，对他的父亲来说，暴力是解决问题和冲突的首要方法。在过去的 6 年里，杰米的母亲在多年的家庭虐待和野蛮控制后与父亲离婚了。杰米的母亲是一位温柔而善良的女性，抚养两个儿子简直不堪重负，两个儿子似乎永远记得父亲对母亲的不尊重，这是他们从小就目睹的。杰米的母亲认为，控制杰米行为的最好办法是每周上空手道课来教他如何自律。

在学校里，杰米由于行为失控和极端好斗而在一个单独的教室里学习，这是为有行为障碍的学生准备的。从表面上看，杰米似乎是一名邪恶的，甚至是有严重品行障碍的危险男孩。他在学校的外显行为也能说明这一点。他经常攻击其他学生，威胁教师，并在失控的愤怒中爆发。有一次，他在体育馆里故意摇晃一名同学，使其从 20 英尺（大约 6 米）高的爬绳上摔下来，摔断了腿。还有一次，他当着 10 多名学生的面往副校长脸上吐唾沫。

但杰米的外在攻击、愤怒和反社会行为有另一个方面的深层原因，很少有人看到或理解这一点。他常常陷入绝望的状态，有时一两个小时拒绝把头从桌面上移开。他的日记表明，他是一个由于自己的敌意和愤怒而感到害怕和困惑的男孩，暴露了他想死，也许是极度想死，以结束他感受到的无尽的折磨。他也被恐惧和焦虑吞噬，经常在夜间醒来，处于一种汗流浃背的恐慌状态。我对杰米付出的努力没有成功，这让我很挫败，使我怀疑自己作为一名临床医生具备的能力。转介给精神科医生的结果是尝试每天服用两到三次药物，这往往使杰米昏昏欲睡和"飘飘然"，但没有改善任何主要症状。唯一能对杰米产生影响的人是他的特教教师。这名60多岁的女教师是一位杰出的教育家，她身材瘦小，身高不足1.6米，但她并不惧怕杰米，即使在杰米盛怒之下她也能应对。她采用个人注意力、团体情感练习和人际教育技术，帮助杰米表达自己的情感，转移愤怒情绪，极度不安时恢复镇定和平静。虽然这不是一个快速转变的例子，但这位教师和杰米取得的进步显而易见，当杰米休学甚至被开除时，这些进步确实多次帮助他留在学校。

珍妮丝：一名教师的故事

珍妮丝(Janice)是一名经验丰富的小学教师，我在研究强壮孩子(Strong Kids)社会与情绪学习课程(第四章详细讨论)的过程中遇见她，这门课程是我和几名同事一起撰写的。学年开始时，她参加了如何在班级实施强壮孩子课程的培训，我们与她商量制定了一个实施计划，观察她的教学经验，对学生的社会与情绪知识及症状进行前测和后测。

珍妮丝的任务是，以极大的热情与五年级学生一起上强壮孩子这门课程，不仅要按规定授课，而且要找到将社会与情绪学习概念融入每周课堂常规的方法。我听了几次她的课，对她的技能和学生参与课程的能力印象深刻。我也很高兴看到，她将情绪学习、认知重构、人际问题解决和冲突解决等方面的关键内容融入整周的学生工作中，而不仅仅是在指定的课程时间内推广这些内容。虽然她的教室太拥挤（有38名学生），但学生对她的反应非常好。她有几个学生在与相当严重的抑郁、焦虑和相关问题作斗争。根据我们的前测数据和她对这些学生的描述，38名学生中至少有6名似乎存在一定程度的问题或症状，这显然应该受到关注。

随着时间的推移，珍妮丝成为一名真正的专家，她把强壮孩子课程融入日常课堂。她不是仅仅把注意力放在关心的6名学生身上，而是集中精力促进所有学生的心理健康。在12周的干预后，我们的后测结果证实，总的来说，学生在重要的社会与情绪学习概念知识上都有显著进步，而且相比于实施干预方案之前，有几名学生报告了较低水平的情绪困扰问题。特别是，那6名被认为需要关注的学生中有4名都表现出症状的减轻，6名学生的社会与情绪知识显著增加。现在，珍妮丝提倡在小学使用社会与情绪学习，并使强壮孩子课程成为她正在进行的常规教学的一部分。除了简单的前测和后测数据，珍妮丝真的看到她的学生把从强壮孩子课程中学到的技能用于处理生活中遇到的社会与情绪挑战。

共同之处

这四个故事有一些共同之处（the common thread）。第一，值得注意的是，抑郁、焦虑和其他内化问题虽然普遍存在，却常与其他问题交织在一起。特别是在布兰登和杰米的案例中，治疗内化问题时也伴随着许多其他问题，如物质滥用、攻击和公开的敌意

(overt hostility)。第二,这些案例说明了治疗有严重内化问题的儿童和青少年多么具有挑战性,甚至令人畏惧,涉及可能的干预效果如何,因此每个案例在最初都有一些让人犹豫甚至怀疑的理由。第三,最重要的是,这些案例都表明,对有内化问题或其他社会与情绪困难的学生来说,本书提到的常用干预技术对于改善他们的生活有巨大潜力。即使不一定有一个愉快的结局,你也应该继续读这本书,以帮助你使用真正可靠的干预技术。

总结性评述

在过去的两到三年,我们对儿童和青少年抑郁、焦虑以及相关内化问题的理解已经取得很大进展。我们清楚地定义了内化障碍的一般概念,因此对这些障碍的组成和症状有了比较好的理解。明确界定和描述内化症状、综合征和障碍的重叠,是近年来的一个重要进展。尽管在这方面取得了很大进步,但我们仍有很长的路要走,仍然需要明确说明的一个问题是各种内化障碍的发生率和患病率。目前,我们只能估计或近似计算遭受这些问题的儿童和青少年的百分比。额外的综合性流行病学研究在这方面很有用。另一个仍然没有得到很好理解的问题是内化症状和障碍的重叠或共存。有时,分类或诊断标签,如"抑郁"或"焦虑",根本不能准确地描述问题,或不适合那些经历许多痛苦的症状但在任何一个类别中都不足以诊断出问题的特殊儿童。

第一章为理解内化问题提供了初步的基础,但不是详尽无遗的。第二章提到的内容将有助于理解这一领域的细节，为理解内化问题提供了额外的实践视野，特别是关于这些问题在儿童中如何出现和发展，什么因素可能导致或影响这些问题，以及这些问题将带来什么后果。此外，第二章提供了一些实用的指导方针，以解决儿童和青少年其他常见的行为与情绪问题。

第二章

内化问题是如何发展和维持的

引言

前一章介绍了对抑郁、焦虑以及相关内化问题的基本描述。然而,有效的评估、分类和干预实践需要对内化问题的发展进程和复杂性有更全面的了解。近年来,关于抑郁、焦虑以及相关内化问题的证据引人注目。虽然还有许多有待学习的地方,但越来越多的证据正在为解决这些问题提供坚实的基础。本章侧重于学龄儿童和青少年的抑郁、焦虑以及相关内化问题在发展与结果方面的主要内容,并为第三章介绍的在特定情况下选择适当的评估技术提供坚实的基础。

本章首先概述了影响儿童和青少年抑郁、焦虑以及相关内化问题的因素,特别是生物、家庭、认知、行为和生活事件的影响。接下来,对内化问题的稳定性和持久性提出几点意见。讨论了内化问题产生的一些更为直接的后果,包括自尊降低、学业问题、同伴关系问题、心理健康问题、物质滥用和自杀。因为内化问题通常是复杂的,也很难从其他类型的行为和情绪问题中分离出来,所以我们为从业者提供大量信息和实用指南,以帮助他们从其他一些最常见的、易混淆的问题(包括双相障碍、注意缺陷多动障碍、品行障碍、物质滥用、进食障碍和抽动秽语障碍)中,区分出抑郁和焦虑。

内化问题的发展

为了有效地帮助抑郁或焦虑的学生,从业者至少应该对这些问题如何发展及其呈现的一些基本并发症有大致了解。本节简要概述了内化问题可能会如何发展,特别是讨论了生物、家庭、心理压力、生活事件、认知和行为对儿童和青少年抑郁、焦虑的发展和维持的影响。本节的内容已大大简化,它不是全面的,发展的许多潜在重要方面被有意排除在外。这里的重点是最常见的影响因素。

生物影响

大多数关于生物因素对抑郁和焦虑的影响的证据来自成年人的研究。这一领域有关儿童和青少年的证据相对较少。鉴于这种情况,读者应该谨慎地理解本节概述的内容。很明显,儿童和成年人在生物—神经功能上有一些重要的差异,而且严重的内化问题与异常的生理功能之间存在某种联系,但要证明这些因素在儿童和青少年的情绪问题中发挥的作用可能还需要一段时间。

神经递质

神经传递(脑化学物质的发送和接收)的异常与抑郁有关,特别是神经递质乙酰胆碱、去甲肾上腺素、血清素和神经肽(Dopheide,

2006；Harrington，1993）。虽然很难观察到神经递质在大脑中的运作，但这方面的问题已经通过间接的方式与抑郁联系起来。例如，氟西汀（fluoxetine，商品名为"百忧解"）和帕罗西汀（paroxetine，Paxil）等药物可以阻断5-羟色胺的再摄取（从而提高其在神经元间的可用性和传递性），而且可以对抑郁症状产生积极影响。因此，血清素传递异常与抑郁有关。据推测，神经递质异常会增强抑郁的易感性，这可能是遗传造成的。事实上，现有证据表明，抑郁症特别是严重抑郁症和环性心境，很有可能是遗传因素造成的。

气质

对于慢性焦虑问题，尽管神经递质异常可能起关键作用，但可能有更好的证据证明，以生物特征为基础的气质也是一种影响因素。气质被认为是以个体的神经生物特征为基础，出生时就具有的独特的反应方式，并在几个月大时表露出来。婴儿气质是未来人格发展的一种模板。研究者注意到，相比其他婴儿，具有易兴奋、高度警觉、对新异刺激有过多反应这种气质的婴儿，更容易在童年时期变得焦虑、害羞和社会退缩（Kagan，Reznick，& Snidman，1990）。虽然学习在焦虑问题的发展中起着非常明确的作用，但生物学风险因素无疑会对人们产生影响。

内分泌系统

内分泌系统包含遍及全身的一系列腺体，将特定的激素释放到血液中。每种激素在调节身体功能上均起着特殊的作用。例如，激素有助于调节生长、新陈代谢、体温、血糖水平、性欲和其他重要机能。虽然内分泌系统的某些部分独立地发挥作用，但它们作为一个系统联系在一起，都受到来自垂体（也称为主腺，是最靠近大脑的内分泌腺）以及大脑的下丘脑的化学信使的控制和调节。

医学研究人员发现，特定内分泌腺的功能异常可能会导致抑郁症状（Harrington，1993）。例如，甲状腺（释放调节身体新陈代谢和体温的激素）功能异常会导致情绪低落、注意力不集中、说话和运动缓慢等症状。肾上腺素分泌过度或不足也会导致情绪障碍，从抑郁症状到急促、有压迫感的言语（pressured speech），过度活跃和情绪异常高涨是双相障碍躁狂状态的典型特征。性激素释放异常也与较大年龄的儿童和青少年的情绪障碍以及其他内化问题有关。

家庭影响

家庭对儿童和青少年抑郁的发展和维持有着潜在和强大的影响。紧张的家庭关系、大量的家庭冲突、糟糕的家庭冲突解决能力，以及不良的家庭沟通模式都会增加儿童抑郁的风险。有家族史的情绪障碍或其他心理问题也增强了儿童和青少年抑郁的易感性。即使家庭中易受抑郁影响的基因可能被部分遗传，但在家庭系统中，塑造和社会学习的作用不应被低估。抑郁的父母养大的孩子会把父母作为自己主要的社会和情绪榜样（即为生活苦苦挣扎的人），塑造行为、情绪症状和认知模式，这些都是抑郁恶性循环的一部分。某些家庭结构变量，如离异家庭和单亲家庭，也可能增强抑郁的易感性。

　　我们也应该注意到家庭对焦虑的影响。儿童和父母之间不安全的依恋模式与焦虑问题有关。高度焦虑的父母塑造的行为模式可能会延续儿童的焦虑症状。抑郁的父母可能在一段时间内回避他们的孩子，对孩子反应迟钝，因此在不知不觉中，他们的孩子产生黏人行为、分离恐惧和焦虑脾气。和抑郁一样，情绪障碍家族史增加了儿童产生焦虑问题的风险。儿童恐惧的发展是正常情绪发展模式的一部分，某些恐惧在某些年龄段更为普遍。然而，如果儿童生活在一个有着不同寻常或强烈恐惧的家庭，他们就更容易以恐惧、不安、焦虑的方式来应对生活中的正常情况。

　　家庭对内化问题的影响不仅在于增加抑郁和焦虑的风险。20世纪70年代，萨尔瓦多·米纽秦（Salvador Minuchin）和同事提出的综合家庭系统模型表明，某些家庭功能特征，如严苛的规则和期望、互不相让、不良的冲突解决技巧，会增加各个家庭成员广泛的躯体或身体症状（Minuchin，Baker，Liebman，Milman，& Todd，1975；Minuchin，Rosman，& Baker，1978）。在综合家庭系统模型中，躯体问题可以让家庭成员从解决重大家庭问题中解脱出来。在这种情况下，躯体问题成为家庭关注的焦点，这会导致对特定家庭成员过多和不恰当的保护。

心理压力和生活事件

　　心理压力过大以及暴露于异常或高度紧张的事件，会明显增加所有年龄段的人产生抑郁、焦虑和相关内化问题的风险。紧张的生活事件,如家庭成员或其他亲人死亡、与父母的创伤性分离、父母离异、经历灾害、住院、家庭成员的慢性身体问题,以及身体或性虐待等,都增强了各种内化问题的易感性。例如,被压力和失败压垮的儿童或青少年可能会变得孤僻、抑郁。一个儿童失去心爱的人或暴露于灾难之中可能会变得黏人、焦虑、恐惧和恐慌。此外,众所周知,压力大会直接影响躯体症状的发展,如头痛、腹痛或恶心、出汗、呼吸和心率加速、四肢麻木或有刺痛感、头晕(Siegel,1998)。暴露于特定的压力和异常困难的生活事件中是否会导致抑郁、焦虑或其他问题,似乎取决于问题的易感性和危险因素、儿童的心理弹性和可用社会支持的数量等。

认知影响

儿童对自己的世界形成的独特的思维方式在抑郁和焦虑的发展中会产生重要影响。关于抑郁,研究者提出了三种非常有影响力的认知影响模型。第一种模型涉及儿童对他们所处世界的归因。如果人们意识到自己无法影响或改变生活中的事件,那么他们可能变得绝望和沮丧。这种思维方式称为习得性无助。那些习得无助感的儿童觉得他们很少有或根本没有能力作出积极改变,因此他们认为尝试没有用。当儿童认为他们要为自己的失败和问题负责,而且成功和积极的事件完全超出他们的控制范围时,这种思维方式更容易导致抑郁(Seligman,Reivich,Jaycox,& Gillham,1995)。

第二种模型涉及认知扭曲或者一贯的负面偏见。具体而言,该模型指出,抑郁的人往往对自己、世界和未来都有消极看法(Beck, Rush, Shaw, & Emery, 1979),他们也可能以不正常的方式解释自己的经历并评估自己的行为。这种思维方式叫作消极认知三联组(negative cognitive triad),会导致对事物的普遍消极看法和低自尊,这些显然与抑郁症状有关。

第三种有影响力的模型基于这样一个观点:抑郁的人发展出一种不正常的方式来监测他们生活中的事件。该模型也叫作自我控制模型(self-control model)(Rehm, 1977, 1990),这种模型认为,抑郁的人倾向于:(1)更多地关注消极事件而不是积极事件(从而扭曲消极事件的显著性);(2)更注重即时而不是未来的行为后果;(3)用不切实际和过分严格的标准来评价自己;(4)对行为所负的责任作消极归因;(5)惩罚自己("我在那项任务上做得太糟糕了")的思维方式比奖励自己("我在那项任务上做得很好")的思维方式多(Rehm, 1977)。认知和认知行为干预的章节将更详细地介绍这些认知风格。

焦虑问题也可能受到儿童对世界的思维方式的影响。同抑郁的儿童和青少年一样,焦虑的儿童和青少年倾向于形成一种消极的,通常是不现实的或扭曲的思维方式。他们常常过分担心很多事情——他们可能会烦恼,担心或过分关心大多数人认为不重要或根本不考虑的事情。有焦虑障碍的儿童和青少年往往会以消极的方式误解症状和事件,这又激发了他们的焦虑(Albano & Barlow, 1996)。例如,焦虑的儿童可能把教师的简单一瞥误解为教师对他们不满意或对他们感到失望,这可能使他们陷入困境。在经历惊恐发作的儿童中,对事件的误解可能特别严重,甚至是"灾难性的"。例如,焦虑的儿童在经历轻度出汗和呼吸困难时开始恐慌,他们可能认为自己快要死了,或者认为自己"疯了"。此外,高度焦虑的儿童可能会选择性地注意大多数儿童会忽视或认为不重要的身体症状。大多数青少年可能会忽视午餐后轻微的腹部不适,但高度敏感且焦虑的青少年可能会非常关注这些感觉,而且担心自己会生病。

行为影响

儿童和青少年常用的特定行为模式可能会强烈影响抑郁和焦虑的发展和维持。自我孤立或避免与他人交往可能是抑郁和社交焦虑的一个特征。不介入或不参与其他人的活动往往导致缺少社会强化,并可能引发和维持抑郁、孤独和低自尊的感觉(Lewinsohn,Clarke,Hops,& Andrews,1990;Seeley et al.,2002)。伴随抑郁的另一个行为特征是,不参与有趣或积极的活动。在某些情况下,儿童的抑郁可能使他们想放弃以前喜欢的事情,如骑自行车、运动或游戏。同样,伴随这种行为改变而失去的强化可能会引发并维持抑郁症状。这种模式可能会转变成恶性循环,在这种恶性循环中,儿童避免做那些可以使自己感觉更好的事情(Lewinsohn et al.,1990)。

行为可通过其他形式对焦虑问题产生影响。例如,对特定情境或事件有严重恐惧和焦虑的儿童和青少年,可能会逃避或避免这些情境或事件。例如，一个患有严重社交焦虑症的儿童可能想在操场上与另一个儿童接触，在他/她思考并开始这么做时，焦虑症状变得势不可当，所以他/她决定完全避免这种情况。回避之后焦虑症状会减少，这是负强化的有力来源。从本质上讲，儿童通过一个特定的行为（社交回避和退缩）终止了厌恶刺激（接近社会环境），结果是将来他/她更可能会有社交回避和退缩行为。

患有严重学校恐惧症的儿童和青少年是这种负强化过程的一个很好的例子。在上学的早晨醒来，他们可能马上就会开始感受到上学时的消极情绪、唤醒、苦恼和恐慌。如果他们足够认真地抗议（有时会出现严重的症状，如呕吐、惊恐发作或摇晃），并且他们的父母决定不把他们送去学校，那么严重的焦虑症状最终会减轻，因为这种感知的威胁暂时消除了。对儿童和他们的父母来说，症状的减轻是有力的强化物，以后他们很可能还会出现这种回避上学的行为。这种行为强化也有助于维持其他类型的焦虑问题，例如强迫行为。

特殊的影响因素需要特殊的干预措施吗

在阅读影响抑郁和焦虑发展的五大类因素（生物、家庭、心理压力和生活事件、认知、行为）之后，你可能想知道，主要受某种因素影响的问题是否需要特定类型的干预措施。例如，如果可以确定某个学生的抑郁发展主要受生物因素的影响，那么应该选择一种主要是生物性质的干预措施（如精神健康药物）吗？

尽管将影响问题发展的特定因素和特定治疗类型自动联系起来似乎很自然，但有关干预的文献并不那么明确，需要非常谨慎地作出这样的假设。当然，有些情况下这种联系是有用的。例如，如果你能明确，本质上影响学生抑郁的主要因素是认知因素，那么强调认知干预以改变学生的不良思想、信念和归因过程似乎是有意义的。或者，如果一个青少年的严重焦虑是心理压力和生活事件共同引起的，那么试着用一些减压和生活管理手段来帮助这个青少年是有意义的。但实际情况是，这种直接的自动联系似乎不太可能或没有必要。

我之所以劝诫读者要谨慎地看待影响因素与治疗之间的联系，主要有两个原因。第一，人们不太可能清楚地识别出引起抑郁或焦虑的明确的主要原因。因为行为、个人和环境因素是相互影响的[关于交互决定论的更多细节解释见梅里尔（Merrell，2008）]，即使一种影响可能是第一位的，但通常有多个原因。第二，许多干预技术似乎能有效发挥作用，而不管问题的具体病因或起源。例如，一个人制造或传递血清素的能力下降可能导致最终患上抑郁症，但是如果不断应用认知行为干预，且具有良好的保真度（good fidelity），那么认知行为干预可能与生物干预在减少抑郁症状方面同样有效（甚至更有效）。作为一名从业者，理解发展对抑郁和焦虑的影响很有用，因为有许多好的理由证明这一点，但是最好根据评估和干预相结合的基本步骤（第三章），以及在知道哪些干预技术将会有用（不管它们的来源）的基础上设计干预方案。

内化问题的进程：稳定性和持久性

直到 20 世纪 90 年代，人们普遍认为儿童和青少年的抑郁和焦虑通常只是短暂的。换句话说，人们普遍认为，这些问题的特殊情节不会持续很久，它们可能会"来来去去"（come and go），但不会延续到成年期。

在越来越多研究的支持下，对这一领域的思考有了很大的发展。大多数儿童行为和情绪障碍的研究者都认为，内化问题并不像品行障碍和注意缺陷多动障碍之类的外化问题那样持久，但人们也认为内化问题不只是"短暂的"事件。例如，西尔弗曼和金斯伯格（Silverman & Ginsburg，1998）回顾有关这一主题的几项研究发现，儿童时期严重的内化障碍可能会持续 2～5 年。此外，研究人员在俄勒冈青少年抑郁项目中的工作（例如，Seeley et al.，2002）表明，那些经历过并从一次严重抑郁中恢复的青少年，有 12% 的人在 1 年内复发，有 33% 的人在 4 年内复发。

一个严重的内化问题在儿童时期可能持续数年，但这并不意味着它会延续到成年期。在这方面没有太多证据，我们得到的证据很复杂，也许很难解释清楚。关于这个问题的一些早期研究（例如，Robbins，1966）表明，儿童时期的内化问题不能准确预测成年后的内化问题。后来，研究人员开始更精确、更细致地审视儿童时期内化问题的持久性，发现在某些情况下，成年期内化问题持续存在的可能性非常大。例如，青春期抑郁可以显著预测成年期抑郁（Cantwell，1990）。

一般来说,儿童情绪和行为障碍的一个有趣的方面是,一个事件的发生与未来该事件的发生有某种概率关系。简言之,这种概率关系意味着,每个特定问题或障碍的发生都会增加其未来发生的可能性。因此,有抑郁、焦虑或相关内化问题的儿童和青少年面临问题第二次发生的可能性,这进一步增加了问题第三次发生且加剧的可能性。一般来说,与较晚出现行为和情绪问题且症状轻微的儿童相比,人们更能预测那些较早出现行为和情绪问题且症状严重的儿童未来的问题(Merrell,2008)。

内化问题的后果

即使除了伴随症状而出现的直接痛苦(immediate distress)和功能困难,内化问题没有任何其他后果,它们仍然是严重的问题。不幸的是,各种内化问题引起的后果并不局限于它们的直接症状和缺陷。相反,有充分证据表明内化问题的后果可能很广泛。本节简要讨论其中一些可能的后果(见表2-1)。这些证据不仅提供了关于这一领域的更多信息和观点,而且强调了这些问题的严重性,并指出它们往往需要及早识别和治疗,以防止更具破坏性的后果。

表 2-1   内化问题的可能后果

自尊降低
学业问题

不良的社会关系
长期的心理健康问题
物质滥用
自杀想法、意图和执行

自尊降低

自我概念是指个体对自己持有的特定看法。这些看法包括人们如何评估自己执行各种任务的能力，以及对自己的一般看法。自我概念的后一个方面——人们对自己的一般看法，通常称为自尊。自卑是儿童和成人抑郁的常见症状。抑郁的人常常觉得自己不值得、不好或没有价值。他们很可能低估自己的能力，而不去寻找可能对他们有利的机会。对自己和世界扭曲的看法使他们确信自己注定要失败，因此即使尝试也没有用。

不仅抑郁的儿童和青少年有消极的自我概念或低自尊，而且人们一般认为，自尊与内化症状之间存在负相关。换句话说，随着内化症状的增加，人们的自尊很可能会降低。随着内化症状的减少，自尊可能会提升。虽然自尊的降低不一定是焦虑、社会退缩或躯体问题的一个明确症状，但肯定会伴随这些问题出现，特别是当问题变得更加严重时。

例如，来看一个 12 岁女孩凯瑟琳的情况，她并没有受到抑郁的很大影响，但她确实有严重的焦虑和其他相关问题。如果说，她患有广泛性焦虑障碍,倾向于在各种各样的情况下都会经历严重的焦虑,而且有许多不同的诱发事件。伴随着恐惧、害怕和恐慌的情绪,她经历了某些躯体或身体症状,包括呼吸和心跳加速、胃痛和手脚出汗。凯瑟琳是一个非常害羞的女孩,当她成为人们注意的焦点时,或者当她不得不和不太熟悉的孩子交流时,她的焦虑和身体症状似乎变得更严重。结果,虽然她很孤独,也想有一些朋友,但她还是回避学校和周围的孩子。虽然凯瑟琳是一个好学生,也有其他一些积极的事情会发生在她身上,但她每天经历的内化症状使她不知所措,她不断斥责自己是"愚蠢的、丑陋的、无聊的,以及无论如何都是没有乐趣的"。她对自己的负面看法阻止她冒险和尝试生活中新的、潜在的有价值的事情。总之,焦虑症状使她的自尊降低。凯瑟琳的案例说明,即使抑郁不是主要问题,自尊的降低也可能伴随着一系列内化症状而出现。

学业问题

有中度或重度抑郁、焦虑或相关内化问题的儿童和青少年可能会体验到学业成绩的下降。随着抑郁症状的增加,学生集中注意力,以及为完成学业任务而维持所需体力和脑力的能力通常会降低,动机也会降低。无精打采、睡眠问题、自尊降低和抑郁带来的消极自我评价也会使学业成绩复杂化(complicate)。由于抑郁症状越来越严重,学生可能仅仅挣扎着去上学和上课,面对困难的作业则可能认为自己无法应付。

尽管轻度的学业焦虑(担心自己完成特定任务的能力不足)对

学生的学业成绩没有负面影响,在某些情况下,甚至可能激励他们提高学业成绩,但随着焦虑的增加,会存在"回报递减"。随着学业焦虑变得越来越严重,学生完成任务的能力逐渐降低,甚至会由于焦虑而变得极端糟糕。处于这样一种困境的学生可能会对面临的任务感到不知所措,而且对完成这些任务的能力有所担心,以致根本无法有效地完成这些任务。几乎每个人都经历过在一群人面前演讲、报告或表演时的紧张,而且大多数人都能理解这种紧张情绪会如何影响一个人的表现能力。把这个问题放大几倍,你可以知道,焦虑对于削弱学生的表现能力有多大影响。

学业焦虑不是焦虑相关问题的唯一类型,它会导致学业上的困难或对学业表现产生负面影响。严重的广泛性焦虑会对生活的许多方面产生负面影响,包括学校适应和学业表现。即使焦虑与学业表现没有明确的关系,但受焦虑困扰的学生在学校里可能无法发挥他们的潜力。特定的恐惧对学校适应和学业表现同样会产生负面影响。很明显,由于对学校很恐惧,那些有学校恐惧症或者拒绝上学的孩子,其学业成绩会显著下降。

很少有人知道社会退缩和躯体问题对学业表现和学业问题的影响,因为这些问题很少作为单独的综合征或障碍来研究。然而,随着这些症状变得更加麻烦,不难理解学生的学业很可能会受到影响。

不良的社会关系

同伴交往困难可能既是抑郁的原因也是抑郁的结果(见表2-2)。卢因森和他的同事认为,伴随同伴关系问题而出现的

表 2－2　人际关系问题是抑郁的原因和结果

原因 人际关系问题,以及伴随这些问题而失去的社会强化,会导致抑郁情绪和相关抑郁症状。
结果 随着抑郁症状的加重,退缩、消极、嗜睡和易怒可能会导致人际关系冲突,即使这种冲突以前并不存在。
潜在(insidious)的过程 随着抑郁和人际关系问题的出现,抑郁很可能会因缺乏社会强化而得以维持。

社会强化的缺失会导致抑郁(例如,Lewinsohn & Graf,1973;Lewinsohn,Mischel,Chaplin,& Barton,1980)。人际心理治疗(interpersonal psychotherapy)的提倡者也采用这个关于抑郁和社会关系问题的理论(例如,Mufson,Moreau,& Weissman,1996)。人际心理治疗方法以抑郁通常出现在人际关系问题背景下这一观点为依据。这两种思考抑郁的方法都基于这样一个观点:社交或人际关系领域的问题可能导致抑郁。然而,显而易见,在许多情况下,即使之前人际关系方面没有重大问题,抑郁也可能导致人际关系问题的增加。以一个 12 岁男孩为例,出于种种与同伴问题无关的原因,他患上中度至严重的抑郁症。当抑郁症状恶化时,他变得易怒、消极、孤僻。他的一些朋友发现他现在很难相处,也没有以前那么有趣了,因此很可能花更少的时间和他在一起。当这个男孩的朋友变得对他而言不太可获得(available)时,他对朋友生气,

当他在朋友身边时，他对朋友不像以前那么友好。因此，抑郁的结果现在也是维持抑郁的一种方法，因为男孩不太可能得到社会强化以改善自己的症状。

有严重焦虑问题的儿童和青少年也可能遇到同伴问题，特别是焦虑症状集中在社交关系上时。社交焦虑的儿童，或对社交环境产生强烈恐惧的儿童，可能不会有恰当的社交技能，他们的情绪发展和评估自己社交表现的能力也会受到影响（Albano & Barlow，1996）。正如第九章和第十章所概述的，针对焦虑儿童和有特殊社会问题、恐惧的青少年，有一些非常有前景的治疗方法。

不言而喻，社会退缩的儿童很少有朋友，而且可能会和同伴产生其他社会关系问题。他们如此孤立，因此可能被同伴排斥、忽视和戏弄。社会退缩的儿童也表现出高水平的攻击行为，这是内化问题和外化问题的一种结合，特别容易受到与同伴的严重社会关系问题的影响。具有这些综合特征的儿童不仅受到同伴的排斥和戏弄，而且受到同伴的回避、厌恶和威吓。简而言之，这种内化问题和外化问题的结合特别糟糕。

长期的心理健康问题

虽然内化问题未必会导致更严重的心理健康问题，但它们确实会增加心理健康问题的风险。特定的特征似乎增加了慢性的和使人衰弱的心理健康问题的风险：严重症状，多次发作，以及早发的问题都可能成为增加风险的因素。当然，当上述三种风险特征同时出现时,发展为慢性的和使人衰弱的心理健康问题的风险更大。此外,缺乏家庭支持和其他社会支持,以及缺乏适当的干预也会增加这种风险。

当存在足够的风险因素时,慢性心理健康问题可能伴随着内化问题。无论是否导致其他障碍,严重抑郁症本身可能是一种慢性的、使人衰弱的障碍。在最严重的抑郁病例中,个体可能会经历"精神病"(psychotic)症状,如妄想和幻听(视觉幻觉更为罕见)。此外,慢性的、严重的抑郁甚至可能使生活中的基本任务,如上学、工作、照顾自己和家人都变得非常困难或几乎不可能。生命早期患慢性的、严重的抑郁也可能增加患精神分裂症或相关精神病的风险,前提是具备了导致这些严重障碍的其他必要风险因素。

如果得不到及时治疗,焦虑障碍也会使人衰弱。特别是,当它出现在不同的环境中且症状很严重,强迫障碍、惊恐障碍、创伤后应激障碍和恐惧症可以使最基本的日常生活功能变得极为困难。

社会退缩通常不被认为是导致慢性心理健康问题的原因,但当病情严重且持续时,则存在这种可能性。要么因为独处的欲望,要么因为社交焦虑,那些主动回避他人的儿童有时会出现古怪或异常的人际关系特征和自我表现方式。在很长一段时间内,这些奇特行为在极端情况下可能是分裂样人格障碍的前兆,与阿斯伯格综合征的一些症状没有什么不同。大多数经历过长期且严重社会退缩的人,他们一生的人际交往和社会判断都会受到严重损伤。

物质滥用

多年来,人们一直认为抑郁,尤其是严重抑郁,可能伴随酒精和其他物质滥用问题。抑郁与物质滥用之间的关系很复杂,因为这些问题可能互为因果。例如,一个原本正常的青少年开始尝试酒精,并逐渐增加酒精量以致阻碍学校功能(school functioning)和人际关系发展时,他可能就会变得抑郁。同样,抑郁的青少年可能使用酒精或其他物质来减轻他们感受到的疼痛(这通常称为"自我疗伤")。无论哪种情况,抑郁和物质滥用都会使彼此变得复杂。尤其酒精在这方面是一个严重的问题,因为它使用广泛且容易获得,最终通过对身体和大脑的抑制作用使症状恶化。和抑郁一样,焦虑障碍与物质滥用之间也没有明确的关系,但物质滥用肯定是一个风险因素。当使用苯二氮卓类药物治疗焦虑症状时,必须非常小心,以确保不会出现严重的物质滥用问题。这类药物,如阿普唑仑、安定、利眠宁和阿蒂凡,被广泛使用且卓有成效,很容易上瘾。此外,和许多其他镇静剂一样,如果和酒精一起使用,也可以增加苯二氮卓类药物的效果。这种药物与酒精结合可能导致死亡,它们有时被一起使用作为自杀的一种方式。

自杀想法、意图和执行

显然,自杀是伴随或跟随内化问题而出现的最严重的问题。在过去的三十年里,美国青少年自己造成的故意死亡的人数急剧增长,这引起了教育工作者、心理健康专业人士和家长的极大关注

（Anderson，2002；Brock & Sandoval，1997）。关于青少年，尤其是少年自杀的几个基本事实包括：

- 自杀意图通常出现在许多信号或警告标志之前，例如自杀笔记、自杀威胁和陈述、专注死亡、作"最后的安排"、无助和绝望、挫败和严重的压力源、对重要的活动失去兴趣、严重的物质滥用、气质和行为的显著改变。
- 女孩比男孩更容易有自杀意图，但男孩更可能真正执行自杀意图，因为男孩往往使用更致命的自杀手段。
- 自杀或严重精神疾病家族史增加了自杀风险。
- 在美国，自杀率最高的是白人（高加索人、非西班牙裔人）和美洲原住民，尤其是男性。

某些行为和情绪障碍与青少年的自杀有特殊关联，尤其是抑郁和品行障碍。因此，在内化问题中，抑郁是自杀最严重的风险因素。也有人认为，患惊恐症的青少年可能会有更高的自杀风险。无论哪一种情况，重要的是要理解大多数有内化问题（甚至严重失调）的儿童和青少年不会企图或实施自杀。抑郁症应被认为是一种风险因素，与其他情况和风险因素相结合，增加了一个人自杀的可能性。此外，在患有抑郁症的青少年和年轻成人中，某些精神药物（特别是选择性5-羟色胺再摄取抑制剂）的使用也被证明与自杀想法和行动的短期增加有关，并导致美国食品药品监督管理局把"黑盒子"警示放在这些药物的包装和说明书上。第十一章更详细地讨论了青少年使用精神健康药物（mental health medication），从而增加了自杀想法和行为的风险。

本书为那些以预防与干预学生抑郁和焦虑为主要目的的学校从业者提供了实用指南。本书并不期望成为危机干预手册或临床精神病治疗手册。然而，没有哪一本关于这个主题的书是完整的，至少没有一套基本的指导方针来应对那些关注自杀意念、姿态（gestures）或企图的儿童和青少年。表 2-3 提供了一个非常基本的建议清单，用于应对那些可能自杀的学生。我们鼓励你参考表 2-3 来制定一个应对可能自杀的学生的基本框架，并查阅更具体和详细的资料，以获得更全面的自杀评估、干预和事后处理（postvention）的信息。

表 2-3 应对可能自杀的学生的基本步骤

1. 自杀想法。如果对自杀的可能性有任何合理的担心，直接问学生。确保你的问题简单并适合学生的发展水平。简单地问："你一直在考虑伤害自己或自杀吗?"或者"你想过要死吗?"
2. 自杀计划。如果有足够的证据表明这个学生有自杀念头，试着找出他或她是否有自杀企图的具体计划。诸如"你有计划吗?"或者"你想过你会怎么做吗?"等问题也许有用。如果有自杀计划，注意计划的具体或详细细节。计划越详细或具体，就越有可能尝试。
3. 手段和准备。如果学生表示有一个计划，那么要弄清楚他/她是否已经准备好提出计划，或者是否有办法这样做。如果学生表明他/她有一个计划或具体的准备，找出枪支、弹药、毒品等任何致命手段的确切位置。
4. 预定的地点或环境。如果有一个自杀计划，找出学生打算采取行动的可能的地点。询问他/她是否写过遗书，如果有，写了什么。

续　表

5. **即时保护行动。**如果经过步骤1～4,有合理的证据表明学生正认真考虑自杀企图,那么必须立即采取保护行动。在这一点上,我们显然有义务保护学生不伤害自己。如果有危险,请通知家长、当地执法人员、当地危机干预中心或心理健康中心,视当地的情况和法律而定。永远不要让一个有明显自杀企图的学生独处,即使是很短的时间。
6. **自杀契约与后续计划。**如果没有合理的证据表明可能发生危险,但仍然担心自杀的可能性,可以让学生写保证书或书面契约,说明他们不会从事任何自我伤害行为,如果他们愿意这样做,可以打电话给合适的人或中心。根据需要提供姓名和电话号码。为正在进行的辅导或咨询制定计划。要考虑保密问题。如果情况允许,与学生家长和学校管理者见面。

并发症：分离相关问题

除了带来潜在的严重和长期后果,内化问题的另一个复杂领域是从其他类型的问题中分离出这些问题。因行为、社会和情绪问题而被推荐接受评估或咨询的青少年,他们的特点往往构成一幅令人困惑的画面。在许多情况下,他们存在非常多的问题,或者明显存在的症状与不止一种类型的障碍重叠,因而很难准确识别出主要问题。为了从其他类型的问题(最常见的是与抑郁和焦虑重叠的症状或其他容易使从业者混淆的症状)中区分出抑郁和焦虑,本节提供了一个基本指南。虽然很多类型的特异性障碍在某种程度上可能会涉及与抑郁和焦虑重叠的症状,但这里只探讨最常见的其他类型的问题。具体而言,本节简要讨论了双相障碍、注意缺陷多动障碍、品行障碍、物质滥用、进食障碍和抽动秽语障碍

(Tourette's disorder)。这六个问题领域是可能与抑郁和焦虑混淆或重叠的最常见的情况。表 2 - 4 至表 2 - 10 提供了从这些问题中分离出抑郁或焦虑的简要信息。

双相障碍

正如第一章所指出的，单相(unipolar)抑郁症和某些双相障碍(躁狂抑郁)的症状有相当多的重叠(见表 2 - 4)。在 DSM - IV 中，双相障碍的典型特征是躁狂或轻躁狂发作，或在一个独特的和非典型的时期感到情绪高涨、膨胀或易怒。躁狂和轻躁狂发作的一个区别是严重性。这两种类型都包括情绪高涨、膨胀或易怒，但躁狂发作的严重程度更高，持续时间更长，并在功能上造成更大痛苦。双相障碍的某些亚型可以发生在最近或以前重度抑郁发作的背景下。换句话说，躁狂或轻躁狂发作是关键特征，但在某些情况下可能与抑郁有关。

表 2 - 4　区分抑郁和双相障碍的关键

潜在的相似之处 ● 明显的抑郁情绪或易怒。
不同的特征 ● 双相障碍通常包括至少一次躁狂或轻躁狂发作：一个情绪高涨、膨胀或易怒的时期，这可能是糟糕的，可能会导致严重的功能受损。

DSM - IV 中的双相障碍 II 型以轻躁狂发作为典型特征，继发于重度抑郁发作或有重度抑郁发作历史。换句话说，这种障碍的关键特征是抑郁发作或有抑郁史，轻躁狂发作似乎扮演次

要角色。无论是哪种类型的双相障碍，重要的是不要混淆轻躁狂发作和可以缓解抑郁症状的正常情绪。有时，容易犯这样的错误，因为在某人严重抑郁了很长一段时间后，任何回到"正常"情绪的变化都会显得戏剧化。评估一个人在正常情境中可能存在的轻躁狂征兆很重要，而不仅仅是因为他/她变得抑郁才评估。与同一发展年龄组的典型同龄人相比，评估情绪突然高涨的特征很有价值。

总之，将抑郁与双相障碍区分开来的关键特征是躁狂或轻躁狂发作，或在一个时期内有明显的、不同寻常的情绪高涨、膨胀或易怒，这本身就会成为问题。当这样的情绪波动持久（儿童或青少年至少持续1年）但强度不是很大（如轻躁狂症状和不是严重抑郁障碍的抑郁症状）时，有经验的医生也会考虑环性心境的可能性，这是一种不太强烈的情绪障碍类型（第一章作了简要讨论）。因为情绪波动在儿童或青少年身上并不少见，所以必须格外注意双相障碍或环性心境与儿童和青少年正常情绪起伏的区分。同样，成功理解这些问题的关键是症状强度和持续时间，情绪波动是否会导致功能障碍，以及与相同年龄的正常儿童和青少年相比症状是否异常。

注意缺陷多动障碍

虽然注意缺陷多动障碍明显属于外化问题领域，但其某些症状与抑郁和焦虑的症状有所重叠（见表2-5和表2-6）。注意缺陷多动障碍的主要特征是一种持续的注意力不集中和/或过度活跃的模式,这种冲动比其他大多数人在相应的发展水平上更为频繁和严重。例如,学龄前和学龄期的儿童容易出现注意力不集中,过度活跃或冲动的情况,但如果他们在这些方面的特征明显比同龄人更严重,则更有可能被诊断为注意缺陷多动障碍。注意缺陷多动障碍的常见症状表面上可能与内化症状重叠,在某些情况下被误认为内化症状(反之亦然)。

表 2 - 5　区分抑郁和注意缺陷多动障碍的关键

潜在的相似之处
● 精神运动性激动、坐立不安、烦躁。
● 难以思考和集中注意力。
不同的特征
● 对注意缺陷多动障碍来说,注意力不集中、多动冲动是常见的主要问题。
● 对抑郁来说,抑郁情绪或易怒,失去兴趣或快乐通常是主要问题。

抑郁儿童最明显的症状是,以烦躁不安的方式表现出明显的愤怒。他们可能会走来走去,随手摆放东西,打碎或抓东西,或以其他方式展示所谓的精神运动性激动(psychomotor agitation)。以上这些症状可能会与坐立不安、扭动身体和躁动相似,而它们在活跃—冲动或混合型注意缺陷多动障碍中很常见。在这种情况下,关注儿童行为最本质的特征很重要。对抑郁来说,需要寻找的标志性特征是抑郁情绪或易怒,失去兴趣或快乐。虽然注意缺陷多动障碍儿童也会表现出易怒,但易怒未必是他们行为中最明显

的特征。对注意缺陷多动障碍儿童来说，失去兴趣、快乐或情绪低落似乎不是最引人注意的特征。难以集中注意力，过度活跃或多动，强烈的冲动才是标志性特征。

特别是对年长儿童和青少年来说，抑郁的另一个特征可能与注意缺陷多动障碍相混淆，即伴随抑郁而出现的思考能力或注意力的下降。有时，抑郁儿童和青少年表现得好像很困惑（in a fog）或恍惚（spaced out）。他们可能很难集中精力或作出决定。在某些情况下，他们可能只是把头放在胳膊或桌子上，没有反应。抑郁的这一特征与分心症状很相似，分心症状是混合型或主要是注意力不集中型注意缺陷多动障碍的特征。表现为，注意缺陷多动障碍儿童和青少年往往难以维持对任务的关注，难以遵循指示和命令，难以倾听和保持组织性，他们也可能很容易忘记或丢失东西。如何区分这些相似之处？区分这些类型的抑郁和注意缺陷多动障碍的特征的最好方法是，首先确定表现出来的行为或情绪问题的主要特征（最为棘手的一个），然后确定表现出多少分心症状。如果主要特征是注意力不集中，那么注意缺陷多动障碍很可能是唯一或主要问题。如果有许多不同的分心表现，而不是简单的注意力不集中，那么注意缺陷多动障碍可能是唯一或主要问题。此外，如果易怒、抑郁情绪，失去兴趣或快乐是主要特征，那么抑郁是最有可能的问题。

焦虑症状也可能被误认为是注意缺陷多动障碍或与注意缺陷多动障碍相混淆，反之亦然（见表 2-6）。由于有几种特殊类型的焦虑障碍,有些彼此之间只存在细微的相似之处,因此概括并非易事。然而,有些准则在特定情况下可能非常有用。儿童和青少年焦虑最常见的表现是广泛性焦虑障碍,这在儿童中称为过度焦虑症。经常伴随这种障碍的一些症状是坐立不安、注意力不集中和肌肉紧张。当然,坐立不安和肌肉紧张可能与注意缺陷多动障碍的多动冲动症状相似,注意力不集中可能与注意缺陷多动障碍的分心症状相似。此外,出现的问题的主要特征将为恰当的分类和理解提供线索。广泛性焦虑障碍的主要特征是过度担心和焦虑,大多数情况下至少持续 6 个月,有这些症状的儿童或青少年发现他们很难控制这种状况。虽然患有注意缺陷多动障碍的人肯定会经历担心和焦虑,但这些症状既不显著也不持久。此外,难以集中注意力和坐立不安并不是焦虑障碍的主要特征——它们只是重要的相关特征。对注意缺陷多动障碍来说,难以集中注意力和坐立不安以及类似症状会更明显地发生,并成为主要的关注点。

表 2-6 区分焦虑和注意缺陷多动障碍的关键

潜在的相似之处 ● 坐立不安 ● 难以集中注意力 ● 肌肉紧张
不同的特征 ● 对注意缺陷多动障碍来说,注意力不集中、多动冲动是常见的主要问题。 ● 对焦虑(广泛性焦虑障碍)来说,过度焦虑是常见的主要问题。

前面关于内化症状和注意缺陷多动障碍症状之间相似性的例子基于一种障碍存在,并可能被误认为是另一种障碍的情况。在许多情况下(也许是大多数情况下),从内化障碍中筛选出注意缺陷多动障碍将涉及,应该准确识别哪些问题这类选择过程。重要的是,要考虑到注意缺陷多动障碍和各种内化障碍可能会在同一时间内存在于同一个人身上。虽然这种共生现象并不像一个人有两种内化障碍(例如抑郁和焦虑)那样常见,但它发生的概率可能比在一般儿童和青少年中看到的要高。其实,伴随注意缺陷多动障碍的受挫和同伴困难可能增加其他问题的风险(Hinshaw,1994)。

在出现注意缺陷多动障碍和内化障碍混合的情况下,明智的医生将评估存在共生问题或障碍的可能性。在注意缺陷多动障碍和内化障碍并存的许多(但不是全部)情况下,其中一种障碍可能被认为是首要问题,因为与之相关的症状更明显,并造成最大的困难。确定并存或共同出现的问题,应仔细评估这些问题并使用DSM - IV和其他适当标准的测评数据。

品行障碍

品行障碍的症状在很大程度上与抑郁或焦虑截然不同(见表 2 - 7)。根据 DSM - IV,品行障碍的四个主要症状包括对人和动物的攻击,破坏财产,欺诈或盗窃,以及严重违反规则。一般来说,熟练的从业者似乎不难区分这类症状和各种内化问题。

表 2 – 7　区分抑郁和品行障碍的关键

潜在的相似之处
- 易怒，愠怒的、敌对的或愤怒的情绪。

不同的特征
- 品行障碍的主要特征是反社会行为或违反规则。

　　与品行障碍相混淆的唯一症状可能是，儿童抑郁时经常出现的易怒（而不是抑郁情绪）。在强烈且持久的易怒情况下，成年人可能忽略了抑郁的其他症状，并将注意力集中于粗暴、敌意、愤怒爆发以及其他可能是易怒的组成部分的表现。有轻度破坏性行为障碍（特别是对立违抗障碍）的儿童往往表现出类似的粗暴、敌意、愤怒的情感和行为特征。同样，准确区分问题的关键是避免只关注强烈易怒的显性症状，需要识别整体特征或症状。对抑郁来说，丧失兴趣或快乐可能是关键特征；但症状也很可能是睡眠问题，未能达到预期要增加的体重，低自尊，疲劳或精神萎靡，这些症状将伴随易怒。这些症状似乎不太可能是破坏性行为障碍，如品行障碍和对立违抗障碍的显著特征。除了经常表现出愤怒、粗暴和敌对的态度，有破坏性行为障碍的儿童和青少年还可能会表现出反社会行为模式，违反学校、家庭和社区的规则，而这些都不是典型的抑郁或焦虑症状。

　　尽管内化障碍和破坏性行为障碍的症状具有独特性，但也有共同发生的可能性。事实上，人们都知道，具有品行障碍的儿

童和青少年比正常儿童和青少年更容易出现情感和精神方面的
问题(Kazdin,1995,1998),这种重叠并不罕见。仔细评估经常出
现的问题,通常有助于确定这两类问题是否同时发生。在两类问
题并存的情况下,也应采取针对这两类问题的干预措施。已有研
究证明,因为针对破坏性行为障碍和内化障碍最有效的干预措施
有很大不同,所以有效治疗应首先针对主要问题,同时也需要治疗
其他问题。

物质滥用

有物质滥用问题的儿童和青少年也可能表现出某些与抑郁或
焦虑相似的特征(见表2-8)。例如,有严重物质滥用问题的青少
年往往会变得退缩、易怒,表现出饮食习惯和睡眠习惯的变化,导
致人们将他们的症状和抑郁症状相混淆。此外,青少年使用致幻
药物(特别是大麻、迷幻药和有致幻作用的蘑菇)可能会有不良反
应,表现出强烈的焦虑症状,甚至惊恐发作。更令人困惑的是,那
些大量使用酒精或其他药物的青少年也会抑郁,并可能将持续物
质滥用作为一种"自我治疗"情绪或精神痛苦以及绝望的方式。当
对内化症状和潜在物质滥用存在混淆时,或对物质滥用和内化
问题同时出现的情况感到怀疑时,观察"大局",并试图评估更明
显的物质滥用迹象很重要。新的可疑朋友,偷偷摸摸的行为,大
量使用滴眼液、清新剂、香薰或香薰油;在学校的表现变坏;丢钱
或有无法支付的大额款项;衣物口袋里有茎、种子或其他不寻常
的物质等可能会引起人们对物质滥用问题的关注。当然,确定

存在严重的内化障碍和物质滥用问题后，应该对这两个问题都进行治疗。

表 2 - 8   区分抑郁或焦虑和物质滥用的关键

潜在的相似之处
- 物质滥用和抑郁：社会退缩、情绪波动、睡眠和/或饮食习惯的改变。
- 物质滥用和焦虑：强烈的焦虑症状、惊恐发作、社会退缩。

不同的特征
- 物质滥用的具体特征：偷偷摸摸的行为，新的可疑朋友，有不寻常的物质或物品，丢钱，使用"掩蔽"工具（滴眼液、清新剂、香薰或香薰油）。

进食障碍

最常见的进食障碍——神经性厌食症和神经性贪食症，往往包括与抑郁和焦虑重叠的症状。在许多情况下，这些进食障碍会和抑郁或焦虑障碍共同发生（见表 2 - 9）。神经性厌食症和神经性贪食症一般在青春期发作，女孩比男孩更容易患这些障碍。焦虑症状、抑郁症状和社会退缩通常是与这两种进食障碍相联系的特征。此外，患进食障碍的个体有频繁且持续的躯体抱怨。对神经性厌食症来说，强迫症经常也是共同出现的问题。

表 2 - 9   区分抑郁或焦虑和进食障碍的关键

潜在的相似之处
- 进食障碍和抑郁：情绪紊乱，低自尊，体重下降或未能达到预期要增加的体重。
- 进食障碍和焦虑：强迫行为，过度焦虑。
- 总体来说：抱怨躯体病痛，社会退缩。

不同的特征

● 进食障碍的特征：拒绝进食，暴饮暴食，禁食，过度运动，对体形的偏见，自我催吐，滥用泻药，使用利尿剂或灌肠。

在进食障碍与抑郁或焦虑障碍没有明显共生但有重叠症状的情况下，确定哪些问题是首要的哪些问题是次要的很有用。神经性厌食症的特征是，拒绝维持最低限度的正常体重，对体重增加有强烈恐惧，以及对体形感知存在重大障碍，应仔细评估这些特征。神经性厌食症可表现为限制形式，即个体通过节食、禁食或过度运动来完成减肥，或表现为暴饮暴食形式，即个体可能会暴饮暴食，并通过自我催吐或滥用泻药，使用利尿剂或灌肠来完成减肥。神经性贪食症包括暴饮暴食，并伴随不适当的代偿方法来防止体重增加。自我催吐或滥用泻药，使用利尿剂或灌肠是最常见的代偿方法。因此，当怀疑进食障碍伴随抑郁、焦虑或其他内化症状时，应该仔细评估这些症状的可能性。

进食障碍的一些治疗程序（使用5 - 羟色胺阻断药物，以及认知、行为、家庭治疗）与抑郁或焦虑的治疗程序非常兼容，所以通常可以采用综合干预措施来应对进食障碍和内化障碍的重叠症状。

抽动秽语障碍

抽动秽语障碍是抽动障碍（tic disorder）的一种特殊类型，在过去的二十年里受到广泛关注。虽然它发生的概率要比内化问题低（10 000 人中只有 4 人或 5 人），但经常被误解和误诊，尤其是在儿童早期阶段。伴随抽动秽语障碍的一些特征显然与内化障碍有关，其中抑郁情绪、社交不适、羞耻、自我意识和强迫行为都很常见（见表 2 - 10）。虽然抽动秽语障碍和特定的内化障碍可能会同时存在，但情况通常并非如此，而是只有一些重叠症状。

表 2 - 10　区分内化障碍和抽动秽语障碍的关键

潜在的相似之处 ● 抑郁情绪、易怒、社交不适、羞耻、自我意识、强迫行为。
不同的特征 ● 抽动秽语障碍的特征：存在明显的多发性运动抽动和发声抽动。

抽动秽语障碍的诊断性特征是存在多种复杂的运动抽动（特别是在上半身区域）以及发声抽动，每天发生多次，通常持续 1 年或更长时间。因此，诊疗儿童的医生需要意识到抽动秽语障碍显现出的运动抽动和发声抽动的各种表现。这些症状的戏剧性表现（如吠叫、咆哮、严重的运动抽动和不可控地持续使用下流的语言），通常出现在临床医师培训磁带和资讯节目中，而且抽动秽语障碍有时会被夸大和带有欺骗性质。患有这种障碍的儿童和青少年通常会有典型的和戏剧性的表现，即运动抽动（如眨眼睛、做鬼脸或不断用手或脚敲打）和发声抽动（如咳嗽、重复说话或用嘴发

出异常声音）。不管抽动秽语障碍是单独发生还是伴随某种内化
障碍，准确识别问题都是有效治疗的关键。

总结性评述

本章介绍的在理解儿童和青少年抑郁、焦虑和其他内化问题
方面取得的新近进展，不应被视为针对这些问题的全面或最前沿
的方法。此外，本章为理解儿童和青少年内化问题的发展和进程
提供了一些重要方面的更为明确的实践总结。有兴趣准确和全面
理解这些问题的读者应该参阅本专题的许多优秀学术著作，本章
已引用其中一些。近年来，我们对抑郁，尤其是焦虑的生物因素的
认识大幅增长。有了这些进展，可以理解，一些研究人员和从业者
可能会在自己的头脑中简化这些问题，并将其简化为几乎完全是
生物因素的解释。这种想法是错误的。重要的是，要认识到我们
关于儿童精神病理学的知识基础处于不断变化的状态，我们不能
过于自信地将复杂的问题简化为简单的或一维的解释。

在我看来，对童年期的几乎所有行为和情绪问题来说，最好的
解释是考虑一个多重影响的模型，并假设各种影响因素不仅可能
塑造问题，而且各种问题之间也会相互影响。社会学习理论家班
杜拉(Bandura，1986)称之为"交互决定论"，这一理论在该领域的
研究者和学者中颇具影响力。理解行为、社会和情绪问题交互影
响的新模型包括，发展性心理病理学的交互作用和转化模型（见
Sameroff，Lewis，& Miller，2000；这是一篇关于这些和其他模型

的很好的综述)。无论你是一名医生、学者,还是有情绪或行为问题的孩子的家长,我劝你抛弃一维或简单的解释(或解决方案),采用交互决定论和最近的发展模型所支持的包容性思维模式,也就是说,这些行为、社会和情绪问题通常有多种复杂的原因。

第三章

评估和干预计划指南

引言

　　在对内化问题实施有效的干预措施之前,首先必须准确评估这些问题。评估过程比简单确定某个问题是否存在要复杂得多。有效的评估应该为理解已确定的问题奠定坚实的基础,然后制定和检测干预计划。评估抑郁、焦虑和相关内化问题具有一定的难度,除了第一章和第二章讨论过的伴随内化问题而出现的问题,以及从其他问题中分离出来的抑郁和焦虑,还有别的问题需要考虑。评估内化问题的一个持续的挑战是,许多症状很难通过外部手段观察到。因此,通过访谈和自我报告工具获得的儿童自我报告在内化问题的研究中更重要,而外化问题,诸如品行障碍或注意缺陷多动障碍,更容易通过直接的行为观察和行为评定量表来评估。本章的重点是,介绍评估儿童和青少年抑郁和焦虑的策略。想在技术和理论层面对评估儿童和青少年的行为、社会和情绪问题有更深入了解的读者,可以参阅我专门全面阐述评估的书籍(Merrell,2008)。

本章首先讨论评估目的，接着从多背景、多来源、多方法的角度，介绍儿童和青少年社会与情绪评估模型的问题解决和信息收集过程。本章强调评估内化问题的三种特定方法，分别是行为评定量表、自我报告工具和访谈技术。我们将结合特定案例中对抑郁和焦虑的评估详细介绍这三种方法。由于评估的最主要目的是为制定和检测干预措施提供信息，因此本章的后半部分将评估和干预联系起来讨论，并描述几种可能对内化问题有作用的方法。

评估目的是什么

评估的一般目的

评估儿童的情绪和行为可以达到一些目的。为了准确识别问题，通常需要全面评估。评估也是对行为和情绪问题或障碍进行正式分类的必要条件。虽然正式分类并不是必要的，但是它服务于有价值的目的，比如为获得服务机会、取得赔偿或者第三方支付，以及专业人员在沟通和理解上使用共同的框架提供了方便。此外，评估可以为检测特定干预措施的治疗进展和治疗效果提供一个基线。

评估作为一种问题解决过程

近年来，评估的潜在目的已经大大扩展，不再局限于问题识别和分类。在关于这方面内容的更全面的治疗书籍中（Merrell，2008），我提出一个四阶段评估模型作为问题解决过程。表 3-1 详细描述了这个模型。阶段一：识别和澄清。包括收集实际的评估信息之前需要回答的问题，比如当事人是谁，问题是什么，评估目的是什么。阶段二：信息收集。包括实际设计的评估和确定获取信息的方法。阶段三：信息分析。收集评估信息之后，回答涉及信息解释的特定问题和评估问题。阶段四：解决方案和评估。这个阶段在评估儿童和青少年时经常被忽视，却是最重要的阶段。该阶段包括评估信息、依据信息制定合适的干预计划，以及评估干预计划的有效性。某个人是否符合特定的模型并不是特别重要；重要的是评估，谨慎的计划和实施能够比传统考虑达到更多目的。深思熟虑和精心安排评估的最终结果是聚焦于问题解决，通过这些工具确认某个儿童或青少年的问题。

表 3‐1　作为问题解决过程的四阶段评估模型

阶段一：识别和澄清
- 当事人是谁？
- 从当事人的角度看，问题是什么？
- 评估目的是什么？

阶段二：信息收集
- 需要什么信息？
- 用什么样的评估方法、程序和测试能够最好地获得信息？
- 哪种信息收集方式最适合特定用户、问题或者情况？

阶段三：信息分析
- 评估的信息是否证实了这个问题？
- 关于这个问题的评估信息还提供了哪些额外信息？
- 怎样用评估信息来回答特定问题？
- 什么因素导致这个问题？
- 有没有遗漏的信息可以用来分析这类问题？如果有，怎样获得这类信息？

阶段四：解决方案和评估
- 基于所获得的信息，干预目标应该是什么？
- 最合适的干预类型是什么？
- 实施干预可以利用哪些资源？
- 在干预期间，使用哪些评估方法来持续收集信息？
- 哪种评估方法可以用来判定解决方案的有效性？

设计评估模型

在其他关于评估主题的材料中(Merrell，2008；Merrell & Gimpel，1998)，我提出一个社会与情绪评估模型，以全面、详细描述儿童和青少年。我将这个模型看作多方法、多来源、多背景的评估设计。鉴于评估儿童和青少年的抑郁、焦虑和其他内化问题存在难度，这个模型或许特别有用。

该模型的基本特征是，评估基础应该广泛，这样才能获得有关儿童功能的综合和全面的信息。因为信息收集使用的每种特定工具、方法和来源都会导致特定误差，所以综合和全面的评估设计可以弥补评估方法的缺陷，减少分析结果产生的误差。图3-1对社会与情绪评估的主要组成部分作了一个概述，下面将讨论这些内容。

评估方法

潜在的评估方法包括直接观察、行为评定量表、访谈、核查表、社会测量技术、自我报告工具和投射表达技术。当然，并不是

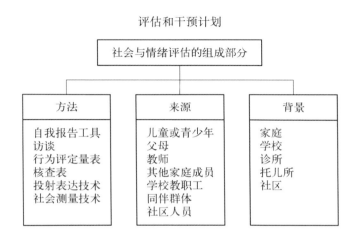

图3-1　多方法、多来源、多背景评估设计的主要组成部分

所有这些方法在评估内化问题上都同样有效。因为在有限的时间内，抑郁和焦虑的症状往往不容易通过外部手段测量，所以直接的、短暂的行为观察有局限性。社会测量技术用于评估内化问题具有潜在效果，但获得信息花费的时间和精力比在学校背景下获得个人信息花费的时间和精力要多得多。投射表达技术，比如绘画测验、句子完成测验和主题统觉测验很受临床医生的欢迎，而且可能有助于获得儿童感知的全貌，对于确定亲密关系特别有帮助。然而，在作分类和干预决定时，这些方法通常不值得信赖，有效性也受到质疑。虽然投射表达技术在评估中具有一定的地位，但由于其技术特性并缺乏具体的有效性证据，它不应该被视为用于决策的主要评估方法。核查表是收集社会与情绪问题的评估信息的非常有用的手段，但本章

不需要特意大量描述这种方法。本章评估内化问题的方法集中于行为评定量表、自我报告工具和访谈。长久以来，这三种方法被证明是评估抑郁、焦虑和相关内化问题最可靠、最有效、最实用的方法。

评估来源

社会与情绪评估信息的潜在来源是多种多样的，包括正在被评估的学生、他/她的父母、其他家庭成员、学校教职工、同伴群体，以及以社区为基础的群体，比如青年团体领导人或者其他服务的提供者。评估内化问题，特别是在个案中，一些来源更有价值。在学校环境下，评估学生问题种类的信息来源，按重要性由大到小排序依次是学生、教师、父母。有时，虽然其他来源可能有用，但是这种情况不会成为常态。因为抑郁、焦虑和其他内化问题涉及内部观念和状态，获得儿童自我报告的信息(通过访谈或者客观的自我报告工具)至关重要，这通常是最基本的方法。例外情况是：非常年幼的儿童，不愿意提供关于自己的信息的学生，或者语言能力和认知能力非常有限的儿童和青少年。父母最有机会观察孩子的社会与情绪行为，因此父母的报告(通过访谈和行为评定量表获得)通常也是评估的重要手段。教师也可以通过类似的方法提供有用的信息。

评估背景

评估背景指的是评估信息所基于的特定地点，而不是会面的实际地点。例如，父母可能在学校办公室与从业者见面，提供关于孩子情绪问题的信息，但这些信息基于的地点通常是家里，父母有机会每天观察孩子并和孩子互动。获得评估信息的潜在背景包括家庭、学校、诊所、托儿所或者其他社区环境。在大多数情况下，学校和家庭背景是对学生进行社会与情绪评估的焦点。

最佳做法

考虑到评估方法、来源和背景的多种组合，最需要关注的是什么？毕竟，从业者受到可支配时间或者其他条件的限制，不太可能使用所有可能的或首选的方法、来源和背景来获得评估信息。对此，我对综合评估的最佳做法的建议是：至少使用两种方法、来源和背景。在周密计划之后，这类评估设计其实很容易实施。例如，对学生的访谈和自我报告测量，对父母的访谈和行为评定测量，以及对教师的访谈和行为评定测量，就包括了三种方法、三个来源和至少两种背景。在一些基于学校评估的案例中，从父母处获得信息或许很困难，但是无论父母在多大程度上愿意且能够参与，我们都应努力实施。为了达到筛选的目的，一般认为使用一种评估工具是可以接受的，比如自我报告工具或者教师行为评定量表。表3-2提供了推荐的最少组合的评估和首选的组成部分的大纲，用于筛选、评估儿童和青少年的抑郁和焦虑。要认识到最少组合的重要性。在可能的情况下，更多方法、来源和背景总是能更全面地描述学生的功能。

表 3-2　筛选、评估儿童和青少年抑郁和焦虑的最少组合设计

为了达到筛选的目的,至少使用一种方法
- 在班级或者大型团体中进行筛选时,对于年长和成熟的学生使用合适的自我报告工具,对于年幼和不成熟的学生使用合适的父母或者教师行为评定量表。
- 对于个别学生的筛选,使用自我报告工具或者简短的访谈。理想情况下,使用自我报告工具后,进行简短的访谈。

为了达到评估目的,至少使用两种方法、两个来源和两种背景
- 方法:对于年长和成熟的学生强调使用自我报告工具和访谈(用于学生、父母或者教师),对于年幼和不成熟的学生强调使用父母或者教师行为评定量表和访谈(用于父母或者教师)。
- 来源:强调尽可能直接从学生那里获得信息,也要从了解孩子的成人(父母或者教师)那里获得信息。
- 背景:只要有可能,应当从学校和家庭两种背景下获得学生功能的信息。如果评估只能以学校为基础,那么尝试至少从两种学校(班级)背景下获得信息。

推荐的评估方法

如前所述,本章的重点是介绍三种最佳方法,用于评估儿童和青少年的抑郁、焦虑以及相关的其他内化问题。这三种方法分别是行为评定量表、自我报告工具和访谈。接下来详细介绍每种方法。

行为评定量表

作为对学生社会与情绪行为的评定方法,近年来行为评定量表非常流行。有时,行为评定量表也被看作"第三方"评估工具,因为它们不是由从业者和需要评估的儿童完成的,而是由第三方人

士完成，他们认识儿童并有机会在不同情境下观察儿童一段时间。行为评定量表提供了一套标准，用来评估特定行为问题的频率或者强度。评分者通常是儿童的父母或者教师，通过设定好的形式，比如"从不""有时""经常"，评估他们在一段时间内（例如，最近的三个月或者六个月）观察到儿童特定行为的频率或强度。几乎所有出版的行为评定量表都是使用分量表和总量表分数的常模参照量表，使用基于工具标准化组的分数转换表，得到的原始分数通常被转换为标准分、T 分数或者百分位数等级。通过常模参照分数，可以比较目标儿童与全国范围的同龄儿童（通常是同性别的）的分数。例如，儿童行为评定量表中内化问题的 T 分数为 70，能够让从业者意识到一个 10 岁女孩的父母评定的孩子的内化症状，在全国范围内评定的同龄女孩中处于最高的 2%。

人们已广泛了解行为评定量表的优势、使用及潜在问题，文献资料对其也有广泛讨论（如 Merrell，2008）。本章不具体讨论这些技术问题。重要的是，要意识到行为评定量表本身并不一定要评估特定行为。其目的在于，让评定者通过观察和经验来评估儿童和青少年的行为与情绪特征。此外，通过第三方填写评定量表来评估内化问题，比如抑郁和焦虑的特征，存在一定困难。这方面最大的难点是，不像大多数外在特征，许多内化特征（比如低自尊、扭曲的想法和抑郁情绪）不容易通过外部手段测得。因此，在使用行为评定量表评估内化问题时应格外小心。尽管行为评定量表有一些局限性，但即便对于评估内化问题，它仍然具有很多优点。

表3-3呈现了广泛使用的通用儿童行为评定量表(或评定量表系统)，至少包括一个测量内化问题的量表。这些量表通用是因为它们可以用来评估各种问题和能力，而不仅仅是一种问题。例如，阿肯巴克实证评估系统(Achenbach System of Empirically Based Assessment，ASEBA)的儿童行为核查表和教师评定量表，是同一等级量表体系的家长和教师量表，包括相似的项目，每个量表都有超过100个问题行为项目。这些项目被设计用来描述各种各样的问题，从退缩和焦虑行为到宣泄和反社会攻击行为。这两种工具都包含内化问题的总体分数，是基于经验描述内化领域中明显问题的项目组合。内化问题中的项目是其他经验衍生的分量表，将内化问题以更集中的方式呈现。同样，学龄前和幼儿园行为评定量表第2版(适用于3～6岁的儿童)也包括内化问题的总体分数，以及内化问题领域选择性的社会退缩、焦虑或者躯体问题分数。

表3-3　通用儿童行为评定量表举例(含内化问题项目和分量表)

工　具	出　版　商	用　　途	常模样本	项目和分量表
儿童行为评估系统，第2版	AGS出版 *www.agsnet.com*	评估儿童和青少年的行为、情绪、适应问题和能力；包括教师、父母和自我报告量表	教师和父母评定了4 000多名2～21岁的儿童和青少年	139～160个测量项目，5个复合量表，23个分量表

续　表

工　具	出　版　商	用　　途	常模样本	项目和分量表
行为评定量表,第3版	霍桑教育服务 *hes-inc.com*	基于 IDEA 情绪缺陷标准对有问题的儿童和青少年进行评估,用于诊断、定位、规划;包含父母和教师版本	教师评定了5 124名学生,父母评定了4 643名年龄处于4～19岁的儿童和青少年	73～76个测量项目,5个分量表
行为临床评估	心理评估资源 *www.parinc.com*	确定需要行为、教育或心理干预的儿童和青少年;包括教师、父母评估和自我报告	年龄处于2～18岁的儿童和青少年,父母评定了2 114人,教师评定了1 689人	70～170个测量项目,18个分量表
阿肯巴克实证评估系统儿童行为核查表和教师评定量表	儿童、青少年和家庭中心 *www.aseba.org*	评估儿童和青少年的行为和情绪问题;包括综合的内化问题量表	根据版本和年龄的不同,6～18岁的儿童和青少年的评定人数为1 753～4 194	120个问题行为测量项目,8个交叉信息分量表
德弗罗行为评定量表	哈考特(Harcourt)评估 *harcourtassessment.com*	评估可能反映儿童和青少年严重情绪障碍的行为特征;包括学校和家庭版本	教师和父母评定了3 000多名年龄处于5～18岁的儿童和青少年	40个测量项目,4个分量表
学龄前和幼儿园行为评定量表,第2版	PRO-ED *www.proedinc.com*	评估年幼儿童的社会技能和情绪、行为问题;包括综合的内化问题量表	父母和教师评定了3 113名年龄处于3～6岁的儿童	76个测量项目和主要量表,5个分量表和选择性诊断量表

表3-3呈现的工具和评估系统并不是一份详尽、全面的清单。这个汇总反映了一些流行的和广泛使用的商业出版的工具，将内化问题测量项目和量表作为综合汇总的一部分。在这一方面，也可以使用其他技术上可行且具有潜在价值的量表。

自我报告工具

和行为评定量表一样，20世纪80年代初以来，为儿童和青少年设计的自我报告工具越来越受欢迎，而且取得了技术上的显著进步。在此之前，有许多受欢迎的和高度符合心理测量要求的人格测验和自我报告问卷可供成人使用，但很少可以用于儿童和青少年。此外，大多数供年轻人使用的工具仅仅是成人测量工具的向下延伸，用于青少年样本，而且几乎没有适用于小学适龄儿童的工具。在现有的为数不多的工具中，大多数工具的有效性证据很少或存在问题，在其他方面心理测量质量也不高。

幸运的是，这种糟糕的情况已经发生很大转变。在20世纪的后二十年里，评估儿童和青少年社会与情绪问题的自我报告工具不断发展和完善。目前，有许多优秀的自我报告工具可供学生在学校情境中使用。这些工具中，有人格量表或包括内化症状项目和分量表的通用问题量表，也有大量自我报告工具，专门用来评估抑郁和焦虑。

自我报告工具不仅仅是评估年轻人内化问题的可行手段。在许多情况下，它们现在也被认为是一种基本方法，甚至是首选方法（Merrell，2008）。使用自我报告工具来评估内化问题的可取之处在于,这些工具的有效性和技术上的可行性有所提高。因为抑郁、焦虑和其他内化问题的许多症状很难(如果可能)通过外部评估方法来检测(比如观察和第三方评定量表)。精心设计的自我报告工具提供了结构化和常模参照方法来评估这些问题,所以特别适合内化问题的检测。

尽管自我报告工具有明显的优点,但在使用时也应该考虑一些问题。一个问题是,儿童要具备一定的认知成熟度来理解自我报告测试的要求,而且在回答的选择上作出准确区分。大多数专家一致认为,特定儿童,特别是年龄低于8岁的儿童,准确理解和完成自我报告问卷是有困难的,对于那些在智力上低于平均水平或者有严重学习困难的青少年,年龄下限可能更高。使用自我报告工具的另一个问题是,可能发生各种类型的反应偏差,例如以社会赞许的方式选择、欺骗、默认和偏离。包含明显"正确"或"偏差"选项的自我报告工具特别容易受到反应偏差的影响。关于青少年社会与情绪自我报告评估的反应偏差或误差的变化问题,在其他资料来源中有更详细的讨论(如 Merrell,2008)。

尽管在青少年中使用自我报告工具本身存在实操和测量问题,但该方法在评估抑郁、焦虑和其他内化问题上具有很多明显的优点。表3-4提供了广泛使用的儿童和青少年通用自我报告工具,包含不同内化问题的特定量表。这些工具不是专门为内化问题设计的,而是把评估抑郁、焦虑和其他内化综合征作为全面评估问题的一部分。例如,适用于青少年的明尼苏达多相人格调查表或许是这些工具中最著名的工具之一,包含 10 个基本临床量表,其中 4 个量表(疑病、抑郁、转换癔症、社会内向)似乎专门针对内化问题。此外,在该调查表的 15 个青少年内容量表中,有 5 个量表(焦虑、强迫、抑郁、低自尊、社交不适)似乎明显与内化问题相关。

表 3-4　儿童和青少年通用自我报告评估工具示例
(含内化问题项目和分量表)

工　具	出　版　商	用　　途	常模样本	项目和分量表
儿童行为评估系统,第 2 版,自我报告	AGS 出版 *www.agsnet.com*	评估儿童和青少年的行为、情绪、适应问题和能力,8～11 岁和 12～18 岁的儿童和青少年采用不同的问卷	1 500～1 900 个案例	136～176 个项目,5 个综合评分区,14～16 个主要量表
米隆(Millon)青少年临床量表	皮尔逊(Pearson)评估 *www.pearsonassessment.com*	青少年临床问题和精神病理评估,适用于门诊病人、住院病人和家庭环境	超过 1 000 个年龄为 13～19 岁的青少年临床案例	160 个项目,包含 5 个维度的 30 个量表
明尼苏达多相人格调查表,青少年版	皮尔逊评估 *www.pearsonassessment.com*	青少年人格和精神病理评估	超过 1 600 名年龄为 14～18 岁的青少年	478 个项目,7 个效度量表,10 个基本临床量表,15 个青少年内容量表

续　表

工　具	出　版　商	用　途	常模样本	项目和分量表
青少年人格量表	西方心理服务 *www.wpspublish.com*	评估年长儿童和青少年的人格、行为问题和家庭困难	超过 2 000 名年龄为 11～18 岁的儿童和青少年	270 个项目,9 个临床量表,24 个分量表
青少年自我报告	儿童、青少年和家庭中心 *www.aseba.org*	评估可能有严重情绪失调的年长儿童和青少年的行为特征	超过 1 000 名年龄为 11～18 岁的儿童和青少年	103 个问题项目,2 个大范围量表,8 个小范围量表
雷诺兹青少年精神病理量表	心理评估资源 *www.parinc.com*	对人格、行为与情绪问题及精神病理的评估	超过 3 000 名年龄为 12～19 岁的青少年	346 个项目,大量临床障碍、人格障碍、心理社会问题、反应风格指标和因素量表

　　表 3-5 提供了专门用于评估儿童和青少年内化症状和问题的部分自我报告工具示例。与表 3-4 中概述的通用工具不同,表 3-5 中的工具专门被设计用来详细评估内化问题,而不是作为筛查过程的一部分。其中,一些工具(比如,雷诺兹青少年抑郁量表、儿童抑郁量表)专门针对抑郁症状。其他工具(比如,显性焦虑量表修订版、儿童状态—特质焦虑量表)专门针对焦虑症状。表 3-5列出的适用范围较窄的自我报告工具有极好的心理测量特性,其中一些工具临床评估内化问题具有充分的有效性证据。例如,雷诺兹儿童抑郁量表和雷诺兹青少年抑郁量表都有通过大量研究建

立的临床"临界"(cutoff)分数水平，表明一个特定的儿童或青少年可能有内化障碍。

表 3-5　专门用于评估儿童和青少年内化症状
和问题的自我报告工具示例

工　具	出　版　商	用　　途	常模样本	项目和分量表
儿童抑郁量表	多健康系统 *www.mhs.com*	筛选和评估抑郁	超过 1 400 名年龄为 6～17 岁的儿童	27 个项目，5 个分量表分数和 1 个总分
儿童显性焦虑量表修订版	西方心理服务 *www.wpspublish.com*	筛选和评估特质焦虑	超过 5 000 名年龄为 7～17 岁的儿童	37 个项目，3 个分量表
雷诺兹儿童抑郁量表	心理评估资源 *www.parinc.com*	筛选和评估抑郁	超过 1 600 名年龄为 8～12 岁的儿童	总分涵盖 30 个项目，5 个因素分用于研究目的
雷诺兹青少年抑郁量表，第2版	心理评估资源 *www.parinc.com*	筛选和评估抑郁	超过 3 300 名年龄为 11～20 岁的青少年	总分涵盖 30 个项目，4 个因素分用于研究目的
儿童状态—特质焦虑量表	心灵花园 *www.mindgarden.com*	筛选、评估和鉴别状态焦虑和特质焦虑	超过 1 500 名年龄为 9～15 岁的儿童	20 个项目的状态焦虑量表和 20 个项目的特质焦虑量表

访谈

　　和自我报告工具一样，访谈也被看作评估抑郁、焦虑和其他内化问题的基本方法。与来访者以开放、非结构化的形式讨论问题或症状可能是最早的评估类型。访谈适用于各种情况、问题和背景。访谈既可以是简短的也可以是冗长的，既可以是正式的也可以是非正式的，既可以是结构化的也可以是非结构化的。与其他评估技术相比，访谈更加考验从业者的临床技能。他们需要同时觉察到许多事情，需要借助人际关系技巧、观察技能，以及有关正常和异常儿童发展的知识。访谈是一个复杂的过程，需要考虑多方面因素，充分了解怎样让访谈最好地用于评估儿童和青少年的社会与情绪问题。

发展水平的几点思考

访谈时，学生的年龄和发展水平是要考虑的重要方面。年幼的儿童，以及阅读和语言能力有限的青少年可能很难理解自我报告工具呈现的标准化评估任务。同样，儿童的语言能力及情感发展状态也会对他们能否在访谈中表达自己的症状和忧虑有很大影响。年龄较小、语言能力较差的学生可能会使用有限的情绪词汇。一个成熟的学生或成年人可能将其特征和症状识别为紧张状态，而一个年龄较小的或不那么成熟的学生则可能将其描述为"感到愤怒"。与年龄较小的和不成熟的学生进行访谈时，情绪和认知表达的细微差异很容易被忽略：被成熟的青少年描述为失望的情绪可能被不成熟的青少年描述为难过；腹部紧张可能被描述为腹痛，恐慌的症状可能被简化为感到害怕。由于这些关键的发展问题，那些打算对有情绪问题的学生进行广泛访谈的从业者，必须具备有关正常和异常儿童发展方面的背景知识，包括言语、智力、情绪

和社会领域的发展。实施访谈之前，从业者也应该接受结构化的
督导培训。有利于提升访谈技能的额外培训读物包括麦康瑙希
(McConaughy，2005)、梅里尔(Merrell，2008)和萨特勒(Sattler，
1998)的书籍。

半结构化访谈和行为访谈

学校从业者日常对有情绪和行为问题的学生进行访谈，我特
别推荐使用半结构化或行为访谈技术，或者最好两种技术结合。
与非结构化的开放式访谈相比，这些通用的访谈方法更可靠，所需
时间更短，且比结构化访谈更灵活、更有适应性。总之，它们提供
了可靠和有效评估信息的可能性，这些信息能够确认儿童(以及家
庭或教师)关注的具体问题，且这种方式在特定情况下容易修改，
并可用于分类和干预决策。

半结构化访谈是指，从业者不遵从固定的脚本或者生搬硬套
的问题(如在结构化访谈中)，但访谈问题仍然有特定的焦点和目
的。例如，由于担心某个学生正处于抑郁之中，从业者可能会问
他/她一些特定的问题，如是否和在多大程度上体验到抑郁症状。
不同于非结构化的开放式访谈，从业者在半结构化访谈过程中会
保持一定的结构。从业者也可能会问儿童生活经历中特定领域的
特定问题。我曾推荐了五个与儿童开展半结构化访谈要提的问题
领域：人际功能、家庭关系、同伴关系、学校适应和社区参与
(Merrell，2008)。表3-6提供了这些问题领域的一些例子。这
五个领域和常见的例子可以为儿童和青少年访谈提供一个模板。

当然,要根据学生的具体问题、需要和情况调整访谈。

**表 3 - 6　与儿童和青少年开展半结构化访谈
涉及的问题领域和例子推荐**

人际功能
- 饮食/睡眠习惯
- 不寻常或者奇怪的知觉或体验
- 自我归因
- 洞察自己的问题和境况
- 明晰思维过程
- 情绪状态

家庭关系
- 与父母/兄弟姐妹的关系质量
- 觉察家庭冲突和支持
- 来自大家庭的社会支持
- 家庭职责/家务/日常活动

同伴关系
- 亲密朋友的数量
- 喜欢的活动和朋友(按名称)
- 觉察到的同伴冲突和拒绝

学校适应
- 在学校的一般感受
- 喜欢和不喜欢的课堂、科目和教师
- 课外活动
- 觉察到的学校冲突

社区参与
- 参与俱乐部、组织、教堂、体育活动等
- 社区中他人的社会支持
- 社区内的人员流动性
- 兼职工作(青少年)

　　行为访谈是一种特殊类型的半结构化访谈。和一般半结构化访谈一样,行为访谈具有特定目的或者目标以及一般结构,但仍具有灵活性，适用于个人情形。根据访谈目的决定是否将行为访谈作为半结构化访谈的特定类型。行为访谈的目的是获得问题的描述性信息，以及产生和维持问题的条件。行为访谈起源于行为心理学，尤其应用于行为分析。但是，除了行为主义者，它还可以被理论取向的从业者使用，尽管需要依靠行为主义理论的基本背景以达到最大效果。行为访谈是一个过程，可以让从业者对问题行为可能起作用的功能形成假设，并分析问题行为的前因和后果。表3-7列出了行为访谈过程的基本步骤，包括设置访谈阶段，识别问题行为和准备分析问题行为。在准备分析问题行为这一步，有效访谈通常需要从业者超越访谈本身去收集信息。有必要在问题行为发生的环境中追踪观察最初的访谈，并利用这些额外的信

表 3-7　实施行为访谈的推荐步骤

设置访谈阶段
- 与受访者建立融洽的关系
- 描述访谈目的
- 提供如何回答问题的说明（例如，"要具体"）

识别问题行为
- 明确问题
- 客观描述问题
- 确认与此问题有关的环境状况

准备分析问题行为
- 确定适当的策略，以便后续观察问题行为
- 开始对问题行为可能起作用的功能形成假设
- 开始对可能引发问题行为的前因形成假设
- 开始对可能维持问题行为的后果形成假设
- 确定时间和地点收集额外信息，并利用这些信息制定干预策略

息来形成关于问题行为的假设，以及了解如何通过干预矫正问题行为。关于行为访谈，简要功能评估以及访谈过程中行为观察的更多详细内容可以参考相关资料（例如，Alberto & Troutman，2002；Crone & Horner，2003；Merrell，2008；Shapiro & Kratochwill，2000）。即使内化问题通常难以通过外部行为评估方法识别，行为访谈依然存在许多优势，并因其干预计划的灵活性和有用性而被推荐使用。

访谈父母的建议

当使用访谈来评估儿童的内化症状和其他社会与情绪问题时，对儿童父母（或父母中的一方）进行访谈几乎总是可取的，通常也是必要的。访谈过程中，父母是非常重要的知情者，因为他们是最了解孩子的人，而且通常是唯一能向从业者提供特定信息的人。这些信息包括有关学生发展的历史，孩子体现其优点和问题的独特方式，以及问题出现的各种情境。我（Merrell，2008）推荐五个问题领域，用于从父母那里获得有关儿童及其问题的背景资料，包括病史、发展历史、社会与情绪功能、教育进展和社区参与。每个领域都对评估内化问题具有潜在的重要意义，并应在访谈父母时适当解决。此外，我建议从业者用具体、详尽的方式向父母询问孩子可能有的内化症状和问题，避免使用专业的分类术语。例如，不要询问"你的女儿最近是否看起来很抑郁"，最好询问父母观察到的特定抑郁症状和特征，比如过度悲伤、自卑、易怒、饮食和睡眠习惯的改变，以及对事物失去兴趣。专业人士通常认为理所当然的事情对父母而言可能不是，这实际上会使评估孩子的问题的过程变得更复杂或受到阻碍。总而言之，访谈父母可以成为评估过程的关键部分，特别是访谈细节足够详细且对具体问题和情况很敏感。

建议

综上所述，行为评定量表、自我报告工具和访谈为评估儿童和青少年的内化问题提供了许多便利。虽然很多时候其他方法也有助于评估这些问题，但这三种方法应该被看作评估内化症状的主要方法。它们的优势组合，尤其是考虑到使用外部观察方法来评估内化症状存在难度，使行为评定量表、自我报告工具和访谈（尤其是半结构化和行为访谈）成为基本方法。我建议，在可能的情况下，结合使用这三种方法来评估学生的社会与情绪问题。

将评估和干预联系起来

仅仅关注诊断和安置（placement）的评估实践越来越被认为是过时的，甚至是陈旧的。近年来，在心理和心理教育评估实践中，有许多要求改革的呼声。这方面变化的新近事例是转向评估和进度监控的响应性干预（response-to-intervention）方法（关于响应性干预的更详细的介绍可参见 Brown-Chidsey & Steege，2005）。评估改革运动的主要目的之一是发展评估实践，以便提供以直接和有意义的方式与干预相联系的信息。然而，将社会和情绪评估信息与有效干预联系起来并不容易。

从历史上看,将社会和情绪评估与干预联系起来的一个问题是,许多评估实践是为了满足不同需求,例如诊断、安置和预测。这个领域存在的另一个问题是,有关儿童和青少年治疗效果的证据远远少于有关成年人的社会和情绪干预效果的证据。此外,由于评估儿童的人员不一定是负责实施干预的人员,因此他们可能没有太多直接的个人动机,以方便与干预相联系的方式报告评估结果。最后,在专业培训项目中,那些被认为有助于将评估与干预联系起来的实操并不一定被统一教授,从而导致长久以来评估实践的有用性受限。

尽管存在这些问题,仍有很多理由相信,可以利用社会和情绪评估信息为那些已被发现有抑郁、焦虑和其他类型社会和情绪问题的学生开发有效的干预措施。本节简要概述了一些框架,把评估与社会和情绪问题干预联系起来。具体介绍了进度监控/响应性干预(progress monitoring/RTI)、模板匹配(template matching)、关键行为策略(keystone behavior strategy)和功能评估(functional assessment)四种程序(见表3-8)。

表3-8 将社会和情绪评估与有效干预相联系的四种程序

程 序	描 述	基 本 原 理
进度监控/响应性干预	经常和反复地测量行为、情绪症状或其他被认为是主要问题的特征。	在干预过程中,临床医师会经常评估目标特征的进展情况,并调整干预措施以最大限度地提高治疗效果。

续　表

程　序	描　　　述	基　本　原　理
模板匹配	评估数据首先集中在已经发现问题的儿童或青少年身上，然后将这些数据与更高功能水平的儿童或青少年的评估资料进行比较。	高、低功能水平儿童或青少年之间特征的差异是选择适当干预目标的模板。
关键行为策略	在每组反应中，一个特定的反应被当作关键行为，而且假设改变这个反应可能会在整组反应中产生积极的变化。	通常会有一系列反应或特征与特定疾病有关，其中一些反应或特征可能对其他相关特征起控制或诱发作用。
功能评估	用于获取和整合评估数据的一种方法，以确定问题行为的可能功能，以及可能引发和维持这些问题的环境条件。	关于问题行为的可能功能的假设是在评估之后提出的，这些假设通过实施具体的干预措施来检验。

进度监控／响应性干预

20世纪80年代初，基于课程的测量程序出现在评估和监控学业进展方面，对心理教育评估实践产生了重大影响（见 Shapiro，1996；Shinn，1997）。在我看来，与基于课程的测量程序相关的进展（包括进度监控、频繁和简短的测量，以及直接将测量系统与学生的重要结果联系起来），是在教育中使用响应性干预程序最重要的一个因素。基于课程的测量程序的一个主要原则是，经常重复测量和监控学生的学业成绩，这将促使教学程序的不断改进，以及学生成绩的提高。一项经常被引用的研究表明，这个概念源自富克斯和富克斯（Fuchs & Fuchs，1986）的一项元分析，他们检查了

21 项研究,结果发现,与不经常测量和监控学生的进度相比,对学生的进度进行频繁、重复的测量和监控的系统评估程序使表现的净增益大约是标准偏差的四分之三(加权效应量为 0.70)。考虑到频繁的测量和监控是唯一具体指定的干预,这一结果令人印象深刻! 他们指出,采取具体措施衡量学生进步的教育工作者可能会改变自己的教学实践,从而促使学生进一步提高成绩。

虽然这一领域的大部分证据来自学业表现,而不是学生在社会和情绪领域的表现,但有充分的理由相信,这些程序可以成功地将内化问题以及其他社会和情绪问题的评估与有效的干预措施联系起来。事实上,许多从业者确实将频繁测量抑郁症状、焦虑症状、社交技能,以及其他社会和情绪特征作为干预的一部分。

因此,关注学生的社会和情绪特征以及干预进展的从业者,将会调整他们的干预措施,以最大限度地提升治疗效果。例如,辅导老师对抑郁的高中生进行个体或团体干预时,可以教这些学生每天在日记中对抑郁症状进行简短的自我评价,也可以在每周小组会议期间使用修订的简版抑郁症状量表对参与者施测。同样,每周一次或两次对抑郁或社交焦虑的学生进行社交技能培训的从业者,可以在干预期间轻松收集社交行为数据,或者要求家长或教师在干预期间每周一次完成修订的简短社交行为评定量表。然后将评估信息绘制成图(与干预阶段相结合),以帮助确定与干预对应的社会行为的变化。或许,缺乏足够的行为改变将促进干预策略的改变，从而以更有效的方式解决问题。

模板匹配

霍伊儿和同事描述的模板匹配程序（Hoier & Cone，1987；Hoier，McConnell，& Pallay，1987）似乎对将社会和情绪评估信息与干预联系起来非常有用。通过这个程序，评估数据首先集中在已经出现问题的学生身上，并因此成为干预目标。然后，将这些评估数据与问题领域中那些不需要干预的高功能水平的学生的评估资料进行比较。将高功能水平的学生的形象作为模板，用来比较干预目标的个人特征。高、低功能水平的学生特征的差异是制定干预目标的基础。

例如，我们假设在一所中学开展的一项社会和情绪筛查程序导致 5～8 名学生被认定为抑郁的、有社交问题的。从业者打算为这些学生提供团体干预，他们将每周见一次面并持续几周。确定该团体后，从业者会将收集到的该团体成员的评估数据（自我报告工具和行为评定量表）与收集到的 2～3 名高功能水平的学生的相似评估数据进行比较，高功能水平的学生具有良好的社交技能和健康的情绪功能。通过比较两组数据，最明显的差异之处将为干预计划奠定基础。

夏皮罗（Shapiro，1996）详细描述和分析了模板匹配策略。虽然大多数使用这种策略选择干预目标的实证研究都集中于行为和教育问题，但似乎没有任何理由解释为什么这种策略不能成功地应用于社会和情绪问题，例如内化问题。

关键行为策略

另一个选择干预目标的程序是关键行为策略,纳尔逊和海斯(Nelson & Hayes,1986)描述了这一策略。该策略基于这样一种观念,即通常一组反应或特征与特定障碍有关。在每组反应中,一个特定反应被当作关键行为,而且假设改变这个反应可能会在整组反应中产生积极的变化。因此,使用这种策略需要通过评估全面了解问题,然后选择在整个问题维持中被认为至关重要的特定行为或特征。

例如,我们假设从业者接收了一名转诊的 14 岁女孩,需要对她进行评估和治疗,她似乎正在经历严重的情绪困扰和社会问题。全面评估之后,从业者发现她在社交场合表现出退缩且有明显的焦虑。虽然她看起来具有适当的社交技巧,却因为焦虑不安而无法参与社交活动,这种焦虑不安又进一步受到她的消极和不切实际的思维过程的影响。当她考虑进入社交场合时,她心里会想:"我将会很尴尬,他们都会嘲笑我,我不能这样做,也没有人想让我待在周围。"这些想法会导致更多焦虑和进一步的社会退缩。因此,明智的治疗者在考虑这一确定的反应时,会选择把消极和不切实际的内心想法作为干预目标,而不会特别关注社交技能训练或减少焦虑的行为方法。换句话说,消极和不切实际的思维过程被看作一组反应中最关键的反应。

关键行为策略将内化问题的评估与干预结合起来,无疑具有深远的意义。正如夏皮罗(Shapiro,1996)所指出的,先前对成年人的研究表明，该策略用于设计治疗抑郁、解决社交技能问题和应对压力的干预措施是有效的。熟练的学校从业者无疑能够利用这一策略为学生选择特定的干预目标。

功能评估

近年来，人们有极大的兴趣使用功能评估(与功能分析相关但不同)程序来鉴别学生的行为、社会、情绪和学业问题，并将这些问题与有效干预联系起来。这种新增的兴趣在特殊教育和学校心理学领域尤其明显，主要是因为美国国会于 1997 年重新授权给《残疾人教育法》添加了新的评估实践要求。最初，功能评估程序被开发为一种将干预评估与有严重障碍的学生联系起来的方法(见Horner & Carr，1997)，但这种评估技术的应用似乎相当广泛。

功能评估的基础相对比较简单，尽管某些类型的评估可能需要大量时间，以及使用应用行为分析工具的专业知识。简单而言，功能评估仅仅是评估问题以确定这些问题的特定功能的一种方法。换句话说，假设在学生所处的环境中所有问题行为都具有某种目的，而这些目的有时可能会维持这些问题。这并不是说，环境中某些与功能相关的元素会引发问题，而是可能会使消除或减少问题的努力复杂化。功能评估旨在确定问题行为或特征之间的关系，以及任何可能引发或产生问题的前因。功能评估的目标是对问题特征发挥的可能功能提出假设，并通过实施干预来检验这些假设。因此，功能评估无疑是一种将评估与干预联系起来的可行策略(见 Crone & Horner，2003，一个详细的治疗实践)。

很少有功能评估实践的案例研究和报告关注内化问题。相反,较典型的做法是将功能评估用于外化行为问题和其他容易观察到的问题,如自我伤害行为。然而,毫无疑问,功能评估也可用于将各种内化问题与干预联系起来。以下列举一名患有学校恐惧症的 10 岁男孩的治疗案例。这名学生已经形成一种回避学校的行为模式,这种模式伴随着恐惧、焦虑唤醒、一般恐慌症状和严重的躯体问题,有时包括呕吐。对这种情况的功能评估可以通过收集各种各样的信息来完成,从访谈到自我报告,再到直接观察问题情况。在仔细考虑了这个问题显见的前因、行为表现和后果之后,从业者形成问题特征(如回避学校、焦虑唤醒、躯体问题)与各种环境影响(如父母的反应、问题行为的后果,以及拒绝上学发作之前的事件)之间关联的假设。问题行为的可能动机,如注意、逃避或避免不愉快的活动、接触强化物(电视和电脑游戏)以及内部强化都被考虑在内。根据所有证据和思考,从业者制定和实施了一种或多种与问题行为的假定功能有关的干预策略,然后收集数据以确定干预措施的有效性。

例如,当孩子拒绝上学时,移除父母的注意力和强化物是否能减少他/她的这种问题行为? 当孩子拒绝上学时,增加一个温和的厌恶任务(家务)是否会减少问题行为? 一直存在的问题行为是否为了摆脱学校的厌恶情况,比如坐在另一名构成威胁的学生旁边,或者不得不在学校拥挤的走廊上走动? 操纵这些或类似的关联将有助于回答评估和干预问题,并确定问题行为的真正功能。功能评估可能是一个比简要描述更复杂的过程，要想将其用于解决儿童和青少年的内化问题，还有很多需要学习的地方。然而，作为一种将评估与干预联系起来的技术，功能评估未来可期。

从评估到治疗计划

对有明显内化症状的学生进行准确且有用的评估是一项面临许多挑战的任务。许多内化问题和症状的隐秘性本身就是一个使评估过程复杂化的问题。评估方法和技术可能适用于外化的社会和情绪问题，例如品行障碍和注意缺陷多动障碍，却不一定适用于内化问题领域。

幸运的是，近年来评估理论和技术方面的许多重大进展大大提升了我们评估多种内化症状、问题和障碍的能力。无论是抑郁、焦虑、社会退缩、躯体问题，还是这四个领域的某些组合，现在都有许多可靠且有效的方法、工具和技术来评估。本书末尾附录中的工作表 3 - 1 提供了一个框架，用于组织社会和情绪评估信息，形成假设，以及将评估结果与干预联系起来。工作表 3 - 1 建立在许多社会和情绪评估实践的基础上，是评估那些有焦虑、抑郁或相关社会和情绪问题的学生的有用工具。为了最有效地使用这个工作表，首先需要研究本书其余章节描述的干预技术。该工作表的第一部分仅仅提供了一些空格以填写所关注的学生的描述性信息和问题摘要。该工作表的第二部分提供了一个空间，用于汇总已收集的最重要的评估信息。在这一空间，可以列出最重要的考试成绩、观察结果和来自访谈或其他评估方式的信息。没有必要一一列出每项评估信息,只有最相关的信息才是最需要的。工作表的第三部分提供了一种结构化的方法来分析问题。首先,描述主要问题、关注点、诊断指标等,这些内容源自评估信息。其次,列出关于问题的可能原因和功能的假设。另外,留出一些空间用来简要描述如何验证这些假设。工作表的第四部分(也是最后一部分)——"问题解决方案和评估"用来描述适用于已确定的问题的潜在干预措施。在这个部分,还可以描述或列出任何可能有助于监控干预进展和评估干预结果的具体工具或方法。虽然该工作表的使用对于将评估与干预联系起来并不重要,但它为达成这个目的提供了一个结构化和非常实用的工具。表 3-9 为一个完整的社会和情绪评估工作表示例。

表 3-9 社会和情绪评估工作表示例

1. 学生信息

　　姓名:珍妮(Jenny D.)　　　　学校:中心高中

　　年级:九　　　　　　　　　　年龄:14

　　学生的主要问题,评估理由:

- 对高中的适应性差
- 在九年级学业成绩下降(八年级是荣誉学生)
- 似乎沉默寡言,可能是抑郁
- 社会孤立,可能是孤独
- 自我概念差

2. 评估信息摘要

　　最重要的考试成绩、观察结果和来自访谈或其他评估方式的信息:
BASC(Behavior Assessment System for Children,儿童行为评估系统)—父母评定量表(来自母亲):内化问题总分升高,接近临床范围。焦虑和抑郁分量表分数均升高。社交技能可能存在不足。

雷诺兹青少年抑郁量表(自我报告)：原始总分＝75,略低于临床临界分77;项目分数显示出烦躁、焦虑、低自尊等迹象。

对珍妮的访谈：珍妮看起来既焦虑又抑郁。很害羞,既想要朋友,又表现出社会退缩。没有自杀意念的证据,但有很多负面的、扭曲的想法。

学校社会行为量表(由两名教师完成)：社交能力总体略微不足,人际交往技巧方面显著不足。

3. 问题分析

 A. 评估信息表明和支持的主要问题、关注点、诊断指标等。

- 中度抑郁,但不足以采用正式的 DSM－IV 诊断
- 可能患有社交恐惧症?
- 社会退缩,对同伴问题的反思

 B. 关于上述问题的可能原因和功能的假设。如何检验这些假设?

- 焦虑和消极的自我陈述似乎助长了社会退缩
- 社会退缩似乎是导致疏远、孤独和抑郁的原因
- 陷入恶性循环

4. 问题解决方案和评估

可能适用于已表明的问题的潜在干预措施。可能有用的工具或方法,用于监控干预进展和评估干预结果。

(1) 个体咨询,重点关注以下几点：

a. 识别和改变消极和扭曲的思维过程(认知疗法)

b. 放松训练

c. 设定目标,增加活动,改变行为

(2) 社交技能培训：考虑让珍妮参加下个月的九年级和十年级女生的社交技能小组。聚焦于提升自信,展开社会交往。

(3) 与珍妮的母亲商量活动安排和设置适当的期望。

评估、干预和系统：三角形支持体系

当你为有内化问题或其他心理健康问题的学生制定评估和干预策略时,需要考虑学校或代理机构在你有能力提供有效服务中扮演的重要角色。即使你具备的知识和技能使你能够对有内化问

题的儿童和青少年的生活产生重大影响,你工作的机构的组织结构以及分配服务的方式既可能对你提供专业服务的努力造成一些重大阻碍,也可能提供重要支持。让我们想想,有哪些方法能让我们的机构最大化教育者或心理健康专家的努力。

在过去的十年里,一些有影响力的教育研究者积极调整公共卫生预防模式,以便在学校系统中使用(例如,基于积极行为干预和支持的 OSEP 技术援助中心,2007;Walker et al.,1996)。这种模式对促进学校学生的心理健康具有重要意义。有时,这种预防和干预模式称为"三角形支持",包括三级预防服务:目前没有学习和/或社会、行为困难的学生(初级预防);被认为有可能发展出学习和/或社会、行为困难风险的学生(二级预防);目前正在经历重大学习和/或社会、行为困难的学生(三级预防)。

让我们把这个模式及其三级预防视为一个三角形。整个三角形代表了学校的所有学生,他们中的大多数没有遇到困难(例如,三角形底部),有些人可能出现重大问题(例如,三角形的中间部分),还有很小比例的学生目前正经历严重的困难(例如,三角形顶端)。在许多学校系统中,典型的做法是把大部分服务集中在那些处于三角形顶端的学生身上,目前这些学生正在经历重大的学习、社会和情绪困难。从业者倾向于花费大部分时间和精力,以个案为基础,提供三级预防(例如,个性化的评估和干预服务)。这些学生占学校人口的百分比最小,但是由于他们的问题显而易见,因此经常占用学校人员的大部分时间和资源。很容易理解,为什么过去我们经常以这种方式工作。

毕竟，处于三角形顶端的学生有强烈的需求，而且需要大量支持。也就是说，我们传统上依赖的永久危机干预模式也有一些缺陷。让我们面对现实吧：有强烈需求的学生的人数和百分比并没有下降，如果有变化，这些数字还在上升。与此同时，班级规模以及能够提供心理健康服务的专业人员的配置模式等，一般都跟不上学生需求的增长。换句话说，我们越来越努力地为更多有急切需求的学生提供服务，但我们最终会落后很多，接受服务的学生只占学生总数的一小部分，而且我们很少或根本没有在预防上花费精力。显然，在这件事情上我们有更好的处理方式。

转变成一个全员预防模式要求我们考虑所有学生的需要，而不仅仅是那些目前正经历重大困难的学生。预防方法的基础是使用普遍的干预措施(例如，初级预防)，旨在加强有效教学和改善学校风气，以促进学校所有学生的学业、社会和行为弹性(恢复力)。根据这个思路，我们要将一些资源和力量投给那些目前还没有遇到重大困难的学生，这样就可以帮助他们掌握一些技能，以降低他们最终到达三角形顶端的可能性。更具体地说，对目前没有经历学业、社会或行为困难的学生的初级预防通过全校范围和全班级的努力来完成，这些努力涉及一致使用有效的教育实践，持续监控这些实践活动和学生结果，员工培训和专业发展。初级预防的目标是创设学校和课堂环境，以促进学生的学习和健康，减少学生学习和/或心理健康问题的风险。

与初级预防同样重要的是,我们知道并非所有学生都对这些努力作出类似的反应。因此,监控学生的进步和评估学生是否处于危险中(例如,需要二级预防措施)或经历重大困难(例如,需要三级预防措施)是很重要的。识别学生在学习、社会和情绪方面的风险和困难是全面预防工作的一个重要方面。对被认为处于危险中和需要二级预防措施的学生来说,重点是提供专门的干预措施(通常是在小组层面),以防止问题恶化和出现更严重的问题。关注早期识别和早期干预很重要。

对于儿童和青少年的心理健康问题,这种预防模式是考虑提供社会与情绪学习项目和其他服务的理想方法。如此思考我们在促进儿童和青少年的社会和情绪健康以及心理健康方面面临的问题,会使问题更易于控制。与其等到学生出现严重问题,即使花费大量时间和精力也只能简单控制,不如将部分资源用于预防工作,最终减少三角形顶端的学生人数。图3-2阐述了我在别处也提倡过的三级预防模型(例如,Merrell & Buchanan,2006;Merrell & Walker,2004),该模型特别适用于系统评估、鉴定和服务有行为、社会和情绪问题的学生。当你准备为学生提供适当的教育和心理健康服务以解决他们的内化问题或其他问题时,请考虑到精力分配的重要性,以便影响三角形各个层次的学生。重新考虑一下你是如何分配时间的,要知道"一盎司的预防胜过一磅的治疗",同时要想办法摆脱只在三角形顶端工作的方式。

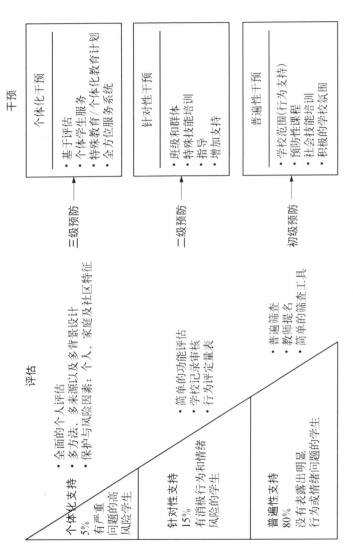

图 3-2 对有行为和情绪问题的学生的支持三角形

总结性评述

内化问题领域评估技术的现状非常适合诊断和分类过程。然而，评估儿童社会和情绪症状的关键无疑是用合理、有用的方式将这些症状与有效的干预策略联系起来。一些可能的程序，如进度监控/响应性干预、模板匹配、关键行为策略和功能评估，似乎提供了大量支持。此外，为所有学生提供真正的持续服务的设想，如三角形支持体系，是一种可在学校提供心理健康支持的令人兴奋的方式。

本书的其余章节介绍了广泛的具体干预策略和技术，这些策略和技术在治疗抑郁、焦虑和相关内化问题，以及促进整体心理健康方面已被证明是有效的。第四章提供了一个总体框架，通过使用社会与情绪学习策略来促进所有学生的心理健康和预防内化问题，并以强壮孩子课程作为例证。第五到第八章讨论了帮助学生克服抑郁的策略。第九章和第十章讨论了帮助学生克服焦虑的策略。提供的干预方案和策略及其具体目的和发展水平的完整索引可在本书末尾查找。熟悉这些干预方案之后，你就可以从中选择治疗方案。例如，你可以选择一个预先计划好的抑郁综合治疗方案，如第五章所述的行动方案。虽然本书没有给你提供足够的细节来实施这些特定的结构化程序，但是告诉你如何获得你需要的东西。此外，本书确实包含了很多个人技术，这些技术已有详细说明，而且通常都配备学生讲义或工作表。这些单独的技术可以作为个性化干预项目的构建模块，包括针对抑郁和焦虑的项目。

第四章

社会与情绪学习：
一种促进心理健康的重要工具

引言

本书的前三章是基础性的，涵盖了内化问题、发展问题以及适当的评估和干预计划策略的介绍。从本章开始，本书的其余章节将重点介绍预防和干预的具体内容。第三章介绍了预防和干预的概念，是从公共卫生研究的视角来考虑的。具体来说，我们举例说明了三角形支持体系，即一种三级预防模型。这种模型反映的思考学生心理健康需求的方式，是解决学校环境中的抑郁、焦虑和其他内化问题的一种令人鼓舞的有用方式。这种模型的基本要素已经到位，以确保不仅为那些需求最大、问题最严重的人提供服务，而且为处于较低风险水平，或目前没有显示任何特定问题症状的个人和团体提供适当的预防性服务。这种服务方式背后的理念是，当在那些目前尚无严重问题的人中努力落实疾病预防和健康促进时，三角形顶端有严重问题的人群将最终减少而不会保持原先的数量，因为在很多情况下，这些适用于普通人群以及刚开始出现问题迹象的学生的早期干预措施，有助于在第一阶段就减轻或消除问题症状，以阻止它们进一步恶化。

根据三级预防模型，本章作为预防和干预八章内容的第一章，为在学校中使用社会与情绪学习方法奠定了基础。社会与情绪学习（social and emotional learning，SEL）是一种促进心理健康的有效和创新的方式，可以帮助预防内化问题和其他类型的问题或障碍。社会与情绪学习的一个明显优势是，它可以在任何层次的预防或干预中使用，同时为接触过它的学生提供独特的好处，无论他们是否在普遍、定向或指（引）导层次上接受这种预防性干预。首先，我们将介绍和界定社会与情绪学习的概念，并提供如何在学校中使用社会与情绪学习方法的说明，有关社会与情绪学习的有效性以及它如何有利于学习的详细信息。接下来，我们将详细介绍和描述社会与情绪学习课程的一个特例——我和同事开发的强壮孩子课程，并举例介绍这些独特课程包含的工具和策略。最后，本章总结了在学校场景中如何有效应用社会与情绪学习方法的实际建议。

什么是社会与情绪学习

社会与情绪学习被称为系统的、有凝聚力的、有效的教学规划，旨在向儿童和青少年传授社会与情绪技能，以预防心理健康问题，并为这些问题提供有效的早期干预（Greenberg et al.，2003；Zins，Weissburg，Wang，& Walberg，2004）。简言之，社会与情绪学习是一种方法，它将重要的社会与情绪概念通过结构化的课程方式传达给学生,就像阅读、数学和科学等学科的教学。社会与情绪学习课程有很多表现形式,从简单的社会技能或其他生活技能训练到广泛的、多方面的预防反社会行为和品行问题的努力。这些课程在教学、时间和资源需求、目标区域、成本等方面有很大差异。

社会与情绪学习并没有单一的定义,最具影响力的广泛的结构化定义之一来自学业、社会与情绪学习协作组织(Collaborative for Academic，Social，and Emotional Learning，CASEL)，一个由研究人员和政策分析师组成的领导小组,他们支持在学校使用社会与情绪学习。在该组织的网站上,社会与情绪学习的明确定义为:

> 社会与情绪学习是一个学习过程,在此过程中个体获得识别和管理情绪的技能,培养对他人的关心,作出负责任的决定,建立积极的关系,并有效处理有挑战性的情况。研究表明,社会与情绪学习是儿童社会和情绪发展的基础,包括他们的健康、道德发展、公民意识、学业学习和成就动机。社会与情绪教育是一个统一的概念,用于组织和协调以学校为基础的方案,重点是积极的青年发展、健康促进、问题行为预防和学生的学习参与。(CASEL，2006)

社会与情绪学习有一个令人印象深刻的新兴研究基础。迄今为止，证据支持了这样一种观点，即以学校为基础的社会与情绪学习课程可能有效减少情绪和行为问题，提高儿童的社会与情绪能力，并对学业成绩产生强有力的影响（如 Wilson，Gottfredson，& Najaka，2001；Zins et al.，2004）。虽然社会与情绪学习不是任何学科或专业领域的一个分支，但这些方案促使教育工作者、管理人员和心理健康专业人员，诸如心理学家、咨询师和学校社会工作者为儿童、青少年及其家庭提供全面的教育和心理健康服务。社会与情绪学习是在教育和心理健康领域努力工作的自然结果，以有效促进学校心理健康和生活技能培训。此外，社会与情绪学习课程和提供这些服务的方法一致，可能同时对大量学生产生积极影响，而不是专注于"一次解决一个孩子"的问题（Shapiro，2000，p.561）。尽管社会与情绪学习方法并不局限于任何特定的行为、社会或情绪问题，但我认为它具有特殊的接受度和潜力，可用于预防和治疗内化问题。

所选社会与情绪学习的类型将取决于机构或社区的具体需求和要求，以及最重要的目标能力和问题。那些最成功的努力往往会在一个完整的支持体系内以精心规划、协调一致的方式实施，分散的、不协调的努力只能产生表面的短期结果（Greenberg et al.，2003）。考恩（Cowen，1994）是现代心理健康问题预防和健康促进科学的先驱，他认为获得健康有五种主要途径：（1）形成健全的早期依恋；（2）获取与年龄相适应的能力；（3）接触有利于健康结果的环境；（4）具有控制自己命运的赋权感；（5）有效应对压力。因此，为了达到最佳效果，任何有效的、全面的社会与情绪学习课程都应该解决这五种主要途径的大部分（如果不是全部）问题。

尽管大多数社会与情绪学习工作包括各种技术和方法，但它们之间有一些共性。这些不同的项目和实践往往侧重于关注积极的青年发展，防止消极的学校和生活结果。虽然现有项目在其方法、重点和支持证据的数量上有很大差异，但有理由乐观地认为，这些项目可以对学生的生活产生有意义的积极影响。例如，卡塔拉诺、伯格伦德、瑞安、朗扎克和霍金斯（Catalano，Berglund，Ryan，Lonczak，& Hawkins，2002）在对大量积极青年发展项目的审查中得出结论，认为积极青年发展的促进和预防项目会对评估良好的研究产生影响（p.62）。社会与情绪学习策略已经被证明对学业表现有积极影响（Elias，2004），这一发现引起教育工作者的极大兴趣，社会与情绪学习的益处可能是复杂且深远的。实际上，将合适的社会与情绪学习课程整合到学校课程中可能产生三种普遍的有益结果：减少学生当前层次的行为和情绪问题症状，有助于减少未来出现的类似问题，以及提高学生的能力以进行有效的学业学习。

近年来，我们开始看到州和地方层面作出的努力，它们鼓励并在某些情况下授权学校使用社会与情绪学习。2003年，伊利诺伊州通过了《2003年伊利诺伊州儿童心理健康法案》，强制所有学校使用社会与情绪学习。该法案的第15（b）条规定，伊利诺伊州每个学区应制定一项政策，将社会与情绪发展纳入地区教育计划。该政策应包括社会与情绪技能的教学和评估，以及应对具有影响学习能力的社会、情绪或心理健康问题，或者这些问题的组合的儿童的方案。最近，纽约州也通过了类似的法案，即 2006 年的《儿童心理健康法案》（纽约心理健康办公室，2006）。除此之外，这项耗资 6 200 万美元的举措为纽约教育部门与心理健康办公室之间的交流和合作提供了资源和一个系统，以促进学校积极的社会与情绪发展实践。这些立法行动是重要的和令人鼓舞的进展。以学校为基础的心理健康专业人士和教育工作者将会慎重考虑社会与情绪学习独特的促进作用，并在不久的将来在其他州乃至全美进一步推广。

社会与情绪学习课程的一个例子：强壮孩子

作为为学校和相关环境设计的实用社会与情绪学习课程的一个例子，本节概述了强壮孩子课程（the Strong Kids programs），该课程是我、同事以及研究小组成员在 2001—2007 年一起开发、现场测试和研究的结果。强壮孩子是简短而实用的社会与情绪学习课程，旨在教授儿童和青少年社会与情绪技能，促进心理弹性，增进自我价值，以及提高应对技能。由于强壮孩子课程旨在预防和早期干预，因此应用范围广泛，可有效用于高功能的、典型的、处于风险中的或有情绪困扰的儿童以及各种环境，特定的干预策略可用于特定的学生群体。

强壮孩子课程有四门阶段性的具体课程,每门课程针对 K-12 年级范围内特定发展阶段的孩子。《强壮开端:幼儿园到二年级》(*Strong Start: Grades K—2*)(Merrell,Parisi,& Whitcomb,2007)用于幼儿园和小学低年级的孩子,从 5 岁或 6 岁到 8 岁。《强壮孩子:三年级到五年级》(*Strong Kids: Grades 3—5*)(Merrell,Carrizales,Feuerborn,Gueldner,& Tran,2007a)针对小学中高年级的孩子,从 8 岁或 9 岁到 12 岁。《强壮孩子:六年级到八年级》(*Strong Kids: Grades 6—8*)(Merrell,Carrizales,Feuerborn,Gueldner,& Tran,2007b)是为初中生而设计的,从 12 岁到 14 岁。《强壮青少年:九年级到十二年级》(*Strong Teens: Grades 9—12*)(Merrell,Carrizales,Feuerborn,Gueldner,& Tran,2007c)是为高中生而设计的,从 14 岁到 18 岁。这四门阶段性的课程在许多概念和设计上都有相似之处,但在语言水平要求、例子、学习者的任务和基本概念等方面不同,因此它们适合在特定的发展阶段或年龄范围内使用。

针对考恩(Cowen,1994)提倡的获得健康的五种主要途径,我们设计强壮孩子课程。此外,我们在 6 年的时间里创建了这门课程,而且随着继续研究和完善,我们已经把强壮孩子课程设想成一个精心设计的社会与情绪学习课程,用于预防某些心理健康问题,并促进年轻人的社会与情绪健康。强壮孩子并不是适合所有类型的问题的社会与情绪学习课程,它特别针对内化行为和情绪问题领域,在设计这些课程时强调促进社会与情绪弹性:我们从来没有打算将强壮孩子作为预防学校暴力或反社会行为的综合课程，尽管它作为有效行为支持综合课程的一部分，可能在支持这些目标方面发挥作用。此外，我们特别设计了一个低成本、低技术要求的强壮孩子课程，可以在学校或相关教育环境中实施，只需要最少的专业培训和资源。学习和实施这门课程并不一定要求成为有执照的心理健康专业人员。它也可以在一个特定的环境中以独立的方式进行教学，不需要昂贵的社区服务或强制性的家长培训小组。强壮孩子课程的优点是简洁、高效、以技能为基础、便利、目标明确，缺点是它并不能为有严重心理健康问题的儿童和青少年提供完整的心理健康治疗方案。迄今为止，我们的研究表明，虽然该课程可以对人们产生有意义的影响，但在这种情况下它还是应该作为综合的强化干预项目的一个组成部分。

使用强壮孩子课程有几个适当的环境，包括但不限于普通和特殊教育教室、团体咨询场地，以及有教育功能的青少年治疗场所。广大专业人士可能适合担任强壮孩子课程的小组领导或导师。普通和特殊教育教师、语言病理学家、学校咨询师、社会工作者、心理学家和其他教育或心理健康专业人士可以成为有效的团体领导者。

实施这些课程时，要将时间上的可行性和易于实施作为高度优先选项。即使一个特别强大的干预项目，如果它的时间要求和实施的困难导致只有少数人能够在学校系统或其他服务机构的时间和训练约束下使用，那么该项目不可能产生很大的影响。因此，课程持续时间最长为 12 周（如果每周教一次课），每节课的平均时长为 45～50 分钟。一个例外情况是，针对幼儿园到二年级学生的强壮开端课程，包括 10 节课，而不是 12 节课，且课程时间稍短，每节课的时间为 30～40 分钟。我们为小学低年级孩子研发这个简短的课程，原因是显而易见的：总的来说，年幼儿童不如年长儿童那样容易在一段时间内专注于某项任务。

强壮孩子课程的优点之一在于，它被设计用来支持学业技能，并在教学计划中无缝实施。有效教授学生学业技能与有效教授课程所需的技能相同。使用强壮孩子课程时，你不需要成为一名心理健康专家或从业者。本课程的活动不仅旨在促进社会与情绪学习和心理弹性，而且有助于支持识字、语言艺术、社会研究和健康。

强壮孩子课程是高度结构化和部分脚本化的课程，涵盖非常具体的宗旨和目标。我们根据当前教育和心理学方面的研究成果，制定了每节课的宗旨、目标以及实施指南，力图在坚实的实证证据基础之上实施预防和干预。每节课都遵循类似的模式。课程提供了可选的脚本，用于提出概念、示例场景和更好说明概念的例子，以及得到指导和独立实践的机会。团体领导者可以直接依照脚本和示例，或者创造性地修改课程。

我们建议在课程的持续时间里，每周给学生上一节强壮孩子课。尽管可以以更快的速度有效地教授课程，例如每周两节课，但我们的研发工作已经表明，每周一节课的形式可以让学生有足够的时间完成家庭作业，练习和熟悉教授的概念，并在校内和校外练习他们学习的新技能。此外，我们发现教师和学生都倾向于选择每周一次的课程形式，而不是更快的节奏。我们建议，教师和团体领导者在整个教学日和学校课程周寻找机会，以支持课程学习。我们以及许多使用过强壮孩子课程的教师和心理健康专业人员的经验都是，很容易找到时机来强化课程概念，让学生练习，并将关键概念应用于日常情境。

强壮孩子课程概述：三年级到五年级

为了给读者提供一个清晰的例子，说明强壮孩子是如何组织结构的，本节概述了课程目标、分类和强壮孩子：三年级到五年级的课程内容。和初中生以及高中生的版本一样，强壮孩子：三年级到五年级由精心安排的 12 节课组成，旨在在相对较短的时间内对认知、情绪和社会功能产生最大的影响。本节概述了每节课。为了便于参考，表 4-1 提供了该内容的概述。

表 4-1　强壮孩子社会与情绪学习课程大纲

课程序号和名称	主　要　目　的
1. 关于强壮孩子：情绪力量训练	向学生介绍强壮孩子课程
2. 理解你的情感（一）	教学生辨别舒适和不舒适的情感，增加他们的情绪词汇
3. 理解你的情感（二）	关注在不同情境中表达不同情感的恰当方式

续　表

课程序号和名称	主　要　目　的
4. 处理愤怒	教学生理解和管理愤怒，使用四步认知行为模型
5. 理解他人的情感	培养共情能力，识别他人可能有的情感
6. 清晰的思维（一）	教学生识别消极和不合适的思维模式以及常见的思维错误
7. 清晰的思维（二）	重点是教授消除非理性的消极思维的技巧，用更现实、更有建设性的认知来替代
8. 积极思维的力量	教学生更多的策略以抵消消极的思维方式，并使用乐观的方法处理问题
9. 解决人的问题	教学生解决人际问题，有效地处理冲突，避免暴力或攻击的手段
10. 释放压力	关注压力的识别，以及用于管理压力、焦虑和担忧的认知和行为策略
11. 行为改变：设定目标并付诸行动	教学生设定和达成实际目标的基本步骤，以及增加积极和适当活动的策略
12. 结课	回顾强壮孩子的主要概念、课程和结束活动
强化课程	强壮孩子课程中主要概念的累积复习/复习课程；可能在一个或两个阶段完成，通常是在 12 节课结束后的 2～4 个月内完成

注：这个基础课程结构在强壮孩子：三年级到五年级、强壮孩子：六年级到八年级和强壮青少年课程中都一样。强壮开端：幼儿园到二年级有 10 节课以及不同于其他课程的课程名称和目标。

第一课：关于强壮孩子：情绪力量训练

第一课"关于强壮孩子：情绪力量训练"向学生介绍强壮孩子课程。概述各节课和整体课程，为学生提供在教学过程中所期望的信息。首次界定"情绪""自尊""抑郁"和"焦虑"等关键术语，并概述一般行为预期。学生意识到这类课程的重要性，因此他们能够理解为什么适当的行为，例如尊重他人、对共享信息保密，以及充分的课程准备，是经验的组成部分。

第二课和第三课：理解你的情感

第二课和第三课分别是"理解你的情感（一）"和"理解你的情感（二）"，旨在增加学生的情绪词汇，提升情绪认知和情绪弹性。理解和识别情绪是一项重要的技能，因为我们在学校、家庭、工作和玩耍中都会体验到情绪。即使体验到的不是一种良好的情绪，但如果能够识别他人的情绪并以积极的方式作出反应，这样的学生就能在学校和他们的整个生活中创造和维持积极的关系。在"理解你的情感（一）"（第二课）中，学生学会识别不同类型的情感，把情感区分为舒适的和不舒适的。学生了解到什么情况会使他们有某种情感。本节课的目标是在不同的时间和环境中运用学到的技能。在"理解你的情感（二）"中，学生需要学习更多技能，包括如何表达不同的情感。学生通过学习了解到产生任何情感都是可以的，但存在展现或表达情感的恰当和不恰当的方式。提供一种表达情感的方式，让学生确定到底是恰当的还是不恰当的。学生有机会在应用练习中运用新技能，使他们更有可能将新技能推广到其他场景。

第四课：处理愤怒

第四课"处理愤怒"告诉学生，我们都在生活中经历过愤怒。然而，许多学生不能正确理解和有效处理他们的愤怒。误解和无法妥善管理愤怒常常表现为不恰当的行为，如争吵、打架、抑郁和严重的挫折，每一个都会产生不良后果。这节课教学生通过六步连续愤怒模型来理解愤怒，学习四种技术来帮助自己控制愤怒情绪。愤怒作为一种正常的情绪，有助于我们理解和适应周围的世界。重要的是，学生要理解两个基本概念：(1)愤怒是一种正常的情绪；(2)愤怒在我们的生活中具有保护和动机的重要功能。这节课也让学生在愤怒、正常情绪、健康情绪和不恰当的攻击行为之间作出重要区分。教导学生使用六步连续愤怒模型来理解愤怒，以提高他们识别愤怒在行动中如何表现的能力。通过这节课的学习，学生了解到愤怒不是"简单发生的"，而是由可预测的事件通过一系列步骤引发的，在此过程中人们可以发挥积极作用。要教导学生们了解他们在愤怒过程中可以发挥积极作用，他们不是无助的愤怒受害者，而是可以选择如何积极应对愤怒。

第五课：理解他人的情感

第五课的目的是让学生理解他人的情感，向学生介绍共情的概念和实际应用，从而帮助他们更好地理解他人的情感。前四节课集中于自己的情感，而这节课涵盖了认识他人的情绪和分享观点，这是解决冲突和共情的一项基本技能。能够识别他人情感的学生更有可能对不同观点的人持宽容态度。学生将对自己的行为如何影响他人的情绪有更清晰的认识。具有反社会倾向的儿童经常经历所谓的"敌意归因"，在这种归因中，儿童把他人的情绪误认为是愤怒。这种错误知觉会导致攻击性和暴力。练习共情技能的学生更善于观察除愤怒之外的各种情绪。通过学习寻找物理线索（在这节课中称为线索），他们可能更容易识别他人的真实情感。这节课将首先解释关键概念，然后探讨识别他人情感的线索。一旦学生能够正确识别线索，课程就会发展到角色扮演，学生将体验人们如何看待相同的情境。要求学生采纳他人的观点，以便更好地理解共情。最后，单独的作业将为学生提供机会，以便将这些技能应用到自己的生活经历中。

第六课和第七课：清晰的思维

抑郁和焦虑的学生很有可能发展或已经发展出不现实的、扭曲的、不适应的认知或思维模式。第六课和第七课"清晰的思维"旨在帮助学生认识积极和消极的思维模式，以及它们如何以积极和消极的方式对我们的情绪、选择和行动作出"贡献"。这一块分为两部分："清晰的思维（一）"和"清晰的思维（二）"。"清晰的思维（一）"教授学生策略，通过列举一些个人常见的思维错误，帮助学生识别消极和不适应的思维模式。在可能的情况下，这些消极的思维模式（如双眼视觉、有色眼镜、非黑即白）（如图6-3所示）都被描绘成视觉符号和简化的语言，以促进理解和记忆。"清晰的思维（二）"使用"清晰的思维（一）"中提供的信息来教学生应用策略的技巧，以消除他们在常见情境中可能面临的消极想法。实践练习和小短文可用于讨论。

第八课：积极思维的力量

这节课为学生提供了一些策略来消除日常互动导致的消极思维模式。面对倾向于消极思维的学生，通过精心设计的练习、事例和情境，改变悲观情绪，鼓励他们关注大局，培养乐观的思维。新的（更广泛的）关注减少了学生将消极事件归因于自己的倾向，他们认为自己的失败有其他可能性。同样，考虑何时、何地归因或者把责任归因于谁，也会鼓励学生接受自己的成功。这节课的目的是让所有学生，而不仅仅是那些容易陷入悲观和消极情绪的学生，用一种乐观的方式去思考日常事件，这样就可以作出合理的归因。该方法包括训练学生找出可以归因于内部成功或外部失败的情况，或者只是作为一个学习的机会。

第九课：解决人的问题

第九课"解决人的问题"用于增强人们解决同伴冲突时采取有用策略的意识。人际冲突为抑郁、焦虑和消极思维提供了肥沃的土壤。因此，学习适当和有效的方法来解决这些冲突可能是情绪问题和社交问题强有力的预防因素。由于冲突可能每天发生，并成为学生的压力和挫折的来源，因此需要提出解决冲突的循序渐进的方法。这节课详细介绍了如何使用问题解决模型来管理日常的同伴冲突，并介绍应用的技术。虽然这节课是为了解决同伴冲突而设计的，但在涉及层级关系（如与父母和教师的关系）的情境中，也有各种可以应用的策略，如交易、折中、讨论和头脑风暴。学生将从本节课学到，冲突往往是社交互动的一个自然部分，而且有了解决冲突的方法，学生可以充满信心地参与更多社交互动。实践练习和角色扮演的情境也被用作例子和教学工具。

第十课：释放压力

学习适当的技巧来管理压力是一个重要的策略，它可以提高情绪弹性，预防身体和情绪问题。众所周知，即使是小学中年级，也可能是人生中的压力时期。第十课"释放压力"传授学生有关压力和放松的基础知识。通过课程学习和活动，学生将学会如何识别自己生活的压力。学生也有机会学习一些已经被证明对许多人有效的放松技巧，并形成他们自己应对压力的方法。家庭作业允许学生应用所讨论的技巧。学生在学习过程中了解自己，学习如何以有效和健康的方式应对压力。压力是每个人生活中实际存在的，学生越早学会如何识别并处理这方面的问题，就越有可能获得健康的生活。学习如何释放压力是成长为坚韧不拔的人的一项必备技能。

第十一课：行为改变：设定目标并付诸行动

第十一课"行为改变"，副标题为"设定目标并付诸行动"。一生中，我们被要求实现许多目标，却通常没有学到实现这些目标所必需的步骤。有实证证据支持这样一种观点，即那些能够独立设定目标并达到目标的学生比那些被告知要达到什么目标的学生表现得更好。还有证据表明，学习如何更持久地参与适当的积极活动有助于减轻抑郁症状。本节课概述的六个步骤都是为了让学生达到目标，并在生活的不同领域确定自己的价值。学习这些步骤并立即执行对于本节课的成功至关重要。如果学生先设定一个短期目标，而且在达到目标的过程中取得成功，那么他们将更有可能在其他情境中重复这个过程。这些步骤不仅有利于他们的学业成就，而且研究表明，当个人设定现实可行的目标时，他们开始控制自己的生活，这促使他们参与更多积极活动。参与积极活动，为之作贡献并产生团体感的学生不太可能抑郁。研究还表明，低水平的活动会导致低自尊，进而降低个人的成就感和价值感。这节课教学生设定现实的短期和长期目标所需的技能，如何确定达到目标的关键步骤，以及如何通过增加参与的积极活动的数量将这些技能应用于自己的生活。通过设定和达到积极目标来提高积极活动的技能，对于保持心理健康至关重要。

第十二课：结课

最后一节课的名称是"结课"！这有双重意义：既意味着这节课是课程的最后一课，也表明我们正努力以积极或乐观向上的态度结束课程，庆祝参与强壮孩子课程取得的成就。这节课让学生有机会复习整个学期课程的重点和术语，同时也包括重新审视保密问题，以及处理更多关键的情绪问题（利用适当资源）。这节课也为教师提供了评估学生的机会，通过与第一课执行的可选预评估中获得的信息对比，对学生进行后续评估。

补充材料

每个强壮孩子课程都包括一个或多个相关或补充材料，这些材料在手册的最后部分，也作为单独的 PDF 文件放在光盘使用手册资料包中。这些补充材料包括幻灯片、课堂讲义和学生工作表，在某些情况下，还包括家庭作业表。鼓励教师和团体领导者在上课前复习和准备这些材料，并根据学生的具体需要进行调整。例如，一些使用强壮孩子课程的教师或团体领导者发现，将一些讲义或幻灯片做成海报贴在教室墙上，可以加强或视觉提示学生学习和练习强壮孩子课程促进的技能。

可选择的强化课程

强壮孩子课程手册也包含一个可选择的强壮孩子强化课程。强化课程的理念是，帮助那些已经完成强壮孩子课程的学生保持他们掌握的技能，并通过参与课程的方式来加强其他可能发生的积极改变。强化课程旨在回顾已经包含在强壮孩子课程单元中的技能和策略。对社会与情绪学习干预的研究表明，在完成干预后的几周到几个月，增加一个强化或复习课程可能有助于加强干预带来的积极变化，并有助于在一段时间内保持这些积极变化。使用这个可选的强化课程没有明确的时间规定，但我们发现，当教师或团体领导者在最后的常规课程结束后的 1～4 个月的时间里使用它会有比较好的结果。

对那些想在学校环境或类似环境实施社会与情绪学习课程的

教师或心理健康专业人士来说,强壮孩子课程只是其中一个不错的选择。有人建议,在这种情况下,社会与情绪学习课程的潜在用户应仔细审查可用的程序,考虑可用性、已证明的有效性、与环境中现有课程的适配性、社会有效性,以及与将成为该课程的接受者(即特定学生)的情况匹配性。有兴趣考虑进一步使用强壮孩子课程的读者,可参阅表 4-2。表 4-2 包括四个基本课程的清单、出版商联系信息和强壮孩子官方网站($http://strongkids.uoregon.edu$),该网站包括更多课程信息,以及免费下载的评估工具,可以用来帮助评估课程的有效性。另外,第六章的图 6-1 和图 6-3 以及第七章的图 7-2 包含了强壮孩子:三年级到五年级使用的一些补充示例(工作表和讲义)。

表 4-2　出版商联系信息和强壮孩子课程的相关资源

强壮孩子课程
强壮开端:幼儿园到二年级
强壮孩子:三年级到五年级
强壮孩子:六年级到八年级
强壮青少年:九年级到十二年级
出版商联系信息
Paul H. Bookes Publishing Company
P.O. Box 10624
Baltimore，MD 21285-0624
电话:800-638-3775
网址:$www.brookespublishing.com$
强壮孩子官方网站
$http://strongkids.uoregon.edu$

在学校使用社会与情绪学习课程的实用建议

在一群学生中教授或领导社会与情绪学习，不仅需要有效的课程。即使是脚本化且很容易使用的课程也需要提前准备以达到最佳效果。本节为实施社会与情绪学习课程提供了切实可行的建议，不论是实施强壮孩子课程还是其他课程。这些建议基于作者、贡献者和现场实验合作伙伴在发展和完善强壮孩子时的广泛经验，我们发现这些举措对于成功实施一个结构化的社会与情绪学习课程非常重要。

提前准备材料和设备

对于强壮孩子和许多其他社会与情绪学习课程，教师和团体领导者会使用投影仪、幻灯片、复印机、粉笔或标记板等设备，在某些情况下，还可以使用图表纸。许多社会与情绪学习课程提供了幻灯片的模板。虽然不要求你使用幻灯片，但它们会让备课变得更容易，也能帮助你把关键概念传授给学生。许多社会与情绪学习课程还包括为学生提供课堂讲义或工作表的可复制模板。在实施强壮孩子课程的过程中，我们也发现，对学生来说，有专门放置讲义、工作表、笔记等的文件夹或活页夹是很有帮助的。这样的做法有助于使课程教学井然有序，并在学生学习课程的过程中提供帮助。

适应独特需求

许多强壮孩子课程都鼓励教师或团体领导者创建与某个主题相关的情境。这一做法也适用于其他社会与情绪学习课程，而不仅仅是强壮孩子。为了促进和鼓励学生的参与，请考虑最能反映你所在班级的学生的兴趣、能力和理解水平的情况。你可以选择使用与你的课堂或学校相关的现状，甚至是全球时事来阐明这些概念。这些课程单元提供的情景将被视为例子，可以大幅度修改以满足学生的独特需求。为学生的独特需求作出适当调整，不仅能使课程的教授更加顺利，而且有助于推广和维持新技能。

提供规划表

在课程开始之前，以项目符号或流程图格式简要列出课程规划，形成可以引导学生的视觉参考资料，这可能对课程教学有所帮助。在这种情况下，课程包含的主题大纲可能有用，个别课程的日程安排也可能有用。黑板或挂图可能有助于制定规划。

陈述期望的行为和制定简单规则

由于强壮孩子及其他社会与情绪学习项目的课程性质，学生或团体成员的行为期望必须非常明确。一些课程围绕敏感问题展开，应该抓住每个机会，为适当的行为提供指导和后续强化。学生应该自由地分享他们对目标话题的信念和感受，但不应该迫于压力去揭露任何让他们感到不舒服的事情。在教学和示例之前，以及在每节课的实操之前，你都应该说明期望的行为。在某些情况下，你可能需要频繁地教导和强化期望的行为。

作为促进学校和相关环境中适当行为的一般建议，我鼓励教师和团体领导者为适当的行为制定和教授一些简单的规则。应该积极地陈述规则，这意味着告诉学生期望他们做什么而不是避免什么。例如,尊重你的同学是一个积极的规则,而不发生冲突是一个消极的规则,因为它没有告诉学生具体应该做什么。规则应该简单,而且应该适合所教授的儿童的发展水平。此外,规则的数量应该保持最小值。通常,规则不需要超过 5 条。教师和团体领导者会发现,更有效掌握规则的方法是向学生传授规则,然后寻找机会通过提醒、示例等方式频繁强化规则。

平稳过渡计划

时间是教室或诊所里最宝贵的商品之一。在一个简短的社会与情绪学习课程中,比如强壮孩子,时间是特别重要的。为了充分利用有限的时间来教授课程,应该在上课前和上课期间明智地利用过渡时间。建议你准备并安排好所有的材料,以便分发给学生。在你开始上课之前,确保设备是正常工作的。在过渡之前和过渡期间作出明确的说明。如果有可能,对任何可能的行为困难进行预矫正。

提前作好物理安排

对于大多数社会与情绪学习课程,学生必须能看清团体领导者。对较小的团体来说,面对面或马蹄形(horseshoe shape)的座位适合这种类型的学习。可以把学生预先分成两组或三组,因为某些课程的应用部分也要求对学生分组。这种策略不仅可以节省时间,而且能控制哪些学生将与谁配对。通过移动、音高和语调来提升学生的兴趣,从而增加学生的积极参与。不幸的是,我观察到一些教师逐字逐句和概念对概念地执行强壮孩子教学,并没有让他们的学生从中有最大的收获，因为他们的课程是单调、乏味的。此外，我观察到一些教师在实施强壮孩子课程的过程中，能够完全吸引学生的注意力和激发学生的热情，因为他们使用了一种非常吸引人的、有趣的交流方式。

为不同的学习者调整课程

几乎在美国每个地区，由于来自国外的移民以及某些种族、族裔和语言群体的出生率高于其他群体，学校学生的文化和语言多样性正在迅速提升。因为很多社会与情绪方面的知识和技能主要是文化层面的传播，所以当你准备实施强壮孩子或其他社会与情绪学习课程时，考虑学生的文化和语言多样性至关重要。我建议你评估课程，并询问自己在课程中呈现的语言、范例和情境是否适合特定群体。大多数社会与情绪学习课程都要教授社会与情绪学习的重要思想，并提供一系列通常有用的教学策略。然而，即使是最深思熟虑和敏感的课程也不可能对所有文化或语言群体的学习者有同样的帮助。你应该感觉自己有能力调整语言、范例和课程任务，使其与学生产生最佳共鸣。强壮孩子课程手册包括一部分详细的描述，内容是为文化和语言多样性的学习者调整课程，你可能会发现这些信息对你使用强壮孩子以及其他社会与情绪学习课程都有帮助。此外，美国心理学会《为种族、语言和文化多样性人群提供心理服务的指南》可能有助于你考虑如何为文化和语言多样性的学生使用社会与情绪学习课程进行适当的准备，以及课程调整。

使用有效的教学策略

大多数社会与情绪学习课程都是脚本化或半脚本化的，或者至少提供一个通用的大纲供教师或团体领导者使用。这种组织层次是可取的，但它不能取代有效教学策略的使用。为此，我强烈建议，任何教授强壮孩子或其他社会与情绪学习课程的人都要认真考虑并实施以下策略，这些策略反映了有效教学的坚实基础。

- 一定要让学生大致了解每节课的目的。解释每周（或尽可能频繁地）将教授不同的主题／单元，因为学生可能会期望延续某个主题，而不是每节课都有新主题。

- 确保你已经充分回顾之前的课程，并在可能的情况下整合概念。

- 介绍或重新介绍一个行为管理技术，例如代币经济或使用基本的表扬策略，以加强这个单元实施期间的亲社会行为。提醒学生遵守学校和课堂规则以及与此课程相关的规则。

- 强化任何在教学场景内外你可能观察到的目标技能。确保父母、教师、管理人员和其他工作人员都知道你教授的技能，因为你的学生需要在不同场景中频繁地反馈信息，以使他们的技能保持长久和应用普遍。

- 给学生布置家庭作业时，你可能会发现，在全班或小组中至少完成一个例子，可以帮助他们理解作业安排并完成作业。

- 如果你正在向一个小团体（即"拉出"团体）而不是整个班级

教授课程，我们建议你在小团体教学开始后不再添加新学生。我们发现，新学生加入该小团体后，可能会对小团体的进程产生干扰，并可能导致培训流程减慢，削弱小团体成员参与的意愿。

- 寻找机会使用迁移训练（transfer training），以促进通过社会与情绪学习课程学习到的技能在不同环境中的迁移，并帮助学生在一段时间内保持他们学到的知识。在这方面可能特别有用的三个领域包括：在学习预期的技能时纠正错误提示，提醒学生正在学习的概念，以及强化学生展示课程中介绍和教授的技能。

表 4-3 概述了在学校中使用社会与情绪学习课程的八条普遍实用的建议，以便快速参考。这些建议可能在各种教学情况下都有用，而不仅仅是和社会与情绪学习相关的情况。

表 4-3　快速参考：在学校中使用社会与
情绪学习课程的实用建议

提前准备材料和设备
适应独特需求
提供规划表
陈述期望的行为和制定简单规则
平稳过渡计划
提前作好物理安排
为不同的学习者调整课程
使用有效的教学策略

总结性评述

促进心理健康的社会与情绪学习方法非常适合抑郁、焦虑和其他内化问题的预防和早期干预。事实上，大多数针对内化问题的干预技术都极易融入社会与情绪学习项目。社会与情绪学习跟活动和干预技术的简单组合略有不同，因为使用社会与情绪学习方法的项目通常会尝试以综合的和有凝聚力的方式实施，避免常见的碎片化和缺乏跟进。在过去的十年里，人们对社会与情绪学习的认识有所提升，因为这一方法已经得到完善，在这一时间段内开发、研究并发表了一些有前景的和被证实有效的社会与情绪学习项目。一个综合的社会与情绪学习项目就是强壮孩子课程，它包含四门课程，适合 K－12 年级范围内四个普遍的发展阶段。和其他一些社会与情绪学习项目一样，强壮孩子为在学校课堂环境以及相关环境中促进心理健康提供了综合的基础。这些半脚本化的课程设计的目的在于方便使用、具有社会效果、节约时间和资源，并可由课堂教师、其他教育工作者以及各种心理健康专家来实施。本章提出的提高社会与情绪学习项目实施有效性的建议，源自我的强壮孩子经验，但并不局限于该课程。其他结构化的社会与情绪学习项目的用户可能会通过关注这些策略来提升他们的干预效果，这些策略包括从提前准备材料到调整课程，以便更好地满足文化和语言多样性学生的需求。

第五章

抑郁的综合干预方案

引言

前一章详述了促进心理健康的社会与情绪学习方法，以及对内化问题的预防和早期干预。当从促进健康上升到治疗严重问题层面，特定的干预技术，诸如认知疗法、行为干预、项目方案、情绪教育以及其他方法（这些将在第六到第八章详述），均可用作对儿童和青少年抑郁的个体干预，通常会有很好的效果。然而，研究者发现，治疗儿童和青少年抑郁最有效的干预手段是综合干预方案，尤其是那些聚焦于认知和行为相结合的方法（如Lewinsohn，Clarke，Rohde，Hops，& Seeley，1996；Harrington，1993；Kaslow，Morris，& Rehm，1998；Reynolds，1992；Seeley et al.，2002；Stark，1990）。因此，随着这一领域的工作进展，使用综合认知行为治疗方案得到越来越多的关注，已经成为治疗儿童和青少年抑郁的最有效、最系统的潜在手段。虽然这种类型的方案的开发和实际测试相对较少，从业者依旧可以使用一些版本的治疗手册。本章介绍了当前可用的综合干预方案中四种著名的、精心设计且易于操作的方案。这些都是模拟方案，可以被看作目前最高水平的可用方案。前两种方案明确以认知行为理论和技术为基础，后两种不是，但也包括很多认知行为要素。针对有关这些方案的讨论，我们也提出了一些实施抑郁的综合治疗方案的普遍问题。此外，我们还推荐了最常见或包含最基本的认知行为要素的干预方案的改编版，以便在没有足够时间应用这四种模拟方案的情况下使用。

四种综合干预方案

尽管已经有文献介绍了儿童和青少年抑郁的一些综合治疗方案，但这些方案几乎都没有得到充分研究和现场测试。在这些方案中，能供从业者使用的已经发展和细化到提供明确指导、活动计划、学生工作表或评估工具的治疗手册更少。本节简要说明和评价符合这些标准的四种最佳综合干预方案。青少年应对抑郁课程（Adolescent Coping with Depression Course，CWD-A；Clarke，Lewinsohn，& Hops，1990）、行动方案（Taking ACTION Program，ACTION；Stark & Kendall，1996）、儿童抑郁的家庭人际治疗（Interpersonal Family Therapy for Childhood Depression，IFT；Schwartz，Kaslow，Racusin，& Carton，1998），以及青少年抑郁的人际心理治疗（Interpersonal Psychotherapy for Adolescents with Depression，IPT-A；Mufson，Dorta，Moreau，& Weissman，2004；Mufson et al.，1996；Mufson，Moreau，Weissman，&

Klerman，1993)，这四种方案各有其独特性，但它们有一个共性，即都是综合而广泛的干预方案，包括对认知和行为治疗方法的实质性关注。前两种方案是综合认知行为治疗方案，主要应用于学生群体或学生个体，还包括一些父母和家庭参与的部分。相比之下，儿童抑郁的家庭人际治疗主要用于抑郁的儿童和青少年及其家庭，青少年抑郁的人际心理治疗也包括广泛的家庭参与。比较这四种方案的目的不是要确定哪种方案是"最好的"，而是要说明每种方案都有怎样独特的关注点和组成成分，使其成为特定情况下的最佳选择。

青少年应对抑郁课程

目的：在小团体中治疗抑郁的综合认知行为方案。使用心理教育类方案来教授克服抑郁的基本技能，包括 16 次每次 2 个小时的课程和附加的团体成员父母的课程。

发展水平：主要适用于 14～18 岁的青少年，也可用于有足够认知成熟度参与课程的年龄较小的青少年和年长儿童。

青少年应对抑郁课程(Clarke et al.，1990)是一个精心研究的心理教育方案，旨在教授 14～18 岁的青少年克服抑郁的基本技能。已有令人印象深刻的研究结果支持青少年应对抑郁课程兼具治疗和预防的有效性(例如 Lewinsohn et al.，1996)。青少年应对抑郁课程的实施程序类似于课堂教学，建议团体规模为 4～8 名学生。研究者建议在课堂环境中实施青少年应对抑郁课程方案，将其作为一种心理教育干预，因为他们认为相比传统的心理治疗，此

类干预对青少年参与者的负面影响更小。青少年应对抑郁课程的
具体目标、宗旨和活动是基于认知疗法、行为干预、情绪教育、放松
和沟通训练的原则和技术的结合。

大多数对抑郁的认知、情感和行为干预(包括本书涵盖的大部
分内容)为干预目标和活动提供了一套基本原则,但并不要求遵循
具体程序。不同的是,青少年应对抑郁课程的活动是高度结构化
的。实际上,青少年应对抑郁课程的领导者手册是脚本化的,这意
味着团体领导者需要按照非常具体的顺序向参与者阅读或仔细解
释既定的指导语。这种精心编排的方案的优点是,每个细节都是
事先精心策划的,可能会提高治疗的精确度。当然,缺点在于一些
从业者可能认为这种精心策划的干预不够灵活,过于死板等。显
然,使用脚本化干预还是使用一般干预的原则和目标来指导治疗
需要作一些权衡,但使用青少年应对抑郁课程的主要优势在于,它
在每个方面都非常详细,而且是真正的综合干预方案。

青少年应对抑郁课程被设计成一套精心排序的 16 次课程,每
次 2 小时。表 5-1 介绍了 16 次课程的大致内容。每节课都包括
团体领导者的直接指导,模拟示范和新技能实践,帮助熟练掌握所
学技能的个人作业,以及旨在将干预成果推广到课堂环境之外的
家庭作业或家庭实践活动。完整的青少年应对抑郁课程包括一个
综合的脚本化的领导者手册,一个含有范例、活动和家庭作业的学
生练习册,一个与学生练习册类似但更简短的父母练习册,它用于
三种可选择的但被极力推荐的亲子课程。

表 5-1　青少年应对抑郁课程的团体干预基本概要

课　程	标　题　和　内　容
1	抑郁和社会学习
2	自我观察和改变
3	减少焦虑
4	学习如何改变
5	改变你的思维
6	积极思考的力量
7	非理性思考的争论
8	放松
9	沟通,第 1 部分
10	沟通,第 2 部分
11	协商和问题解决,第 1 部分
12	协商和问题解决,第 2 部分
13	协商和问题解决,第 3 部分
14	协商和问题解决,第 4 部分
15	生活目标
16	预防、规划和结束

　　青少年应对抑郁课程既适用于 14～18 岁的 4～8 人的青少年团体,也适用于个体。与小团体相比,用于个体的青少年应对抑郁

课程需要对用于成对青少年的大量角色扮演练习进行修改,而从业者/顾问需要担任配对青少年的角色。青少年应对抑郁课程也可以进行其他修改,例如,研究者指出,青少年应对抑郁课程可以作为高中健康课程或生活技能课程,以及在精神病院或精神科的日间治疗场景中使用。

另一种可能的修改是,选择并只使用特定的干预课程或模块,而不使用全部16次、每次2小时的课程。若用于初中或高中阶段的抑郁学生,大多数情况下这种修改可能是至关重要的。那些在普通学校环境中工作的从业者几乎没有足够的时间进行每次2小时的干预,或者连续16次的干预。青少年应对抑郁课程可以大幅度修改,以适应学校环境中可能出现的时间限制。当然,目前尚不清楚对这种方案的重大修改是否会降低其有效性,并且没有明确的理由说明,为什么一个缩短的但认真实施的青少年应对抑郁课程版本不能给抑郁的学生带来一些好处,不仅减少当前的症状,而且预防抑郁发作或降低未来抑郁发作的严重程度。

综上所述,青少年应对抑郁课程是一种用于帮助抑郁的青少年的高度结构化的教学(心理教育)方法。在精心编排的课程计划中,心理教育方法特别适合在学校环境中使用。虽然课程长度和时间的要求可能会使它难以在学校环境中实施,但它是一种模拟方案,值得学校从业者考虑。

行动方案

目的:一种治疗抑郁的团体和个体综合认知行为方案,包括

30 次(每次 1 小时)课程的概要和目标。

发展水平：适用于年龄范围宽泛的儿童和青少年，大概从小学中年级(9～10 岁)到青少年晚期。

行动方案是治疗抑郁儿童和青少年的一种特别全面、详细和结构清晰的干预程序。由斯塔克和肯德尔(Stark & Kendall，1996)开发，斯塔克等人(Stark，Swearer，Kurowski，Sommer，& Bowen，1996)详细介绍过行动方案。和青少年应对抑郁课程类似，行动方案也是一种综合干预方案，不仅包括认知行为方面的因素，而且包括情绪教育、放松训练、社会技能训练和问题解决训练。青少年应对抑郁课程与行动方案的另一个相似之处是，学生工作表或练习手册的实用性(Stark et al.，1996)。此外，和青少年应对抑郁课程一样，行动方案是建立在实证研究基础上的治疗技术，是研究者在多年的项目研究基础上开发和发展起来的。行动方案有一个可用的训练视频。

除了相似之处，行动方案也有一些不同于青少年应对抑郁课程的方面。青少年应对抑郁课程是专门为 14～18 岁的青少年设计的，行动方案并没有规定一个严格的年龄范围，适用于年龄范围更宽泛的青少年和拥有足够认知成熟度的年长儿童。与脚本化和高度结构化的青少年应对抑郁课程治疗手册不同，行动方案治疗手册提供了详细的材料、活动和目标清单，但不包括供从业者参考的明确的言语脚本。与青少年应对抑郁课程类似，行动方案也针对父母和家庭实施必要的干预，但可能会在这方面给予更多关注。

虽然青少年应对抑郁课程适用于青少年个体,但行动方案使得青少年应对抑郁课程这种聚焦于个体的治疗成为方案中更具体的一部分:

> 实施行动方案的经验促使版本的修改。最初,干预仅仅以团体的方式进行。目前,则结合个体和团体治疗来教授青少年认知、行为和情感的应对技巧。在试点工作中,由于各种原因,双重的干预方式似乎更有效。由于抑郁的青少年极易受干扰,对他们进行治疗格外困难。在个体会谈中,青少年和治疗师之间关系的发展,可以影响青少年参与治疗和遵守治疗规则,其中包括治疗性的家庭作业。相比之下,团体可能需要更长的时间来培养凝聚力和推动治疗依从性的需求特征。因此,在团体开始发展认同和激励属性前,青少年与个体发展的关系可以作为一个激励的桥梁。(Stark et al.,1996,p.210)

简而言之,行动方案基于这样一种假设,即从业者单独与团体成员,特别是干预早期阶段的团体成员一起工作是值得期待的。然而,团体干预的形式又被看作是至关重要的,因为社会学习和社会支持为团体所特有。在这个方案中,决定多长时间见一次面和什么时候见面,哪些技能应该单独处理,均由从业者来作出判断,而不是干预设计中预先确定的部分。

表5-2简要概述了行动方案30次课程的主题和活动。每次

课程大概在 1 小时内完成。在完整实施干预课程所需的总时间上，30 次课程的行动方案与 16 次课程的青少年应对抑郁课程方案相似。青少年应对抑郁课程选择一节课持续更长时间，行动方案涵盖了许多或大多数与青少年应对抑郁课程相同的主题，却将课程分解为更小的部分。与青少年应对抑郁课程一样，行动方案也可以根据从业者和学生的具体需求加以修改。表 5-2 并没有列出行动方案中的父母培训部分，但认识到与父母合作，以及在某些情况下与其他家庭成员合作，通常是行动方案极其重要的一个方面。

表 5-2　抑郁青少年行动方案的基本概要

课程	内　　容
1	介绍，建立适当的预期
2	情绪教育，建立团体内的激励机制，自我监控愉快的情绪
3	情绪教育，介绍应对取向，自我监控愉快的情绪
4	情绪教育，扩展应对取向，愉快事件安排，自我监控愉快的情绪
5	情绪教育，介绍问题解决，自我监控愉快的情绪
6	情绪教育，愉快事件安排，自我监控愉快的情绪，问题解决游戏
7	情绪教育，愉快事件安排，问题解决游戏
8	情绪教育，问题解决在情绪障碍中的应用
9	问题解决在情绪障碍中的应用，补全性的问题解决活动（missing solution activity）

课程	内　　　容
10	介绍放松方法,练习和情绪
11	问题解决在人际问题中的应用,愉快事件安排,把放松作为一种应对策略
12	问题解决在人际问题中的应用,实施解决方案的自我评价,把放松作为一种应对策略
13	自发使用问题解决,放松和问题解决
14	介绍认知重组,识别抑郁的想法
15	练习捕捉消极思想,认知重组
16	提高对认知重组的理解,练习捕捉消极思想,证据是什么,当消极思想符合事实时该怎么办
17	替代性解释
18	替代性解释,识别消极预期,介绍如果……,将会怎样
19	如果……,将会怎样
20	回顾认知重组过程,自信心训练,形成并演练应对表述
21	积极自信,形成应对表述
22	自信心训练,形成应对表述
23	确认个人标准,介绍自我评估训练,确定个人改善领域
24	设定自我改善目标
25～28	自我评估训练,着力于自我改善
29～30	结束课程,概括方案

行动方案中父母培训内容的主要目标包括，教他们使用积极行为管理和互动策略，学会识别和避免使用强制的养育策略，训练与孩子有效沟通，以及实践积极的、有趣的、经济的家庭活动方案。

行动方案是一套典型的综合干预程序，简便易行，具有实证基础。行动方案手册包括各种有趣的活动和工具，学生部分的方案材料参与度高、实用性强。行动方案也相当灵活，例如，如果不能完成30次治疗课程，从业者可以很容易地修改方案内容，侧重于那些被认为是最重要的问题和技能。虽然行动方案主要对普通学校环境中的抑郁学生进行现场实验干预，但它也可用于不同的环境（比如，住院治疗中心、日间治疗项目和独立的特殊教育环境）。和青少年应对抑郁课程一样，行动方案似乎也可以用作班级性（或全校性）的预防方案，或作为高中健康课程心理健康单元的一部分。

儿童抑郁的家庭人际治疗：以家庭为中心的综合干预方案

目的：为治疗儿童和青少年抑郁提供一种以家庭为中心的综合干预方案。干预主要针对整个家庭，而且在16次干预课程中应用了各种认知、行为和人际元素。

发展水平：可供中小学生家庭使用。

儿童抑郁的家庭人际治疗是治疗儿童和青少年抑郁的另一种综合干预方案，与青少年应对抑郁课程和行动方案相比有明显不同的关注点。赫林和卡斯洛（Herring & Kaslow，2002）以及施瓦茨等人（Schwartz et al.，1998）已经详细介绍过该方案。儿童抑郁的家庭人际治疗区别于青少年应对抑郁课程和行动方案的方面主要涉及，干预的家庭参与程度或是否聚焦于家庭。青少年应对抑郁课程和行动方案主要聚焦于年长儿童和青少年的团体治疗，父母和家庭参与只是作为方案的一个可选择的附加成分，儿童抑郁的家庭人际治疗则明确其目标就是，在家庭环境中治疗抑郁儿童和青少年。

将抑郁儿童的治疗聚焦于家庭而不是个体，是有大量证据支持的，这些证据表明，家庭环境对儿童抑郁有非常重要的影响。施瓦茨等人（Schwartz et al.，1998）回顾了一系列研究，证明在诸如遗传因素、家庭结构、家庭互动过程、父母抑郁或其他形式的父母精神病理学等不同领域，儿童抑郁均与家庭有关。特别是，儿童抑郁的家庭人际治疗的发展源于这些证据，即适应不良的亲子关系和家庭互动过程与情绪障碍和其他形式的儿童适应不良之间关系的证据。

虽然儿童抑郁的家庭人际治疗与人际关系疗法有一些相似之处，而且部分是在抑郁青少年人际治疗的相同前提的基础上发展起来的（本章下一节将详细介绍），但它显然超越了人际治疗的方法界限。儿童抑郁的家庭人际治疗的课程目标和任务的分解见表5－3。快速浏览表5－3中的信息，就会发现很多治疗目标、活动与之前介绍的两种综合方案在本质上是相似的。

例如，儿童抑郁的家庭人际治疗被设计用于抑郁的心理教育，导致抑郁的相关认知因素培训，促进积极活动的行为改变策略，

表 5-3　儿童抑郁的家庭人际治疗课程、目标和任务介绍

课程	名　称	目　标　和　任　务
1～2	加入和评估	与每个家庭成员发展"工作联盟"（治疗关系）；综合评估抑郁的儿童及其家庭成员
3	反馈和处理	确定是否需要额外的治疗资源；确定家庭治疗是否为选择性干预；向家庭提供评估反馈；关于抑郁的教育
4	心理症状	传授缓解抑郁症状的策略；确定抑郁反应的起因和有关应对方法的教育；重新界定儿童的心理症状，以反映家庭而非个体功能失调
5～6	认知功能	关于抑郁的认知因素的教育（消极的认知三角，归因再训练，认知扭曲）聚焦于识别抑郁认知模式；挑战有问题的儿童和家庭的抑郁认知模式
7～8	情感功能	教家庭成员标记和表述愉快和不愉快的情绪或情感状态；关于调节情绪的适应性策略的教育
9～10	人际功能	提升家庭内部的人际问题解决技能和积极的人际沟通；协助儿童发展社交关系技能；促进和同伴一起参加愉快的活动
11	适应行为	训练适合年龄的适应行为；用"我"而不是"你"的陈述来关注家庭成员；帮助孩子提升适当的日常生活技能
12～13	家庭功能	识别功能失调的家庭互动模式；促进家庭系统结构的改变
14～16	回顾、总结和追踪评估	回顾前几次课程的目标和知识，解答疑难；评估进展；处理结束问题

情绪教育，问题解决和沟通训练，以及应对抑郁症状的基本认知行为方法。不同于青少年应对抑郁课程和行动方案，儿童抑郁的家庭人际治疗主要强调对整个家庭的治疗，以及识别和改变不良的家庭互动模式。

虽然关于儿童抑郁的家庭人际治疗的初步实验证据是鼓舞人心的，但该方案主要从已有的针对成人的治疗方案改编而来，目前对该方案的研究支持不如本章之前强调的其他两种综合干预方案那么多。正如施瓦茨等人（Schwartz et al.，1998）所指出的，儿童抑郁的家庭人际治疗应该被视为"正在进行的工作"（p.143），需要对该方案进行更多细化和验证。然而，儿童抑郁的家庭人际治疗以可靠原则为基础，表达清晰，有鲜明的家庭中心治疗的独特性。随着学校从业者越来越多地在学校环境中进入提供社区综合心理健康和社会服务的领域，儿童抑郁的家庭人际治疗等干预方案可能会提供抑郁治疗与家庭和父母参与的联系，而传统的学校干预往往缺少这种联系。然而，学校从业者也应该意识到，让父母和家庭高度参与是有困难的，特别是让功能严重失调的家庭参与。在行动方案的研究和发展过程中，斯塔克等人（Stark et al.，1996）就这一问题发表评论：

　　根据我们的经验，在青少年治疗中要想达到父母和家庭参与的理想水平是很困难的。事实上，当我们进行基于学校的研究时，幸运的是有父母每月一次参加治疗会面。他们经常忙于多个工作或有其他任务而不能参加。与此相关的是，父母和其他家庭成员的心理健康会限制干预产生的影响。在某些情况下，父母非常不安，也需要接受密集的治疗。在其他情况下，可能会在治疗后期发现父母存在物质滥用问题，父母可能会否认问题或拒绝治疗，从而破坏干预的整体效果。（p.234）

在对儿童抑郁的家庭人际治疗的描述中，施瓦茨等人（Schwartz et al.，1998）并没有明确指出，在学校环境中治疗抑郁学生时引导父母和其他家庭成员参与治疗的难度，但这个问题对学校从业者来说如此显而易见，也就不言而喻了。尽管存在潜在的困难，但对抑郁儿童和青少年来说，像儿童抑郁的家庭人际治疗这样以家庭为基础的干预似乎具有巨大的潜力。"鉴于家庭在儿童和青少年生活中的主导地位，人们越来越相信功能失调的家庭互动模式与儿童和青少年抑郁的联系，以及已证实的家庭治疗对儿童障碍的疗效，家庭治疗可能被证明是许多抑郁儿童和青少年的治疗选择。"（Schwartz et al.，1998，p.143）

青少年抑郁的人际心理治疗

目的：一种旨在减轻抑郁症状并改善人际功能的综合干预方案。

发展水平：智力中等或较高水平的青少年。

人际心理治疗最初是在 20 世纪 60 年代后期作为一种治疗成

人抑郁的简易心理疗法发展起来的。20世纪70年代和80年代，有几项研究证明了它的有效性。这种独特的治疗方法并不十分契合心理动力学、行为或认知理论和治疗技术的传统边界。人际心理治疗的两个基本目标是：减少抑郁症状和改善人际功能。人际心理治疗聚焦于人际关系，使其在治疗抑郁的各种方法中有一定的独特之处。虽然人际心理治疗并没有提出关于抑郁的病因或发展的具体理论，但它建立在抑郁通常具有人际关系成分这一假设的基础上。也就是说，抑郁发生在重要的关系中。因此，人际心理治疗的重点是强调当前出现的人际关系问题。

近年来，人际心理治疗已被穆夫森和同事（如 Mufson et al.，1993，1996，2004）改编用于青少年。这种改编版本的人际心理治疗称为青少年抑郁的人际心理治疗或 IPT-A。这种聚焦于青少年的人际心理治疗版本在关注点、目标和一般方法方面类似于之前聚焦于成人的人际心理治疗。然而，青少年抑郁的人际心理治疗在某种程度上不同于人际心理治疗，因为它关注与青少年发展相关的具体问题，诸如与父母和同伴的关系、在学校的社交问题，以及与教师的关系。与人际心理治疗不同的是，青少年抑郁的人际心理治疗的重点是与父母一起，在某些情况下甚至是与整个家庭一起，而且相对简短和结构化。可供使用的权威青少年抑郁的人际心理治疗手册是穆夫森和同事（Mufson et al.，1993，2004）的优秀著作，它提供了对人际心理治疗的详细讨论，说明了抑郁在青少年中如何表现，涵盖具体的治疗阶段和步骤，也提出了治疗抑郁青少年的一些独特挑战，例如保密、学校问题、物质滥用、性侵、性行为等。因为青少年抑郁的人际心理治疗要求患者有一定的人际和个人内部洞察力，所以它被设计用于平均或更高智力水平的非精神疾病的青少年。

根据详细的治疗手册和其他来源（Mufson et al.，1993，1996，2004），青少年抑郁的人际心理治疗被设计为持续 12 周、每周 1 次的个体治疗课程。如果需要可以安排额外的课程，比如出现了危急情况。青少年抑郁的人际心理治疗包括三个治疗阶段。初始阶段，第 1～4 节课，重点关注抑郁症状，确定问题领域，并在制定治疗协议的过程中结束。在青少年抑郁的人际心理治疗的初始阶段必须完成的六个具体任务详见表 5-4。初始阶段的一个有趣的方面在于，鼓励青少年想象自己"进入治疗"并被赋予限定的"病态"角色。为了开展有关抑郁的教育，以及了解如何在孩子正接受治疗时适当地给予支持，需要引导父母参与一些课程。

表 5-4　青少年抑郁的人际心理治疗的阶段及主要任务

初始阶段（第 1～4 节课）
- 进行诊断评估并评估可能需要的药物治疗
- 评估社会和家庭关系的类型和性质，与抑郁的关联
- 确定问题领域
- 解释治疗的基本原理和目的
- 与青少年制定治疗协议
- 解释青少年在治疗中的角色

续　表

中间阶段(第5～8节课)
- 直接在一个或两个问题领域工作
- 治疗师鼓励患者"带着他们的情感"参加课程,监控抑郁症状,继续与家庭一起工作来支持治疗
- 可能的技术:探究性提问、情感鼓励、连接情感事件、澄清冲突、沟通分析、角色扮演
- 治疗师给青少年患者提供持续的反馈
- 治疗焦点逐渐转移到课程之外的人际关系上
- 关于抑郁和人际功能的继续教育

结束阶段(第9～12节课)
- 青少年开始"放弃"与治疗师的关系
- 青少年建立了处理未来问题的能力感
- 规划未来可能复发的症状
- 讨论结束话题
- 如果需要,规划额外的治疗
- 与整个家庭的最后会面有一定意义

中间阶段为第5～8节课,把一两个领域作为治疗的焦点目标。继续进行有关抑郁和人际关系的教育。虽然这一阶段的四次课程并没有被分解成一系列任务或步骤,但仍有一些普遍的指导原则需要考虑。首先,鼓励青少年"带着他们的情感"参加课程。换句话说,在将情感与涉及重要人际关系的情境联系起来的过程中直接处理情感。在中间阶段结束时,治疗焦点逐渐转移到课程之外的人际关系上。从业者可以在治疗的中间阶段使用各种技术,如角色扮演、探究性提问、情感鼓励、澄清冲突等。

青少年抑郁的人际心理治疗的最后阶段称为结束阶段,包括第9～12节课。在这四次课程中,明确讨论结束的问题。在这方

面，学生在处理未来问题时要建立一种能力感，并开始"放弃"他/她与治疗师的关系。继续进行有关抑郁和人际关系的心理教育，以及规划未来可能复发的症状。最后的一到两次课程建议包括整个家庭。青少年抑郁的人际心理治疗的三个阶段中，每个阶段的具体任务和技术详见表5－4。

在抑郁的各种干预措施中，青少年抑郁的人际心理治疗是一种独特的治疗方法，它是基于实证研究的治疗技术，而且是一种潜在有用的干预手段。然而，与本书详述的其他干预方法相比，青少年抑郁的人际心理治疗的适用范围更窄。对成熟和有洞察力的青少年来说，它似乎是理想的治疗手段，但不适用于那些年幼或不成熟的儿童，以及缺乏人际和个人内部洞察力，言语协调技能有限的青少年。

哪种方案最好

据我所知，在现有的治疗抑郁儿童和青少年的方案中，本章讨论的四种干预方案都是经过实地测试的最著名和最全面的综合认知行为干预方案。如何获得这些方案的信息见表5－5。每种方案都有自己的特点，潜在使用者应该考虑哪种方案最有可能满足他们的需求，而不是哪种方案"最好"。青少年应对抑郁课程和行动方案有很多相似之处，但也有一些关键的不同，这有助于确定在具体情况下哪种方案最适合使用。如果希望治疗时间更长（2小时），或者团体领导者期待有一个高度结构化的脚本，而且初步治疗的重点是处于教室或类似环境中的小团体青少年,则青少年应对抑郁课程或许是最好的选择。在某些情况下,行动方案可能是最好的选择。例如,需要大量个体咨询或希望加入团体活动,课程需要更短的时间(1 小时),团体领导者希望实施更灵活的干预,以及治疗中的父母教育组成部分需要关注父母的基本行为管理技巧。如果需要且适合家庭参与,那么儿童抑郁的家庭人际治疗或许是更好的选择。在儿童抑郁的家庭人际治疗中,家庭参与不仅是一个选择项,而且是整个治疗的基础,因此需要整个家庭的承诺和一名受过家庭合作训练的团体领导者。当抑郁的原因与人际关系问题明确相关,当工作对象是成熟的有良好洞察力的智力水平较高的学生时,青少年抑郁的人际心理治疗是一个不错的选择。

表 5 - 5　四种综合干预方案治疗手册与练习册的来源

青少年应对抑郁课程
Clark et al. (1990)
Kaiser Permanente Center for Health Research
Website: *www.kpchr.org/public/acwd/acwd.html*

行动方案
Stark & Kendall (1996)
Workbook Publishing, Inc.
208 Llanfair Road
Ardmore, PA 19003
Phone: 610 - 896 - 9797
Fax: 610 - 896 - 1955
Website: *www.workbookpublishing.com*

续　表

儿童抑郁的家庭人际治疗
Dr. Nadine Kaslow
Emory University School of Medicine
Department of Psychiatry and Behavioral Sciences
Grady Health System
80 Butler Street，SE
Atlanta，GA 30335
Phone：404 - 616 - 4757

青少年抑郁的人际心理治疗
Mufson et al. (1993，2004)
Guilford Publications，Inc.
72 Spring Street
New York，NY 10012
Phone：800 - 365 - 7006
Fax：212 - 966 - 6708
Website：*www.guilford.com*

　　可能在某些情况下，这四种综合方案都不是最好的选择。在需要全面的认知行为干预，但没有足够的时间去遵循其中任意一种方案的情况下，从业者可以以适合他们特定需求的方式，使用本书阐述的干预原则和工具简易开发自己的方案。本章下一节对干预方案的基本组成部分提供了指导，交叉引用了各个章节详细说明的技术成分，这些可能在对抑郁的综合干预中是最重要的。另外，我们也介绍了一个推荐的抑郁综合认知行为干预方案的简要版本。

修改或设计自己的抑郁综合治疗方案

　　在学校或其他环境中为抑郁学生实施全面的认知行为治疗方

案,需要的不仅仅是简单地遵循治疗手册或者制定一系列活动和时间表。除了干预计划本身的设计和开发,还有几个需要考虑的实际问题,如选择最合适的治疗方案,确定需要安排多少次课,强调干预方案最重要或最关键的成分,以及处理各种与团体构成有关的问题。本节将对这些实际的操作问题提供一些指导。

方案中哪些成分最重要

回答这个问题的唯一方法是进行实验操作。到目前为止,尚无这样的研究。考虑该问题的一种有用的方式是,确定本章强调的四种方案的共同元素。这些方案可能是最具代表性的,经过仔细研究,目前广泛应用于青少年抑郁的干预,确定它们的共同元素是决定哪些成分是基本或关键要素的一个良好开端。仔细回顾这些方案中的干预成分,就会发现一些元素在四种方案中都很常见。下面列出这些共同元素和技术,以及它们在各章节中的相互参照:

- 发展信任和尊重的治疗关系
- 初步评估问题症状(第三章)
- 关于抑郁的教育(第一章、第二章和第六章)
- 活动安排:监控、记录和提高愉快活动或事件的参与度(第八章)
- 情绪或情感教育:识别和标记愉快和不愉快的情绪,识别可能产生特定情绪的情境,识别想法与情绪之间的关系(第六章和第八章)

- 确认有问题的认知模式：消极的自动想法、认知扭曲、非适应性的归因方式、消极的认知三角（cognitive triad）、非理性思维（第六章和第七章）

- 认知改变策略：挑战消极想法，质疑非理性想法，练习适当的归因，增加对积极想法和事件的关注（第六章和第七章）

- 问题解决、协商或冲突解决训练（第八章）

- 放松训练（第九章）

- 适当的社会技能训练（第八章）

- 有效沟通训练（第八章）

- 对概念、技能和技术的累积性回顾

- 目标设定，复发预防，应对未来问题的规划策略

- 治疗后的评估（第三章）

正如你所看到的，在对抑郁学生的认知行为干预方案中，很多成分可能被认为是关键或必要的。如果你正在开发自己的干预方案，尝试尽可能多地将这 14 个成分结合起来，为每个成分留出适量的时间。另一种选择是，使用表 5-6 推荐的抑郁认知行为干预大纲，这比本章详细描述的四种综合方案所需的时间都要短，但仍然包含这些方案中的共同元素。表 5-6 推荐的这份方案大纲是综合认知行为干预的一些关键要素的浓缩版。针对特定的问题、个体和团体，必要时可以修改内容和具体的技术。据估计，表 5-6 所述的课程每节课大约需要 45 分钟。在推荐的简要干预大纲中，

10次课程中的每一次课程都与本书针对特定组成部分的章节相互参照。

表5-6 推荐的抑郁认知行为干预简短版本大纲

课程	主要内容和活动概述	参考章节
1	介绍和概述 ● 初步筛查 ● 情绪和活动评定(持续每周一次) ● 心理教育:思维和行为如何影响情绪	第二章、第三章、第六章
2	情绪教育 ● 认识情绪的可变性 ● 识别舒适和不舒适的情感 ● 学会恰当表达情感 ● 对情绪状态作出回应	第六章、第八章
3	改变行为 ● 活动安排 ● 目标设定 ● 回顾行为与情绪之间的关系	第六章、第七章、第八章
4	识别和检测非适应性的消极想法 ● 从认知疗法的第二步和第三步中选择练习	第六章
5	识别和质疑非理性想法(理性情绪疗法) ● 理性情绪疗法常见的非理性想法和信念概述 ● 有关"A-B-C"过程的教育 ● 练习识别和质疑非理性想法和信念	第七章
6	归因再训练和学会乐观 ● 自我监测和自我控制训练 ● 练习重新归因 ● 练习习得性乐观技术	第七章

课程	主要内容和活动概述	参考章节
7	放松训练 ● 主动肌肉放松的指导和练习 ● 被动肌肉放松和想象的指导和练习	第九章
8	人际问题解决和冲突解决 ● 有关非适应性问题解决方式的教育 ● 有关适当解决冲突的练习	第八章
9	回顾 ● 回顾、模拟、练习和强化学过的技术 ● 探究团体中最重要或最有疑问的技术和主题	
10	结束和未来规划 ● 自我评估进步 ● 团体领导者反馈 ● 预防复发的计划，必要时转介	第四章、第五章

注：这里推荐的方案大纲是综合认知行为干预方案一些关键要素的简短版本。使用的内容和具体技术可以根据特定的问题、个体和团体进行相应修改。估计上述每节课大约需要 45 分钟。

　　在某些时间和情况下，综合认知行为干预或许是不可能或不必要的，这取决于一些问题，比如对学生治疗的有效性、表现出的症状类型，以及从业者可支配的时间。在这些情况下，最好是简单干预一个方面，例如情绪教育、行为活动契约、认知技术或其他特定部分。

　　这里讨论的治疗大纲和表 5 - 6 的详细内容，与第四章详细介绍的强壮孩子和强壮青少年社会与情绪学习方案在结构上有许多相似之处，这并非巧合。当我和同事一起开发这些方案时，我已经阐明在我的专业方案中不断发现的儿童和青少年抑郁循证治疗的共同元素。我的目标是,在一个通用的心理健康促进课程中确认这些元素。然而,两者有一个重要的区别。和其他通用的社会与情绪学习以及心理健康促进方法一样,强壮孩子和强壮青少年主要针对初级预防和二级预防,或普遍的和有针对性的学生支持水平。这些方案非常简短和有时效。虽然,我们已经发现它们可能只成功应用于有强烈需求的学生,但要想有效实施,必须要求从业者不受脚本化手册的限制,确保学生有适当的支持,有充分的机会练习并将学到的新技能融入生活。

最好的团体组成是什么

我们对抑郁学生进行团体综合干预,但无法明确回答理想的团体组成是什么这个问题,因为它过于依赖环境。毫无疑问,团体通常是此类干预的首选模式,可能是一种潜在的影响改变的强大媒介。"在一个正常运转的团体中,抑郁的儿童感受到安全、接纳、支持和积极反馈,这本身就促进了对社会情境和社会情境中自我消极信念的大量重构。对青少年和青春期前的儿童来说,从同龄人那里听到与治疗师(一个成年人)所说的相同的内容,通常是很有帮助的。"(Stark et al.,1996,p.211)要建立拥有这种氛围的团体可能需要作一些思考。

团体规模

一般来说,一个干预小团体最好由 4～10 名学生组成,4～8

名学生最为理想。少于 4 名学生就没有足够的机会进行模拟和提供反馈，个体的不适感通常也会增加。超过 8 名或 10 名学生则会增加对管理问题的担忧，缺乏实践和反馈的机会。

年龄或年级范围

一般来说，最好只包括两到三个年级范围内的学生。例如，五年级到六年级的学生一个团体，甚至四年级到六年级的学生一个团体都是有意义的，但如果是三年级到六年级的学生这样超过三个年级范围的团体，就会增加学生之间发展差异太大的可能性。在这种情况下，年龄较大的学生可能会因为和年龄较小的学生在一起而感到尴尬，而年龄较小的学生可能无法像年龄较大的学生那样参与复杂的认知或情感活动。

性别组成

干预团体的性别问题很重要，有时也很困难。一般来说，最好把男生和女生都纳入青少年干预团体，因为一个混合的性别团体更接近真实世界，并同时为男生和女生提供实践和反馈的机会（Merrell & Gimpel，1998）。通常情况下，在团体中男生和女生人数应大致相等，以避免一种性别占主导地位。然而，在某些非常特殊的情况下，单一性别的团体更合适。当组建一个新的干预团体时，从业者应该评估他们的具体情况，并作出对学生和治疗过程来说都是最好的性别组成决定。

问题的范围和严重程度

显然，抑郁及与之相关的问题应该是综合认知行为干预团体的主要关注点。但正如所有从业者都知道的那样,学生参与者可能还有其他问题,这是普遍情况而不是特殊情况。例如,一名学生在与抑郁作斗争时,可能也有严重的行为问题和暴力倾向;一名抑郁的学生可能完全被孤立并因为害羞而感到痛苦;一名抑郁的学生可能有严重的物质滥用问题;一名抑郁的学生可能同时有注意缺陷多动障碍或抽动秽语障碍。应该根据临床经验而非实验证据,以及根据问题的范围和严重程度,提出关于团体组成的建议。一般来说,把有各种其他问题的学生纳入团体是可以接受的,只要这个团体继续聚焦于抑郁症状及与之密切相关的问题。如果一个参与者对物质滥用、愤怒控制或其他外化问题有强烈的担忧,那么这个团体最终很可能分散注意力,干预也会变得缺少重点。

多少课程足够了

尽管对抑郁综合认知行为干预的研究越来越多,但充分、有效的治疗次数仍然是一个经验问题。目前,这个问题的答案还不清楚。实施本章讨论的方案,从业者应至少计划 12 次课,甚至多达 30 次课。实施这些方案每次至少需要 1 小时,甚至多达 2 小时。实际上,如果 1 次课的时间少于 1 小时,那么很难达到治疗目标,尽管在学校环境中 45 分钟或 50 分钟是足够和必要的。关于课程次数和每次课程应花多少时间还需要考虑学生的年龄和注意广度,以及他们正在经受的抑郁的严重程度。年龄较小的学生,以及同时有学习问题或注意缺陷多动障碍特征的学生,更短的治疗时间比较合理,而有更严重的抑郁问题的学生需要更长时间才能从干预中获益。典型的治疗方式是每周一次课程，但在某些学校情境中，持续时间较短的每周两次课程可能更有益。

总结性评述

在过去的许多年里，我举办了很多专业培训研讨会，都聚焦于对学校儿童和青少年抑郁、焦虑以及一般内化问题的评估和治疗。参会者来自国内外，大部分是学校心理学家、学校咨询师和学校社会工作者。每次进入工作坊环节，我都不可避免地介绍儿童和青少年抑郁的综合认知行为干预方案，总是非常担心怎样才能把一个多达 16～30 节课，每节课 1～2 小时的综合团体干预方案落到实处。坦率地说，许多学校从业者会嘲笑任何需要如此大量时间投入的心理健康干预方案，他们往往考虑有大量需要处理的事件且时间有限，在学生身上投入这么多时间是完全不现实的。不管专业特长是什么，很多学校从业者都面临着有限的时间和角色限制，这可能导致他们难以实施干预方案。我承认，学校从业者存在时间需求和角色约束这个现实。如果你认为自己处于这种职业状况，并且能保证自己有能力在 3～4 个月的时间内每周一次或两次进行连续的团体干预，那么我将给你一些建议。

首先，考虑在修改时间限制的基础上进行综合认知行为干预的可能性。使用本章提到的方案，或者使用这些方案的共同元素设计你自己的方案（例如，把表 5 - 6 作为大纲），确定切合实际的课程数量，选择特定的技能或专注于你认为对学生最重要的部分。

或者可以考虑使用这些干预类型中更简练的版本，比如强壮孩子或强壮青少年。其次，考虑说服主管或行政管理人员，允许你在实验基础上尝试持续几周进行综合认知行为干预。认真挑选最需要干预的学生，收集可以帮助评估治疗进展和整体效益的数据。设定一个目标去拓展你的角色，这样至少可以在一周的某个早晨或下午进行一次综合干预。尽管我们在干预方面作出了最大努力，但具有强烈社会和情绪需求的学生将始终与我们同在，而且需要我们尽最大的努力和付出最多的关心。对你所在学校的正与抑郁作斗争的很多学生来说，或许你是最有可能给他们提供这种类型的干预并帮助他们的人。如果你不这样做，谁会呢？

第六章

改变想法和信念：抑郁的认知治疗干预

引言

认知疗法已经成为治疗抑郁最常用的方法。与关注外显行为的行为导向的干预不同，认知疗法试图通过识别并改变可能引发抑郁的思维过程和信念来治疗抑郁。认知疗法要求患者或学生完全参与识别和监控自己的想法和信念，既包含适应不良的想法和信念也包含适应良好的想法和信念。此外，认知疗法要求学生具备相当强的内心洞察力和一定程度的抽象思维能力。因此，大多数基于认知理论和技术的干预方法最好用于正常或高功能水平的青少年，在某些情况下也可以用于智力成熟并富有洞察力的年龄较大的儿童（9～12岁）。当评估结果表明目标学生（学生团体）采用了可能导致抑郁的非适应性思维和信念时，并有证据表明该学生（学生团体）有成熟的认知能力、洞察力，以及从这种方案中获益的动机，那么应该考虑将认知疗法和其他认知治疗方法作为一种干预手段。这些信息最好通过访谈和自我报告评估获取，这在第三章已经详细介绍过。例如，如果评估结果表明，学生用过于悲观的方式来看待当前和未来事件，或者他们只关注事物的消极方面，那么认知技术可能是最佳的干预选择。

本章对认知疗法的四个步骤作了基本描述，这四个步骤构成了治疗儿童和青少年抑郁的主要阶段，该方法最初由亚伦·贝克（Aaron Beck）和他的同事开发。很多实用性的练习配有插图，并提供了几种可复制的形式供学生个体或团体使用。除了本章关注的贝克的认知治疗技术，还有其他几种基于认知的干预方法也得以开发，这些方法对治疗抑郁有潜在帮助，其中一些方法将在第七章阐述。

抑郁的认知治疗介绍

抑郁的认知治疗的常用技术主要可以追溯到贝克的工作。他首先提出了一个抑郁综合认知模型（1967 年），并与同事一起开发了一本广泛用于治疗抑郁成人的手册（Beck et al.，1979）。治疗手册的出版促进了认知疗法的广泛实施和修订，以及证明其有效性的研究。这种理解和治疗抑郁的方法对心理治疗的各个领域产生了重大影响。

贝克的抑郁认知疗法后来被修订为青少年使用的版本（Wilkes，Belsher，Rush，Frank，& Associates，1994），此后又进行了修订，年长一些的儿童也可以使用。这种方法最初的前提和技术影响了几乎所有对儿童和青少年的认知及认知行为治疗方案。改编用于儿童和青少年的认知疗法时，有四个需要考虑的主要方面：

- 通常认为，从业者应该接受过儿童和青少年心理治疗的一般方法训练，这样他们才能具备必要的技能和知识，才能与儿童和青少年形成有效的治疗联盟。

- 接受治疗的抑郁学生的父母和家庭也应该被纳入评估和治疗过程，因为一些家庭因素可能会导致抑郁，而且家庭可以为治疗提供潜在的帮助。

- 重点是要考虑聚焦于学生的认知发展水平。已经达到皮亚杰所说的认知发展的形式运算阶段的青少年，对抑郁和治疗的反应可能仍然不同于成年人；处于皮亚杰所说的具体运算阶段的儿童和青少年肯定有与成年人不同的反应，必须以适合学生发展阶段的方式实施干预。

- 对最有可能与儿童和青少年的抑郁共生的情绪和行为障碍有积极的认识（如果有必要，则实施治疗），如注意缺陷多动障碍、品行障碍或其他内化问题。

本章接下来的部分将概述对抑郁青少年和年长儿童实施认知治疗的基本步骤，以及每一步可以使用的特定技术。在这些治疗步骤中使用的一些技术由该方法的开发人员介绍，在某些情况下，我介绍并修改了一些自认为有助于简化这些步骤的治疗技术，使它们更适合年龄较小或不太成熟的青少年，更适应学校环境。重要的是要认识到，这些具体的步骤以及与每个步骤相关的治疗技术，都不应该被看作从业者必须用一成不变的方式使用的事物。这些一般步骤和特定技术都具有可塑性，通用且易于修改。你可以从中挑选，使其适用于特定个体或团体。如果你对基于贝克认知疗法的更详细的抑郁学生治疗手册感兴趣，那么我鼓励你查阅威克斯及其同事（Wilkes et al.，1994）开发的优秀治疗手册。

认知疗法有四个主要步骤。在进入每个特定步骤之前，了解它们如何组合在一起很有用。每个步骤在上下文中都更有意义。

步骤 1：培养对情绪变化的认识。目的在于帮助学生更好地认识自己的情绪状态，以及随着时间和情境的不同情绪可能会有怎样的变化。这是一个心理教育过程，教导个体或团体成员了解自己的情绪变化。这种变化可以与特定的认知和行为联系起来。本章节介绍了几个旨在帮助促进情绪感知的合适的技术或练习。

步骤 2：检测自动想法和识别信念。旨在帮助学生识别自己的思维模式，以及作为思维过程的基础并影响情绪的信念系统。这一步骤不仅仅针对消极和破坏性的认知模式，它侧重于形成一个人一般认知模式的特定认识。一些技术和练习，如认知重放技术和思维图的使用，均作为步骤 2 的潜在资源，以帮助达到预期目标。

步骤 3：评估自动想法和信念。从认知的自我察觉到评估个体是否采用了现实的或有帮助的自动想法和信念系统。对很多抑郁的青少年来说，他们并不会这样做。在这一步骤中使用诸如"三问题策略"等技术，以帮助学生评估他们的自动想法和信念是适应的还是不适应的。

步骤4：改变消极的自动想法和不适应的信念。侧重于积极尝试改变已经通过前面的步骤识别出来的不适应的想法和信念的过程。请注意，这一步骤和整个治疗的目标不仅是消除不适应的想法和信念，而且是替换它们。要注意，一些消极的信念可能既现实又具有适应性，所以不应该改变。本章包含一些治疗技术，能够积极地促进学生改变他们的思维模式，并采取更现实和有建设性的认知。例如，认知演练、重构和重新贴标签可能用于积极挑战和改变个体不良的认知模式。总之，这四个步骤都有明确的目标，但它们又是灵活的，从一个步骤到另一个步骤可以无缝转换。

步骤1：培养对情绪变化的认识

步骤1可能被看作一系列关于抑郁和社会学习课程的第一步，在这些课程中，从业者扮演教师的角色，而抑郁的青少年则扮演学生的角色。这一步骤的总体目标是，帮助学生理解他们的想法、感受和行为是如何相互关联的。这一步骤的具体目标是，提高对情绪和情绪变化的认识。情绪状态的变化与思想和行为的变化相联系。

这一步骤的治疗技术可能包括一项家庭作业，记录每日和每周情绪日志（见附录中的工作表 6 - 1），制定一个积极活动安排的每周计划表（见附录中的工作表 8 - 1）。第七章介绍的日记写作技术或许也很有用。在第一阶段的认知疗法中，经常会强调这些技术，或许它们在帮助年长学生觉察自己的情绪状态和情绪变化的过程中尤其有用。

情绪温度计

目的：帮助学生了解他们情绪表达的强度，而不仅仅是有或无。

发展水平：所有年龄段，但对年幼学生使用简单的情绪等级。

情绪温度计是用来说明情绪变化的一种练习技术。该技术的理念在于传达一种认识，即情绪不仅仅是有或无，而且包含体验到的强度，就像用温度计测量温度。通常，从业者或团体领导者会在黑板上或纸板上画一个温度计。温度计的描述必须包括等级的变化或水平。对于年幼的儿童，最好采用简单的等级，如低、中、高。对于成熟的学生，用更小的增量（比如 5 度或 10 度）标注温度计的等级会更有用。情绪温度计练习是询问参与的儿童或青少年，让他们确定自己经历过的包含特定情绪（如愤怒、悲伤、恐惧等）的特定情境，然后选择在这种特定情境中的适当的情绪强度水平或等级。在强壮孩子和强壮青少年课程（见第四章）中，我们把情绪温度计技术作为一项重要的学习活动，在一些与情绪教育相关的早期课程中使用。图 6 - 1 是该工具的一种表现形式，当你准备对学生使用该技术时，它可能是一个有帮助的模型。

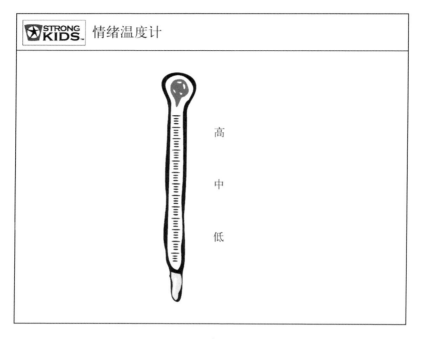

图 6 - 1　情绪温度计

来源：Merrell，Carrizales，Feuerborn，Gueldner，& Tran（2007a）。版权归俄勒冈大学所有。经许可转载。

情绪饼

目的：确定情绪状态的总体构成，哪些心情/情绪比其他心情/情绪出现更频繁。

发展水平：年长儿童和青少年。

支持性材料：工作表 6 - 2"情绪饼"。

和情绪温度计一样，情绪饼也是一种图像练习，它要求参与者用一种复杂的方式来评估他们的情绪状态，而不是简单地识别特定情绪是否存在。情绪饼练习要求儿童或青少年确定在一段特定的时间（比如具体的一天或一周），自己的情绪状态是如何划分的，就像大小不同的饼。这个练习对年龄较小或智商不高的青少年来说可能有些困难，因为它需要一定的符号和空间推理能力。然而，在学习识别情绪变化的过程中，这个练习很有帮助。情绪饼练习也有助于设定目标，以确定儿童或青少年想要增加或减少的特定情绪。工作表 6-2 包含一个可以与情绪饼技术一起使用的模板。图 6-2 是一个完整的工作表示例。

步骤 2：检测自动想法和识别信念

在学生通过步骤 1 的练习和课程对情绪变化有了更好的理解之后，接下来他们就准备学习如何检测自动想法和识别与这些想法有关的基本信念。根据认知驱动理论，我们的许多想法或认知都是为了回应特定的情境或刺激而自动产生的。因此，我们倾向于开发思维模式，而不是有意识地决定采用某种特定的策略。抑郁的人往往会发展出消极的自动思维模式来应对许多情境。大部分情况下，这些消极的自动思维是非适应性的，因为它们进一步加剧了抑郁，而且通常是扭曲和不现实的。

与自动想法相关的是导致这些想法的基本假设或信念。自动想法被认为是对特定事件或经历的具体反应，信念则更宽泛。它们构成一个图式或模式，我们借助这种图式解释不同的情况。例

情绪饼

姓名 ____戴文(Devon)____ 时间段 __本周__

　　这个活动将帮助你描述在一个特定的时间段内，比如一天或一周，你的情绪是如何分配的。我们的情绪像一块被切割成不同大小的饼：有时候一种情绪比另一种情绪所占比例更大，这取决于它在我们生活中所占的空间。在你选择的时间段内，将这张纸上的圆圈分成不同大小的"切片"，以显示在这个时间段你的生活中有多少不同的情绪。请你选择至少两种情绪，并用该单词的首字母来标记这块饼。你可能想从以下列表中选择情绪：

N＝正常情绪，很好　　　H＝快乐　　　　　　S＝悲伤
T＝紧张　　　　　　　　A＝愤怒或生气　　　W＝担心

在你的情绪表中写下这些情绪的名称和对应的首字母：
B＝无聊　　　　　　　　A＝愤怒或生气　　　F＝沮丧

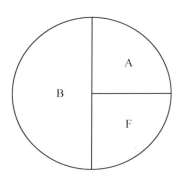

图 6‐2　使用情绪饼技术完成的工作表样例

如，"我不能这样做——我会搞砸的"，这是与具体情境有关的想法，而隐藏在这种想法背后的基本信念可能是"我低人一等，我是一个没有能力的人"。这种消极想法和抑郁情绪相互关联。

认知治疗的目的是改变不良的思维模式，这首先通过检测自动想法和识别信念来完成。在威克斯等人（Wilkes et al.，1994）设计的治疗手册中，检测自动想法包括步骤 2，识别信念包括单独的步骤 3。然而，在实际操作中很难将这些步骤分开，正如威克斯等人承认的，检测自动想法和识别信念通常是一致的。因此，本章将这两个步骤结合在一起。一些活动和技术可能有助于检测自动想法和识别信念。本章的其他部分将介绍一些广泛使用的技术。

思维图

目的：识别自动想法以及引发这些想法的情境和感受。

发展水平：年长儿童和青少年。

支持性材料：工作表 6-3"思维图"。

思维图是一种简单的技术，可以帮助总结相关的情境、感受和自动想法。通过使用黑板、白板或海报，从业者/团体领导者可以帮助个体或团体开展这项活动。例如，从业者可以总结自己观察到的个体的自动思维模式。"杰米，我注意到当你得到负面反馈时，你往往会自动认为你没有能力把事情做好。"然后，鼓励儿童或青少年个体依据从业者/团体领导者的反馈自己尝试练习。有了一些简单的指令，儿童或青少年个体就可以用空白表或工作

表 6-3 独立完成这项活动。尽管独立完成这项技术工作是可能的，但最好的方法还是从业者/团体领导者帮助儿童或青少年个体完成这项活动，使其反映真实情况，联系更广泛的治疗目标。

认知重放技术

目的：识别自动想法。

发展水平：所有年龄段，但年幼和不成熟的儿童需要更多结构框架和从业者的反馈。

一些学生，也许很多学生，会对记录他们的想法这件事感到不舒服，或者只是简单写下他们认为从业者/团体领导者想要他们写的东西。还有一些情况，他们可能只是不服从或对记录他们的想法的任务不关心。识别自动想法的一种替代方法是，在治疗阶段或治疗团体的"此时此地"完成。在认知重放技术中，从业者通过讨论和思考特定问题情境的过程来指导参与者，目标是识别可能是该情境的典型反应的消极自动思维过程。要使这项技术有效，最好先确定一种具体触发抑郁思维或情绪的情境，让儿童或青少年在脑海中重新体验。当他们思考特定的经历或情境时，从业者可以引导他们确认正在体验的自动想法的类型。这一过程的一个自然延伸是，从检测消极自动想法到识别潜藏在这些想法背后的信念。

想法预测

目的：识别自动想法。

发展水平：年长儿童和青少年；年幼儿童可能会觉得这个练

习太抽象，无法生成逼真的未来场景。

这种技术类似于认知重放技术，只是将重点放在未来而不是过去的情境上。对于那些不愿意回顾过去情境或讨论当前问题的儿童或青少年，预测技术可能是一种检测自动想法的有用的替代方法。创设一个想象的但真实的场景，通过想象一步步进入这个场景的过程，儿童或青少年"预测"可能会发生什么，以及他们会怎样思考。同样，这种技术是从想法到潜在信念的自然延伸。例如，一个社会退缩、孤立无援的青少年，其消极自动想法会干扰他试图与同伴交往，因此可以要求他设置一个可能会在现实中出现的想象的场景，在这个场景中，他尝试与同伴互动。对从业者来说，探究这个过程中青少年怎样感受和思考是很重要的，这样预测技术才不会局限于行动或行为。

假设∕猜测

目的：觉察自动想法和信念。

发展水平：所有年龄段。

另一项可能有助于检测自动想法和信念的技术，涉及从业者∕团体领导者提出有关儿童或青少年在特定情境中会感受到或想到什么，或与这些想法或感受相关的基本信念的一种假设（或作出一个有根据的猜测）。本质上，这种技术与心理咨询中使用的基本和高级移情技术类似。提出有效的假设要求从业者已经与学生建立牢固的关系，而且对学生足够熟悉，从而能够准确预测在特定情境中学生可能的想法、感受或信念。如果从业者的假设正确，那么学生可能会赞同假设，并添加其他细节或想法。如果从业者的假设不正确，那么学生可能会纠正或否认。在具有防御性或不合作的青少年身上使用这种技术很困难。例如，不合作的青少年可能仅仅因为从众和避免更多工作而同意从业者的假设，即使这种假设是错误的。即使这些假设是正确的，一个具有高度抵抗性或防御性的青少年也可能会主动反对或否定从业者的假设。同样，基于以上原因，有效使用这项技术必须首先与学生建立牢固的关系。

向下箭头技术

目的：识别与消极想法有关的潜在信念。

发展水平：认知成熟的年长儿童和青少年。

这项技术是根据布恩斯（Burns，1980）开发的用于治疗成人抑郁的垂直箭头技术改编的。与本节列出的大多数其他技术不同，那些技术对检测想法和识别信念都非常有用，向下箭头技术明确针对识别信念。"向下箭头技术"这个名字具有象征性，它的本质特征是通过一系列连续的问题，从业者帮助参与者了解与消极自动想法和抑郁情绪有关的潜在信念。大体上，从业者会不断地问"那又怎样？""为什么？""这意味着什么？"来引导参与者超越事件和想法基本的或表面的含义，到达他/她采取的可能会引发抑郁想法和情绪的核心信念。例如，一个正体验抑郁情绪的青少年可能经常被诸如"这不够好""我必须做得更多""我必须做得更好"或"我必须得高分"之类的想法困扰。通过一系列提问，从业者也许能够帮助这个青少年确定"我必须是完美的，否则我是不好的"这一核心信念导致上述思维过程。这种技术的潜在作用非常大，但它并不适用于某些抑郁儿童或青少年。那些正处于具体运算水平的儿童或青少年在应用向下箭头技术时可能会感到困难，并可能会因为不断探索超出他们能力的问题而感到沮丧。向下箭头技术最好应用于已经形成一定程度的洞察力和自我意识且认知成熟的青少年。这种技术也不应该直到形成稳定的治疗关系才开始使用。

步骤3：评估自动想法和信念

在检测出自动想法并确定相应的基本信念之后，认知疗法的下一步就是评估这些想法和信念。评估目的是确定想法和信念是否符合现实，是否具有适应性。一个现实的想法或信念是由证据支撑的，尽管所有证据都是相反的，不现实的想法或信念依旧存留。一个适应的想法或信念会恰当地帮助解决所关注的任何问题。反之，不适应的想法或信念通常会阻碍问题解决。

对从业者来说，重要的是要意识到，在很多情况下，消极的想法可能是现实的，消极的信念可能是适应。治疗目的不应该仅仅是消除消极的想法或信念。相反，干预应该帮助改变那些不现实和不适应的消极想法和信念，并将这些想法和信念替换为更现实和更具适应性的想法和信念。这个区别对初学者来说很重要，他们可能试图挑战任何消极的想法或信念，而不管它们的现实性或适应性如何。举个例子，一个男孩经常在言语和情感上受到酗酒的母亲的虐待，他认为"我的妈妈对我很冷酷"或者"我的妈妈有很多问题,我很难依赖她",这是完全有道理的。因为这种想法和信念的结合得到证据的支持,而且它可能有助于推动青少年在自己能控制的范围内去尝试解决问题,因而没有理由去挑战或对抗它们。本节将介绍几种评估自动想法和基本信念的有用技术。

识别认知扭曲或思维错误

目的：识别基本的思维错误或扭曲的认知。

发展水平：认知成熟的年长儿童和青少年。

支持性材料：工作表 6 - 4"识别思维错误：我在犯这些思维错误吗?"

抑郁的个体,无论他们的年龄或发展水平如何,都倾向于采用错误的信息加工方式,这通常称为认知扭曲或思维错误。这种对世界扭曲的、错误的思维模式往往会引发抑郁。因此,认知治疗的一个重要步骤是,从业者/团体领导者帮助来访者识别他们存在怎样的认知扭曲或思维错误。在概述抑郁的认知理论时,贝克鉴定了信息加工中倾向于引发抑郁的六种基本类型的思维错误：

- **任意推论**。得出不支持或与现有证据相反的结论。

- **选择性提取**。只关注断章取义的细节,忽略情境的整体特征。

- **过度概括**。仅仅根据某一事件得出一般结论。

- **放大和缩小**。放大细小的或消极的事件,并缩小重大的或积极的事件。

- **个人化**。在没有根据的情况下,不适当地将外部事件与自身相联系。

- **绝对的、二分的思维。**用非常限制性的术语思考，如"好或坏""全或无""黑或白""你的或我的"等。

在认知治疗中，从业者告知来访者这些思维错误，并帮助他们识别自己思维中的错误。但坦率地说，大多数儿童和许多青少年可能会发现这六种基本类型的思维错误很难理解，因为它们是抽象的，而且用了相当复杂的语言来表述。因此，必须用适合他们发展水平的语言和标签来教儿童和青少年识别常见的思维错误。以下列举了一些思维错误或认知扭曲的例子（改编自 Wilkes et al.，1994；Burns，1980），用一种适合大多数年长儿童和青少年的更简单、更直接的方式进行标记和描述：

- **双眼视觉。**以一种让它们看起来比实际更大或更小的方式看待事物。在**双眼放大**中，问题看起来要比实际大得多。在**双眼缩小**中，积极的情况看起来要比实际小得多。

- **非黑即白思维。**倾向于以极端或相反的方式看待事物。例如，把事情想成是好的或坏的，从来没有或总是，全或无。

- **有色眼镜。**只考虑事物的消极方面；任何情况下只关注坏的或不满意的方面。

- **算命。**在没有足够证据的情况下预测未来会发生什么。就像屹耳——小熊维尼的书中一头抑郁的驴子，抑郁的人常常会对未来事件作出消极的预测，而不考虑证据。

- **个人化。**为发生在自己控制范围之外的事情或并不是自己的责任的事情承担个人责任或责备自己。

- **以偏概全。** 在贝克定义的六种基本思维错误中，过度概括意味着，只基于一件事（发生了不公平的事情）得出一个普遍的结论（例如，相信"生命是不公平的"）。

- **贴标签。** 把简单的（通常是负面的）标签贴在比标签暗示的更复杂的事情上。

- **贬低积极面**（discount the positive）。通过贬低或否定积极的事件或想法来忽略它们，例如，拒绝接受赞美或将积极的情境扭曲成消极的。

- **"打击"自己或他人。** 坚持或要求事情"应该"或"必须"以某种方式进行。这些不合理的标准可能施加于自己或他人，倾向于使人不适当地感到内疚或愤怒。

除了这些对儿童和青少年来说特定的思维错误，我和同事还开发了一种责备游戏。在我们与教师的许多互动中，当教师试图对学生实施心理健康促进技术时，我们不断地听到教师说，一些学生似乎很固执，即无论遭遇什么问题都责备他人（教师、家长、其他学生）。显然，这是一种不能引起有效行为的思维模式。作为对这些经历的回应，"责备游戏"术语诞生了，我们发现它与教师产生了很好的共鸣，学生也因此对自己的思维过程有所理解。

大多数参与咨询的青少年发现，识别思维错误是一种非常有趣的技术。在咨询辅导中，简单地让他们浏览思维错误清单是对时间的有效利用。几年前，当我第一次对个体和小团体的青少年以及年长儿童实施认知治疗技术时，几个学生请求我打印讲义或指导他们找出我们正在研究的常见思维错误。作为回应，我开发了一些易于使用的工具，这里已经包含了一部分。工作表 6-4 为大多数青少年和一些儿童提供了一份实用的思维错误清单。它可以用作讲义或小组讨论指南，也可以放大做成海报，贴在教室或办公室的墙上。图 6-3 是一个类似的思维错误列表（添加了责备游戏），其中还包括涉及的错误类型的形象图标或线索。它们是根据强壮孩子和强壮青少年课程改编的。这个工具已经在课堂中使用，而且根据教师的反馈和对这些班级的后续随访，我可以向你保证，三年级的学生就可以很快学会并理解这些思维错误，这些术语也会很快成为日常课堂的一部分。

审查证据：三个问题

目的：评估自动想法和潜在信念是否符合现实。

发展水平：所有年龄段，但年幼儿童需要简化的问题和例子。

支持性材料：工作表 6-5"事情真的那么糟糕吗：三个问题"。

在评估自动想法和基本信念的过程中，另一种常用的方法是将它们与证据标准相结合。换句话说，要确定自动想法是否符合现实，或基本信念是不是适应性的，就要基于可能的现实证据仔细审查想法或信念。这项技术很容易在治疗程序中完成，也很容易通过三个问题教给学生，而不是让他们简单记忆：

● **证据是什么？** 通过问这个问题，从业者（最终是学会实施这个过程的儿童或青少年）直接挑战以一种对世界和未来感到绝望的方式来解释证据。例如，一位从业者注意到 15 岁的金赛恩相信

常见的思维错误

双眼视觉
以一种让它们看起来比实际
更大或更小的方式看待事物

非黑即白思维
倾向于以极端或相反的方式
看待事物。例如，把事情想
成是好的或坏的，从来没有
或总是，全或无。

有色眼镜
只考虑事物的消极方面

算命
在没有足够证据的情况下预
测未来会发生什么

个人化
为那些不是你的责任的事情
而责备自己

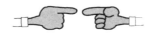

责备游戏
为那些本该你负责的事情而
责备他人

图 6 - 3　来自强壮孩子课程的思维错误列表

来源：Merrell，Carrizales，Feuerborn，Gueldner，& Tran(2007a)。版权归俄勒冈大学
所有。经许可转载。

"每个人都讨厌我"，于是可能会问："每个人都讨厌你的证据是什么?"将其作为挑战和改变这种信念的一步。有时，证据或许支持自动想法或潜在信念;另一些时候，证据过于单薄而不足以支持它。

● **还有其他证据吗?** 第二个问题用来确定是否存在与扭曲的想法或信念相矛盾的证据。举个例子，如果要求 11 岁的贾丝廷为"我永远不会有任何朋友"的想法找出一些替代性证据，就可能引导她找到生活中有朋友的时候。如果抑郁的信念或想法确实是扭曲的，那么应该有大量替代性证据。然而，因为抑郁的青少年习惯性地用一种消极的视角和扭曲的方式看待事物，所以从业者最初可能需要帮助他/她确定一些替代性选择。

● **如果……将会怎样?** 第三个问题"如果……将会怎样?"的目的是，表明一个可怕的事件的实际结果可能不会像儿童或青少年预测的那么糟糕。此外，如果青少年的想法真的是扭曲的和不切实际的，则应该以相对轻松的态度向其表明，他们担心的可怕情境中最糟糕的情况不会真的那么糟糕。例如，如果 16 岁的桑德拉相信"如果我不能进入校篮球队，我的生活就要结束了"，从业者就要帮助她积极挑战这一假设。从业者的目标是帮助桑德拉接受这样的信念：尽管没有进入校篮球队是可能发生的事情，而且会很不愉快，但生活仍将继续。"好吧，虽然你可能进入不了校篮球队，但你要试一试才知道。即使你不能进入校篮球队，你也是一个好学生。在这所高中，700 个女孩中只有 12 个女孩能进入校篮球队，我猜剩下的 688 个女孩也能活得好好的。"

审查证据：三个问题的程序非常简单明了，可以很容易记住或以视觉辅助的插图形式来提示，抑或在团体培训环节中练习。对此，工作表 6-5 可能有用。

评估正面和负面

目的：评估自动想法和潜在信念是否符合现实。

发展水平：年长儿童和青少年。

支持性材料：工作表 6-6"评估正面和负面"。

另一种简单而实用的评估自动想法和基本信念的技术是评估正面和负面，有时也称为成本效益分析。这项技术简单地通过开发一系列具体情境的利与弊的列表，来帮助儿童或青少年评估他们的认知。一旦开发一个完整的现实的列表（在从业者/团体领导者的帮助下），就能实施比较符合实际的评估。当一个人采取一种非常偏颇的观点，而且几乎完全集中于事物的消极方面时，这种方法特别有用。工作表 6-6 是一个可以帮助评估事物的正面和负面的简单工具。表 6-1 是一个评估正面和负面的完整工作表示例。在使用这项技术之前，应该考虑一些注意事项。首先，要认识到一个已经形成高度扭曲和消极的世界观的青少年，在某些情况下可能会拒绝识别任何积极的方面，即使这些积极的方面对从业者来说显而易见。

出于这个原因，对从业者/团体领导者来说，与来访者进行头脑风暴合作列出正面和负面信息很重要。其次，从业者应该避免只关注情境的积极方面。从儿童或青少年的视角来看，在一些情

表 6‐1　一个用来评估正面和负面的完整工作表

情　　境	列出有关这种情境的正面信息（"积极"）	列出有关这种情境的负面信息（"消极"）
一个朋友不停地打电话，想要我做一些事情，但很烦人	她是个很好的朋友，诚实、忠诚	她让我神经紧张
我在工作上花了很多时间——比我真正希望的多得多	我挣了更多钱	我感到疲惫，没有时间做其他事情
我在深夜偷偷溜出去，被抓住了	在我外出期间没有发生不好的事情——我很安全	我被禁足了，父母对我失去了信任

况下可能会有很多消极因素。简单地贬低消极想法并不一定会对青少年有所帮助，事实上可能会在干预过程中引发对抗或脱离。相反，最好承认大多数情况下积极和消极特征并存，然后帮助儿童或青少年认识到消极特征并不总会取得压倒性的胜利。

　　请记住，认知治疗第三个步骤的总体目标是，教会儿童或青少年发现自己的消极自动想法和思维错误。从业者/团体领导者首先必须使用本节描述的技术（或类似技术）介绍相关概念，然后帮助儿童或青少年识别不现实的消极想法和不适应的信念。参与者需要持续练习监控自己的思维过程和信念系统。对智力一般的青少年来说，这个特定的阶段可能存在困难，因为这些思维错误和不适应的信念可能相当复杂和抽象。如果从业者/团体领导者提供适合个体发展水平的由简化语言描述的情境示例,将会有所帮助。本节描述的技术对大多数青少年和智力成熟的年长儿童(比如9~12岁)都非常有用。

步骤4：改变消极的自动想法和不适应的信念

在认知治疗中,仅仅识别和否认引起抑郁的消极的自动想法是不够的,它们必须被更现实、更具适应性的想法和信念(认知)取代。导致消极的自动想法的过程很可能会在抑郁个体的日常生活中根深蒂固,因此改变个体不适应的想法和信念可能不是一件容易的事情。幸运的是,人们已经开发出一些优秀而直接的认知技术来帮助实现这个过程。认知治疗主要阶段的最后一个步骤是改变消极的自动想法和不适应的信念。一旦完成步骤3并确定这种消极的自动想法和不适应的信念存在,治疗的目标就是鼓励改变：消除或减少不现实的消极想法和修正不适应的潜在信念。

本节详细介绍了一些治疗技术,这些技术在改变不良想法和信念的过程中被证明是有用的。这些技术可以在不同的治疗环节使用,在某些情况下将几种技术组合用于一个治疗环节会更有效。本节选择的干预技术是综合性的,而且对不同的年龄和发展水平可能都有用。对于更具体的干预技术的详细描述,建议你参考布恩斯(Burns,1980)、克拉克等人(Clarke et al.,1990)和威克斯等人(Wilkes et al.,1994)的优秀干预手册。

日常想法记录

目的：用适当和现实的想法来取代消极和扭曲的自动想法。

发展水平：年长儿童和青少年。

支持性材料：工作表 6 - 7"发现思维错误的个人每日记录"。

贝克及其同事（Beck et al.，1979）为修正消极的自动想法而开发的技术包括保持每日功能失调想法记录，该记录分为六列：情境、情绪、自动想法、思维错误、理性反应和结果。

基本上，个人要描述消极情绪产生的情境，记录消极的自动想法，辨别所涉及的思维错误的类型，提出一个更理性的反应，然后记录用理性思维代替不正常思维的结果（他/她感觉如何）。贝克及其同事开发的这个系统对大多数儿童和青少年来说可能太复杂了，所以我开发了一个简化的日志，来记录消极的自动想法，它对青少年来说可能更容易理解，也更容易使用。工作表 6 - 7 呈现了此日志。

三柱技术

目的：识别消极的自动想法和思维错误，用更现实、更具适应性的认知代替它们。

发展水平：年长儿童和青少年。

支持性材料：工作表 6 - 8"改变消极的自动想法"。

另一种将功能失调的想法转变为更现实的想法的策略是由布恩斯（Burns，1980）开发的用于成人的三柱技术（triple-column technique），这一技术已经被许多从业者和作者改编用于儿童和青少年。三柱技术类似于对功能失调的想法的每日记录（参见工作

表 6 - 7），但不包括那么多的细节和层次。工作表 6 - 8 是用于每日记录儿童和青少年的功能失调的想法的简化版。表 6 - 2 是一个完整的三柱技术示例。它的原理相当简单：识别不适应的想法，选择该想法反映的思维错误的类型，然后用一个更现实的想法取代不适应的想法。为了向学生介绍这种治疗方法，首先提供一些具体的、现实的例子是有帮助的，可以使用投影仪或黑板来呈现工作表。

表 6 - 2　使用三柱技术改变消极的自动想法的完整工作表示例

指导语： 使用此工作表练习识别消极的自动想法和思维错误，并确定一些更现实的方式来思考这些问题。

我的消极自动想法是什么？	我犯了什么思维错误？	有什么更现实的思考方式？
家里的一切都很糟糕	有色眼镜	现在家里确实有一些不好的事情，但也有好的事情
我将找不到一份暑期工作	算命	我还没有找到一份暑期工作，但我还有几周的时间去找
我跟爸爸吵架这么多次真的糟糕透了	双眼视觉	大多数时候我都不跟爸爸吵架——只是有时候吵架

重构和重新贴标签

目的：用适应的信念或想法取代不适应的信念或想法。

发展水平：年长儿童和青少年。

重构和重新贴标签的过程有助于用现实的、适应的信念或想法替换不适应的信念或想法。这个过程非常简单。从业者/团体领导者只是与儿童或青少年合作，帮助他们给目前认为可怕的灾难性问题情境重新贴上标签。有时，只给问题贴上一个新标签，就会使它看起来更有可能解决，问题情境也将不会那么糟糕。例如，当青少年尝试某些做不了的事情时，帮助他们将"失败"重新定义为"实践"，可能会使情况看起来不那么糟糕或可怕。这种技术不需要特殊的工具，从业者/团体领导者只是帮助儿童或青少年给某种情境贴上新标签，尽管情境是困难的或消极的，但并不像他们最初认为的那么可怕。对年幼和智力水平较低的青少年来说，这个练习可能需要从业者/团体领导者的大量示范和参与，以及使用简单的标签。

认知演练

目的：练习适当且适应的想法和信念。

发展水平：所有年龄段，年幼儿童需要更具体的例子。

支持性材料：表 6 - 3 "使角色扮演练习和认知演练更有效的推荐技术"。

作为在治疗过程中广泛应用的一种练习新思维过程的技术，认知演练已用于各种问题的干预过程，如社会技能缺陷、冲动、学

表 6-3　使角色扮演练习和认知演练更有效的推荐技术

● 尽可能使角色扮演的情境接近真实的情境。
● 从业者/团体领导者首先应该正确示范技能。
● 让儿童或青少年练习这些技能。
● 给角色扮演的儿童或青少年提供纠正反馈。
● 强化适应性的反应。
● 家庭作业要有父母参与。

业困难和愤怒管理问题。这是一种自然的技术，用于矫正可能与抑郁同时出现的非适应性的想法和信念过程。这一简便、易行的技术可用于几乎所有学生，只要根据他们的发展水平适当调整范例即可。

认知演练通常有两种方式。第一种方式涉及现实的角色扮演，随着青少年开始进入一个特定的问题情境，他们扮演的角色开始"自言自语"（排练）。例如，一个具有不适应的想法和信念模式的青春期女孩，在与男友吵架时就会表现出这种模式。在争吵的角色扮演中，她与从业者扮演的男友通过言语练习来排练一些更现实的想法和信念模式。在这种类型的认知练习中，从业者/团体领导者与青少年互换角色（也就是扮演青少年的角色），为他们塑造现实的、适应性的思维/信念过程，这通常是有效的。第二种方式涉及从业者/团体领导者以特定的顺序步骤与儿童或青少年谈话。以一个 10 岁男孩为例，由于父母之间的争吵，他出现了严重的消极和扭曲的自动想法，从业者可以通过一系列步骤仔细指导这个男孩练习以更现实和更具适应性的想法对争吵作出回应。

两种认知演练的方式都很有效，但要想成功运用，往往需要与社会技能训练中常用的一些基本策略联系起来（如 Merrell & Gimpel，1998）：（1）尽可能使角色扮演的情境接近真实的情境；（2）从业者/团体领导者首先应该正确示范技能；（3）让儿童或青少年练习这些技能；（4）给角色扮演的儿童或青少年提供纠正反馈；（5）强化适应性的反应；（6）家庭作业要有父母参与。表 6-3 提供了这些策略的大纲。

增加积极的自我陈述

目的：练习作出积极的自我陈述或现实且个人化的自我肯定。

发展水平：所有年龄段，年幼儿童需要更多支持和组织。

支持性材料：工作表 6-9"增加积极的自我陈述"。

改变不适应的消极想法和信念的关键且有用的技术是，让儿童或青少年练习积极的自我陈述。这些积极的自我陈述被看作对儿童或青少年可以在问题情境中排练的肯定。使用积极的自我陈述比简单地说"我足够好，我足够聪明，去你的，人们喜欢我！"要复杂得多。作为一种改变不适应的想法和信念模式的有效治疗技术，积极的自我陈述必须同时是现实的和个人化的。只让儿童或青少年模仿一些与他们的消极想法相对立的积极陈述并没有多大用处。要想有效，这样的陈述必须是青少年接受的积极的自我陈述，而且看起来是现实的。这不应该是一种死记硬背的练习。

为了开发和演练一系列现实的、适当的积极自我陈述，从业者/团体领导者与青少年通过头脑风暴列出一个适用于不同情境的可能的积极自我陈述清单，评估这个清单并最终选择对他们来说最有意义的、最能接受的陈述，这种方法通常有用。如果青少年习惯了只以消极的方式思考特定情境，那么在头脑风暴过程中，从业者/团体领导者可能需要非常积极。在某些情境中，让儿童或青少年制作他们在不同情境中合理的积极自我陈述图来完成这项练习也非常有效。他们可以把积极自我陈述图贴在卧室墙上，作为日后使用的提示。工作表 6 - 9 提供了或许有助于为不同情境开发最终的积极自我陈述清单的示例。

总结性评述

本章涉及对抑郁认知疗法的实用性介绍，以贝克和布恩斯的研究为基础，后又经过威克斯及其同事的改编，很多技术看起来似乎过于简单而无法用于治疗，但实际上作为综合治疗方案的一部分使用时，它们可以非常强大。虽然本章提供了实际策划认知治疗个体或团体干预方案的所有要素，但重要的是，要认识到这一主题的这些简短章节并不全面。在认知疗法的四个步骤中，我没有把几种常用的治疗方法包括在内，因为它们更复杂或更抽象，而且可能只适用于智力水平较高的青少年。另外，请认识到这里概述的四个步骤是贝克及其同事概念化的认知疗法的中间阶段（主要干预工作开展的阶段）。治疗的初始阶段包括，与来访者建立密切关系和治疗联盟的过程，而结束阶段涉及应对抵抗治疗的来访者或计划终止治疗的复杂问题。如果你对贝克的认知治疗模型的整个过程更全面的概述感兴趣，建议你查阅我在本章引用的资料。最后，如果你正在寻找精心设计、便于使用的心理健康促进课程，其中包括本章讨论的很多认知改变因素，考虑一下第四章综述的强壮孩子和强壮青少年课程。在开发这些课程时，我们把认知治疗的元素加入其中。不同于需要广泛训练和大量专业知识才能有效使用的个体认知疗法，那些未接受过大量心理健康教育培训的教师也可以使用像强壮孩子和强壮青少年这样的结构化课程。

第七章

改变想法和信念：理性情绪疗法、归因再训练、习得性乐观和日记写作策略

引言

对于什么可被看作认知疗法，有几种可能的演变。第六章的重点主要是一种非常具体的方法，即贝克最初为成人开发的认知治疗干预方法，后来被修改用于青少年和年长儿童。尽管这种类型的干预有着重要和突出的意义，但认为它是唯一的干预方法则是错误的。其他一些基于认知的干预措施已经被开发用于治疗抑郁，而且越来越多地用于治疗焦虑。与认知疗法一样，其他干预方法也被修改用于青少年和年长儿童。本章将详细介绍三种最常用的其他认知干预方法：（1）阿尔伯特·埃利斯（Albert Ellis）的理性情绪疗法；（2）自我监测和自我控制训练；（3）马丁·塞利格曼（Martin Seligman）和同事开发的归因再训练方法，该方法已被纳入应对逆境的认知技术，也称为习得性乐观训练。此外，本章还阐述了将日记写作作为一种认知形式的抑郁干预。虽然这些额外的抑郁干预可能是除认知疗法外最普遍和最有效的认知干预方法，

但它们并不代表目前正在使用的所有方法。20世纪80年代以来，认知和认知行为治疗方法变得相当流行，并越来越多地用于儿童和青少年。认知干预的新变化似乎每年都会出现，但它们都与本章和第六章概述的技术有着共同的特点：可以通过系统检查错误或不适应的想法和信念系统，并学习以更现实和更有效的方式来修正这些认知过程，从而有效治疗抑郁（和焦虑）。

当你回顾本章和第六章详细描述的认知干预方法时，请记住当你选择一项特定技术或一组技术用于特定情境和特定学生时，不应该是一个"二选一"的决定。换句话说，选择一种适当的认知干预策略不应被视为决定使用认知疗法还是理性情绪疗法，或者在干预计划中包含归因再训练还是习得性乐观训练。请记住，这些技术有许多相似之处，并建立在相似的概念基础上。另外，还要考虑到这些认知策略往往是互补的。使用一种策略来支持另一种策略不仅是可能的，而且通常是可取的。最后，关于哪种认知技术应被纳入整体治疗计划的决定应基于你对可用时间的判断，对特定学生来说，你认为哪种技术最合适，以及你觉得使用哪些技术更舒适。在各种情况下，这些认知干预技术都是帮助学生克服抑郁的好策略。

质疑非理性思维：理性情绪疗法

目的：教导学生质疑非理性、不适应的想法，用更现实、更有成效的想法代替。

发展水平：年长儿童和青少年。

支持性材料：工作表 7－1"改变非理性和消极思维的理性情绪疗法"。

最持久的基于认知的干预方法之一就是理性情绪疗法，最早由埃利斯（Ellis，1962）开发。近年来，理性情绪疗法也称为理性情绪行为疗法，承认它可以将行为成分纳入治疗。该疗法基于这样的假设：许多情绪问题，如抑郁和焦虑，是由非理性思维和错误假设引起的，而它反过来又会导致低自尊、不必要的内疚和羞愧、心理压力和非适应性的问题解决。在理性情绪疗法中，通过采用更积极和更适应的方式思考一个人的生活和问题来解决上述问题。

和大多数最初为成人开发和改进的治疗技术一样，理性情绪疗法也被改编用于年长儿童和青少年。20 世纪 60 年代和 70 年代，当理性情绪疗法最初被开发和完善时，埃利斯和同事列出了许多众所周知的共同非理性信念，它们被看作情绪问题发展的核心。通过改进用于儿童和青少年的理性情绪疗法，从业者发现了一些与成年人相比，对儿童和青少年来说更具体的非理性想法或信念。儿童和青少年的一些常见的非理性想法或信念包括以下内容：

- "没有人爱我。"
- "一切都很糟糕是我的错。"
- "试了有什么用?"
- "我不好。"
- "我总是说愚蠢的事情。"

- "我永远不会结交任何好朋友。"

- "我真笨。"

- "我有点不对劲。"

- "会发生一些不好的事情。"

- "我不能尝试做这个，因为我会非常尴尬。"

- "我再也不会觉得好。"

- "我毫无价值。"

- "早上起床毫无意义。"

理性情绪疗法提出，非理性思维遵循"A－B－C"模型发展。"A"代表一个激活事件，"B"代表激活事件之后的信念（非理性），"C"代表非理性消极思维的结果。例如，一名高中生以往在数学课上获得平均成绩，但最近在两次数学考试中表现得很差，只有20％的回答是正确的。这些糟糕的数学表现将被视为激活事件。然后，这名高中生采取了非理性的消极信念"我永远无法在数学上取得好成绩，因为我很愚蠢"。作为激活事件和非理性信念的结果，她感到自己很没用，不再尝试取得数学上的成功，并放弃了一些生活目标，其中有目标要求她参与更多数学课程的学习（比如为了上大学）。接下来，她就会感到沮丧、无价值、漫无目的。

在理性情绪疗法中，首先需要确定非理性的消极思维，然后积极主动质疑，将其替换成积极的和更现实的思维模式。在干预过程中，从业者首先需要帮助学生识别、质疑和对抗非理性思维，因为这种思维方式已经自动化，学生甚至可能察觉不到它的普遍存在。通过积极参与、模拟练习，从业者引导学生采用上述策略并强化它们的使用。从工作表 7 - 1 中可以看出，这个相对简单的过程可以被制作成海报或宣传材料张贴在教室或家中，以提示理性情绪疗法的运作过程。

让学生真正使用理性情绪疗法或其他认知改变策略的一个基本要素就是诚实，要让事情对他们来说变得现实，而不是简单地背诵积极的话语，就像咒语，这根本不现实。孩子们可以很容易看穿那些试图在艰难的情况下赋予积极面的虚假企图，他们中的许多人面临无数这样的情况，这很容易导致他们采取消极或非理性的思维模式。在很大程度上，他们面临的许多困难情况（激活事件）实际上可能已经失控。因此，使用的质疑和对抗的例子应该是积极但现实的。让我们回到前面叙述的高中生的例子，她在两次数学考试中表现得很差后，产生了非理性的消极思维。建议她把"我永远无法在数学上取得好成绩，因为我很愚蠢"这个信念，替换成积极但同样非理性的信念"我可能会在下一次数学考试中取得好成绩，因为我真的很擅长这个"。更现实和适当的做法是用以下信念替代消极信念，"我在两次数学考试中表现不佳，并不意味着我不能学好数学，如果努力我可以做得更好"。回到我们前面提到的学生可能采取的常见的非理性消极想法或信念，以下是一些如何用积极的、现实的想法或信念与它们对抗的例子：

- "没有人爱我。"（"不是每个人都爱我，但我知道我的妈妈和妹妹爱我。"）

- "一切都很糟糕是我的错。"（"有时候只是发生了糟糕的事情，并不总是我的过错。"）

- "试了有什么用？"（"尝试并没有坏处；如果不成功，我仍然会好好的。"）

- "我不好。"（"我并不总是很好，但我是一个好人。"）

- "我总是说愚蠢的事情。"（"有时我也会说很有趣或者明智的事情。"）

- "我永远不会结交任何好朋友。"（"我以前有朋友，如果我继续尝试，最终我会结交另一个朋友。"）

- "我真笨。"（"我可能不太聪明，但我不笨；有很多事情我可以比其他许多人做得更好。"）

- "我有点不对劲。"（"每个人都有自己不喜欢的方面，但我也有很多好的方面。"）

- "会发生一些不好的事情。"（"坏事会发生，但不是所有时候都会发生；也许这次会发生一些好事。"）

- "我不能尝试做这个，因为我会非常尴尬。"（"如果我尝试做这件事但没做成，我会坚强——我经历过比这更糟糕的事情！"）

- "我再也不会觉得好。"（"我以前感觉很好，尽管现在我一直感觉很糟糕，但我想我可以再次感觉良好。"）

- "我毫无价值。"（"没有人是毫无价值的。"）

- "早上起床毫无意义。"（"每天都是新的一天，也许今天的情况会更好。"）

理性情绪疗法是开发最早的认知疗法之一，其充满魅力的创始人埃利斯对该疗法的推广使用工作富有成效。因此，该方法广为人知，用于心理健康领域的大多数研究生培训项目。然而，重要的是要认识到，理性情绪疗法的使用虽然得到几项研究的支持，但并不令人满意，将它作为抑郁儿童和青少年的治疗方法的证据更少。由于理性情绪疗法包含的策略与其他认知治疗方法中已得到实证研究支持的策略类似，而且许多从业者（包括我）发现它对于认知水平较高的儿童和青少年有效，因此值得考虑将其作为认知干预工具。

自我监测和自我控制训练

目的：训练学生监控自己的想法、活动和感受，并以切实有效的方式关注结果。

发展水平：年长儿童和青少年。

支持性材料：工作表 7 - 2"抑郁自我监测和自我控制干预措施的基本步骤"。

正如第二章提到的最有影响力的一个抑郁理论认为，抑郁障碍的发展是由于个体未能充分监控自己的想法、活动和感受，不能以切合实际和适当的方式处理结果。雷姆（Rehm，1977，1990）提出的这个观点称为抑郁的自我控制模型（self-control model）。雷姆和其他人（如 Reynolds & Coates，1986；Stark，1990）基于自我控制模型，开发了一些经过验证的认知和认知行为治疗技术。用于描述这些治疗技术的最常用术语包括"自我控制治疗""自我控制训练""自我指导训练"和"自我监控训练"。虽然这些治疗技术的具体设计和实施方式存在一些差异，但大多数都包括几个基本组成部分。需要系统地教授参与者以下内容：

- 监控他们的自我陈述和活动。
- 增加他们对积极活动的参与以及与改善情绪相关的认知或自我陈述。
- 关注他们一般行为的延迟结果，而不仅仅是即时结果。
- 关注具体的、难以执行的行为后面跟随的积极的和延迟的结果。
- 为自己制定现实、可行的标准。
- 将个人目标分解为可实现的较小目标。
- 为成功和失败作出适当的归因。
- 增加偶然发生的自我强化，同时减少自我惩罚。

虽然有独特的活动构成这种一般干预方法，但总体上它与其他认知治疗方法有一些相似之处，包括遵循一系列步骤、程序或指令，引导更积极的认知和情感结果，减少与抑郁有关的非适应性思维和行为模式。尽管这些认知干预主要对治疗抑郁有用，特别是对于青少年和认知成熟的儿童，但它们并不局限于抑郁。事实上，自我指导训练、自我控制训练或自我监控训练的各种修改版已被证明适用于有注意缺陷多动障碍、学习及行为问题的儿童和青少年（Kaslow et al.，1998）。工作表 7 - 2 列出了在自我控制类型的治疗中通常包含的简化的基本步骤。这些简化的步骤对于从业者和参与干预的学生都是有用的。

自我监测和自我控制治疗最好以两种方式实施：(1)在个体或团体会面的"此时此刻"，从业者可以向学生指出问题并帮助他们制定和实施适当的策略；(2)在班级、团体或个体的结构化心理教育或教学过程中。无论哪一种方式，工作表7-2的内容都可能非常有帮助。可以把它放大并张贴在显眼的地方供学生参考，或者把它复印给学生以便复习参考每一点。在实施这种干预措施时，给学生布置家庭作业以练习干预活动中的具体要点，并确保学生知道他们将在下一次干预时报告练习情况。让学生保存他们尝试实施特定干预时的日志或记录可能也很有用。

归因再训练和学会乐观

第二章把"习得性无助"这个概念作为抑郁的一个原因和相关因素进行过简要讨论。在过去二十年的时间里，这个概念已经成为心理学和教育学中人类动机的一个观念。著名心理学家塞利格曼与习得性无助概念的联系最为密切，他开发了两种密切相关的治疗抑郁的干预模式，这两种干预模式与抵制习得性无助和悲观的世界观有关。接下来将介绍这两种干预模式：归因再训练和习得性乐观训练。

归因再训练

目的：通过结合环境改善、个人控制训练、妥协(resignation)

训练和归因再训练，减少可能导致抑郁的认知。

发展水平：所有年龄段。

归因再训练是塞利格曼原创的方法（Seligman，1981），用于抵抗与习得性无助相关的抑郁，是一种认知行为技术。虽然归因再训练是这种方法的一个重要方面，但它只是最初提出的四种治疗技术之一，而且显示其作为抗抑郁综合治疗方案的一部分是有效的。表7-1总结了归因再训练的四种技术。

表7-1 归因再训练的四种技术

技　　术	描　　述
环境改善	操纵环境以降低厌恶或惩罚性结果的可能性，提高期望或强化性结果的可能性。
个人控制训练	将人们的期望从不可控变为可控；相信一个人可以控制或影响生活中现实的、选定的方面。
妥协训练	努力使非常喜欢的结果（特别是当结果不那么现实时）变得不那么喜欢；练习接受不是自己最喜欢的结果。
归因再训练	使用认知策略来改变不切实际的归因。个人应该重新训练将失败更多归因于外部、不稳定和特定的因素，并将成功更多归因于内部、稳定和整体的因素。

环境改善

因为习得性无助可能更容易在厌恶的结果有可能出现，期望的结果不一致或不太可能出现的环境中产生，所以环境改善旨在操纵特定环境（例如教室或家庭），从而使厌恶的结果不太可能出现,预期的或积极的结果更可能出现。例如,在家庭环境中,从业者可能与抑郁儿童的父母一起,增加父母对孩子的积极言语的数量并减少消极言语的数量,增大家庭环境中可预测的强化事件出现的概率。因此,治疗的这一方面更具行为性而非认知性,因为它主要涉及基本的行为准则,使强化变得更加可能和可预测,并减少厌恶事件(参见第八章和第九章有关强化的部分)。

个人控制训练

因为形成习得性无助的个体通常会采纳他们很少能或根本无法控制自己生活中发生的事情的信念,所以他们的行为往往与这些信念一致。当然,这种信念和行为模式几乎总是会引发抑郁症状,并成为克服抑郁的强大障碍。个人控制训练是一种主要的认知技术,它有助于增强个人对自己的效能或控制生活中重要结果的现实信念。显然,在许多情况下我们很少能或根本无法控制某些事情。例如,一个男孩的父亲离开家庭,与儿子分离,这个男孩可能无法控制父亲和自己在一起的时间和质量。然而,个人控制训练旨在增强对有可能影响事件和结果的情况的控制感。在这种情况下,即使这个男孩很少能或根本无法控制父亲的行为和态度,但可能被教导关注与这个问题相关的具体领域,他可以切实地学会控制。例如,他的行为与父亲的行为有关,或他认为自己注定不会像父亲那样。实质上,个人控制训练是一种将期望从不可控变为可控的策略。

妥协训练

这个技术的标题可能有些误导性。它不是一种鼓励自己陷入沮丧或对事物采取消极看法的方法，妥协训练是将非常喜欢（但也许有点不切实际）的结果变得不太喜欢的一种策略。因此，妥协训练可以用来"隔离"儿童和青少年，使其免受生活中的失望的伤害。例如，一个 12 岁的女孩，她的父母在多年的婚姻冲突后分居了。可以理解的是，这件事情应该会使女孩感到困扰和不安。我们自然会预期这样的结果。如果这个女孩把目光放在父母复合上，认为这是她唯一可以接受的结果，父母不能复合，她可能会陷入巨大的失望之中。在妥协训练中，我们的目标是让这个女孩以一种不同于她目前的视角来看这个情况。父母复合不是她唯一能接受的结果，从业者会鼓励她考虑其他好的情况，而不是完全沉浸在她无法控制的一种理想的情况中。因此，从业者可能鼓励她练习思考："如果我的父母重新在一起，那是很好的，但即使他们没有在一起，我仍然有爱我的父母。"

归因再训练

归因再训练技术是训练个体将失败更多归因于外部、不稳定和特定的因素，将成功更多归因于内部、稳定和整体的因素。这一技术的基本原理来自塞利格曼及其同事多年的研究。一直以来，他们发现抑郁症患者往往具有非适应性的归因方式。这种非适应性的归因方式通常包括将成功归因于外部、不稳定和特定的因素，如"我很幸运"或"这个测验很容易"，并将失败归因于内部、稳定和整体的因素，如"我很愚蠢"或"我从来没有成功过"。因此，归因再训练的挑战在于，帮助儿童和青少年学习以不太可能导致抑郁的方式进行归因。与许多认知技术一样，这个过程涉及从业者的指导，使抑郁的儿童和青少年练习这种技术。举个例子，一个 16 岁的男孩因为在兼职工作中被解雇而情绪消极。目前，他把被解雇归因于内部、稳定的因素："我不可能做对任何事情。"不要试图以不切实际的方式对外归因，从业者可能会与这个男孩一起尝试考虑被解雇的其他可能原因，例如"因为生意不好，所以他们需要让某人离开"或"老板的日子过得非常糟糕，他犯了一个很严重的错误"。当然，你必须小心使用这种技术，避免教导儿童和青少年把生活中的每个困难都归咎于某种外部力量，甚至当他们在这件事情上有某种罪责（前一章介绍的责备游戏思维错误就是把这种技术使用得太极端的一个例子）。例如，一个学生因为没有交作业而在课堂上一直表现不好，如果他/她将这种技术发挥到极致，那么可能会采取这种信念来逃避个人责任："我之所以在这堂课上表现得不好，是因为教师跟我过不去。"这种信念体系会将失败重新归因于外部因素，但这种方式是非常不切实际的和非适应性的，很可能会给儿童和青少年带来额外的问题。相反，如果这个学生最近将其在代数 II 上的成绩从 D 提高到 B，并将此次成功归因于"我只是在最后三次测验中幸运地猜对了"，情况又将如何？在这种情况下，治疗师会指出在成绩变化过程中可能需要付出的努力，让学生以更内在的方式思考这一成功，例如"我能够通过更加努力，更加认真对待这门课来提高自己的成绩"。

习得性乐观训练

目的： 将悲观的思维模式训练成乐观和有成效的模式。

发展水平：年长儿童和青少年。

支持性材料：工作表 7 - 3"习得性乐观工作表：您的 A - B - C - D - E 记录"。

20 世纪 90 年代，塞利格曼和同事（Seligman，1990，1998；Seligman et al.，1995）通过研究在逆境和艰难挫折中茁壮成长的个体的特质，扩展了对抗抑郁和习得性无助的概念。这一努力的结果是，明晰了悲观主义和乐观主义的概念。一方面，悲观主义或永远从消极角度观察事物的习惯，与习得性无助密切相关。另一方面，乐观主义则被确定为一种帮助个体即使面临逆境也能够有韧性和成功的特质。鉴于乐观特质似乎是帮助个体应对逆境（以及最终防止抑郁）的强大的协调力量，一个合乎逻辑的问题是："乐观可以学会吗？"塞利格曼（Seligman，1998）用"可以"回答了这个问题：

事实上，悲观主义者可以学会乐观，不是通过无须动脑筋的装置，像吹着欢快的口哨或者陈词滥调……而是通过学习一套新的认知技能。这些技能远不是啦啦队或大众媒体的创造，而是在顶尖的心理学家和精神病学家的实验室和诊所中发现的，然后进行严格的验证。（p.5）

学会乐观的具体技术主要由塞利格曼和同事在《习得性乐观》（*Learned Optimism*；Seligman，1990，1998）以及《乐观的孩子》(*The Optimistic Child*；Seligman et al.，1995)等书中倡导，是他们开发的最初的归因再训练方法和在理性情绪疗法中使用的认知技术的一种混合。本质上，它们是识别问题情境与非理性或无助信念及其后果的联系的过程，并积极主动质疑非理性信念。

A-B-C-D-E过程

习得性乐观训练的第一步是教授这个过程的基本知识，帮助确定问题情境与非理性或无助信念及其后果之间的联系。修改理性情绪疗法中埃利斯的A-B-C(激活事件—信念—结果)模型，习得性乐观训练的前三步包括以下内容：

- A(逆境，adversity)：遇到一个困难或问题情境。例如：A教师在全班同学面前对一名学生喊叫。
- B(信念，belief)：随问题情境而来的非理性或无助信念。例如：学生相信"教师讨厌我，全班同学都认为我是一个白痴"。
- C(结果，consequence)：随信念而来的消极情感或进一步的无助感。例如：学生感到沮丧和无助，认为"我真的感觉很伤心。我希望我可以消失，永远不再进入这个班级"。

习得性乐观训练的前三步用于教导消极想法与消极情感之间的联系。一旦掌握了这些步骤，接下来还有两个额外的步骤，包括干预的积极治疗方面：

- D(质疑，disputation)：个人主动质疑随逆境而来的非理性或无助信念，类似于理性情绪疗法的质疑和对抗过程。质疑的目标应该是，用适应和现实的信念替代不适应的信念。例如："好的，教师对我大喊，但这并不意味着她讨厌我。上周她帮助我完成项目，并告诉我做得很好。她似乎偶尔也会在课堂上大吼一声，所以我想这就是她在心情不好时所做的事情。班级的其他学生可能并不认为我是个白痴，因为有时候她也会对他们大喊。"

● E（激发，energization）：一个人在对随逆境而来的不适应信念进行积极的争论之后，感受到的修正和改进的方式。例如："在全班同学面前对我大喊大叫，我还是有点不高兴，但我不认为全班同学都认为我是个白痴，我不希望我就此消失，而是能再次回到这个班级。"

习得性乐观训练的步骤与理性情绪疗法的步骤非常相似，适用于个体或团体咨询，以及班级或全校的心理教育干预或预防项目。这项技术很可能对小学适龄儿童和青少年都有用。事实上，塞利格曼（Seligman，1998）通过实验研究证明，这种治疗方法可能是预防儿童和青少年抑郁的有效策略。工作表 7-3 可以作为使用 A-B-C 和 A-B-C-D-E 步骤进行习得性乐观训练的模板或形式。表 7-2 呈现了这个工作表的完整示例。我承认，这五个步骤（以及使用的词语）对于许多年幼或不太成熟的学生可能是一个挑战。我也对这项帮助年轻人改变悲观思维方式的技术的潜力印象深刻。在开发强壮孩子课程（见第四章）的过程中，为了让孩子们变得乐观，我们修改了塞利格曼的 A-B-C-D-E 教学法,以便年龄较小或不太成熟的学生更容易理解。表7-3包含了一个用于说明该技术的来自强壮孩子：三年级到五年级的补充材料的简化版本。

表7-2　完整的习得性乐观工作表示例

习得性乐观工作表：您的 A-B-C-D-E 记录

逆境(问题)：
和父母一起讨论宵禁。

信念(问题发生后我的信念)：
他们不想让我在外面玩得开心。

结果(我的感受)：
心烦意乱,很沮丧。

质疑(以更现实或更有益的信念反对这个消极信念)：
他们关心我并担心我的安全。

激发(质疑旧的信念后我的新感受)：
我仍然想在外面待到很晚,但是我很高兴我的父母爱我和关心我。

写下来：日记写作作为一种干预手段

目的：以结构化的方式记录想法、活动和感受,以便监控和反思。

发展水平：所有年龄段,但针对年幼儿童和写作技能较差的学生的日记写作需要简化。

表7-3　说明习得性乐观技术简化方法的强壮孩子：
三年级到五年级的补充材料

习得性乐观训练 A - B - C - D - E 模型
使用 A - B - C - D - E 模型改变消极想法

逆境
使你感到不舒服的任何问题或者情境。

信念
使你认为一切都是你的错的坏念头或消极想法。

后果
你的头脑中使你感到不舒服的糟糕的感受。有时，糟糕的感受会偷偷接近你，直到你感觉不舒服时才意识到。

决定
决定不接受那些让你感到内疚的消极或糟糕的想法。去寻找并运用一些使你感到舒服和胜任的积极想法。你会对自己说些什么，这样你才不会有那些消极想法？

活力
享受这个观念：我可以掌控我自己所想的。当你用积极想法取代消极想法时，你会有什么感受？

来源：Merrell, Carrizales, Feuerborn, Gueldner, & Tran(2007a)。版权归俄勒冈大学所有。经许可转载。

支持性材料：工作表7-4"每周日记条目表"，工作表7-5"每周日记条目表：情绪评定"。

让学生写日记可以成为抑郁的有效干预手段，尤其是与认知疗法结合使用。每周日记既提供了一种结构化的方式来记录想法、活动和感受，也提供了个人思考的时间。当作为干预的一个整体和结构化部分时，写日记可以帮助从业者和抑郁的学生评估治疗目标的进展。具体而言，日记提供了一个永久的方法，通过它来判断减少不适应的、消极的非理性认知，增加有成效的、现实的积极认知和自我陈述的进展情况。

因为日记写作活动需要洞察力、自我觉察和自我评价能力，所以它们并不特别适合非常年幼的儿童或处于认知发展基础阶段的个体。通常，8～10岁的学生的认知水平已经发展到一定程度，足以有效参与日记写作活动，具有该水平认知功能的年长学生也是如此。年龄较小、发育早熟的儿童也可以参加无须修改任务要求的日记写作活动。未掌握基本写作技能的儿童可能也会参加日记写作活动，但要求从业者或教师提供帮助，同时也需要高度简化的日记写作方法。

作为治疗干预的一部分，日记写作有许多可能的方法。根据学生的认知和社会性发展水平、实施干预的环境、具体的干预方法，以及学生合作的总体水平等因素，日记写作的使用方式存在很大差异。本节接下来的部分提供了关于最佳使用日记写作的建议。

多久写一次？在哪里写？

理想情况下，鼓励参与认知或认知行为治疗干预的抑郁学生多写日记，甚至每天都写。尽管这样的写作频率对一些具有强烈进取心和自我意识的学生来说是可行的，但在大多数情况下是不可行的。因此，我建议出于上述目的的日记写作应该每周一次，让学生反思他们过去一周的想法、感受和活动。理想的做法是，在写日记这一天有一项具体的安排。例如，如果学生在周一参加个人或团体咨询面商，那么最好在周日下午或晚上留出时间，为过去的一周完成日记写作，因为他们需要在第二天将日记带到咨询活动中。家长、教师或从业者可能会考虑提供某种小奖品，作为按时完成日记写作的激励。尽管这种认真、尽责每周写日记的方式对一些学生来说是有效的，但事实上其他人，也许大多数人，根本没有动力去做。因此，有一个额外的解决方案：只使用学校每周干预环节的前 10 分钟作为对过去一周的安静反思时间，利用这一时间段进行结构化的日记写作。尽管你需要知道日记条目的内容可能受到编写它们的时间和环境的影响，但这种方法还是可以接受的，而且在许多情况下更实用。

日记条目的结构和格式

写日记既可以是一种开放式的练习，很少有或没有规则或结构，也可以是高度结构化的。在这方面，什么是最好的取决于写日记的目的是什么，在某种程度上，也取决于学生的动机、发展水平和依从性。作为抑郁认知干预的一种手段，日记写作活动主要聚焦于学生的认知或想法，以及这些认知或想法与学生的情感和行为的最终联系。因此，我建议在大多数情况下，作为认知或认知行为治疗计划的组成部分的日记写作应该是结构化的，这样写日记的学生就能理解，在写日记的过程中，有一项特别的任务需要完成,那就是把他们的想法和感受写下来。我还建议,每周的日记写作练习可以作为对过去一周的结构化情绪评定。日记可以写在专门购买的个人日记本上,也可以写在便宜的螺旋装订的横格纸笔记本上。一个更正式的选择是,使用特殊的结构化的日记条目表写日记,并将这些表保存在笔记本的活页夹或文件夹中。工作表7-4和7-5提供了两个相对简单的单页日记条目表的可复制样例,表7-4提供了一个完整的日记条目表样例。工作表7-4适用于年龄较小或不太成熟的学生(如8～12岁),而工作表7-5则针对更成熟或更年长的学生(13岁或以上),还包括每周情绪评定量表。

一些实际的考虑

尽管将写日记与认知疗法相结合可能会有所帮助,即使与干预过程分开,不受从业者监督也同样有用,但最好是以有计划、结构化、有目标的方式实施。要充分利用日记写作,可以把它当作每周(甚至每天)的任务,要指导如何写作,追踪日记写作任务是否完成。最重要的是,把日记作为评估干预进展的一种方式,以及与学生讨论的跳板。当然,允许教师或从业者接触日记意味着,它不应该是一份完全私人的记录,因此在布置日记作业之前,需要对这种效果达成一致。确保保密(在通常的范围内)可能有所帮助。你也应该考虑,如果学生不想让教师或其他人监控自己的某些感受、想法或活动,那么在某些情况下,"公开"的日记可能是一个部分保密的日记。因此,在治疗中将日记写作作为辅助技术,不要设想每个重要细节都会通过日记写作过程得以揭示。

表 7-4　完整的每周日记条目表：情绪评定样例

每周日记条目表：情绪评定

名字：海蒂（Heidi）　　录入日期：　　　　周：10 月 3 号到 10 号
描述过去一周你对自己、周围世界和未来的一些想法。

我一直做得很好，但是我有点悲伤和烦躁。我没有取得应有的成就。我的功课落后了。

描述过去一周你经常有的感受。例如，你有时会感到快乐、沮丧、愤怒、无聊、郁闷、激动，或者有其他感受吗？

失望、易怒、昏昏欲睡。

描述过去一周你进行的一些活动，然后描述你在这些活动中的想法和感受。

虽然我去上学——这是对的，但这很无聊。虽然我参加了一个聚会，但不喜欢周围有那么多人，所以我离开了。和一些亲密的朋友去湖边，感觉很有趣。

写下过去一周你认为重要的其他任何事情。

最近我觉得自己不爱社交，精力也不充沛。

评定你在过去一周的情绪（画圈）：

1	2	3	4	5
非常悲伤 或抑郁	有点悲伤 或抑郁	不错， 正常情绪	很好， 高兴	太好了，太棒了！ 非常高兴

总结性评述

　　本章和第六章阐述的认知干预技术是抑郁治疗的主要进展，越来越多地用于青少年和儿童。只要谨慎实施，恰当关注问题，采用符合发展水平的适当的方式，这些章节中概述的任何技术都可能很有效。同样，重要的是要考虑到这些技术都不是"最佳"或"最正确"的技术。更确切地说，技术的选择或者技术的组合，都应该基于可用的时间、学生的发展水平，以及从业者的偏好等因素。记住，认知干预要求学生有个人反思能力和洞察力，同时也需要抽象思维能力。务必记住，认知干预策略对于发育不成熟的学生或认知能力有限的人用处极小且效果有限。对于这样的学生，行为干预显然是可选择的治疗方法。最后，还要考虑到尽管单独使用认知干预治疗抑郁可能相当有效，但越来越多的实证证据表明，无论是儿童和青少年还是成年人，治疗抑郁的最佳方法都涉及认知和行为技术的结合，如第五章详细介绍的综合认知行为干预。

第八章

治疗抑郁的其他策略

引言

就针对抑郁学生的干预而言，本书显然侧重于那些通常被归入"认知"或"认知行为"范畴的技术。这种侧重并非偶然。本书特别强调这两个领域的干预技术有以下两个原因：

1. 针对抑郁的认知和认知行为干预技术，比任何其他心理社会干预技术得到更多实证证据的支持。

2. 认知和认知行为干预特别适合在学校环境中使用，这是本书的重点。

尽管明确关注这两个领域，但若认为只有它们是有希望的方法，或者所有前景较好的干预都匹配这两个领域，那将大错特错。相反，另外一些有前景的干预策略已经出现在其他干预传统中，或者没有被限定在这两个领域的范围内。本章选择的策略是从这些"其他"方法中抽取出来的。这些简要描述的干预策略都有一些经验的支持，并非常有希望成为帮助学生克服抑郁和其他内化障碍的工具。这些干预策略并不是第五章介绍的综合干预方案，也不是第四章所述的社会与情绪学习系列课程，但经常包含在这样的项目中，用于特定的目的并与其他预防和干预工具结合使用。本章主要介绍一些有关抑郁的最有前景并得到大量证据支持的其他干预措施：行为改变技术、情感或情绪教育、人际问题解决和冲突解决训练、社会技能训练（在第十章有更详细的讨论），以及最近涌现出的正念取向的方法。

抑郁的行为干预

行为干预策略是独特的，因为它们聚焦于外部而非内部。行为干预策略不是针对未解决的冲突、内疚或消极的认知过程这样的内部特征，而是专注于那些外部可观察到的离散行为（discrete behaviors，那些有明确的开始和结束的行为）。行为策略往往是高度结构化的，接受干预的目标学生或儿童承担的责任较少。大多数行为策略要求教师或家长负责帮助支持、实施和监督干预。可以用作行为干预的方法有很多，包括社会强化和具体强化、塑造、联结、消退和榜样示范。

在行为干预中使用的大多数技术至少在一定程度上基于操作性条件反射或学习理论。就专门针对行为干预的研究而言，有关儿童和青少年抑郁的行为治疗的实证基础很少，但有大量研究支持使用这些行为策略来解决其他类型的问题，如焦虑、恐惧和各种外化行为问题。行为技术在治疗儿童和青少年抑郁方面似乎很有潜力，正如第五章所阐述的那样，它们通常是综合认知行为干预的关键组成部分。

本节介绍治疗儿童和青少年抑郁的两种基本的行为干预方法。首先讨论活动安排策略，其次讨论操作性条件反射技术。本节不可能充分阐述与行为技术相关的大量知识。有关评估和干预的行为原理，有兴趣的读者可以参阅以下有关该主题的优秀基础教材：《教师应用行为分析》(*Applied Behavior Analysis for Teachers*, 6th ed.; Alberto & Troutman，2002)、《持续变化的行为分析》(*Behavior Analysis for Lasting Change*, 2nd ed.; Sulzer-Azaroff & Mayer，1991)以及《行为矫正：是什么与如何做》(*Behavior Modification: What It Is and How to Do It*, 8th ed.; Martin & Pear，2006)。

独特的用途和优势

因为行为干预是高度结构化的，要求学生承担的治疗责任相对较少，对学生的认知能力的依赖性也很小，所以是适合非常年幼的学生以及认知能力有明显限制的学生的最佳干预手段。认知干预和洞察内心的策略通常要求干预对象处于皮亚杰所说的具体运算或形式运算的认知发展阶段才能起作用。在实际运用中，认知干预策略可能会对8～12岁的学生有一些用处，但最好用于13岁或以上的学生。行为策略对认知成熟度没有这样的潜在要求。相反，它们可以用于所有年龄段和能力水平的学生。

抑郁行为干预策略的另一个独特优势在于，它们可能是通过间接干预或咨询过程产生治疗效果的唯一策略。从业者可能无法为抑郁的学生提供直接干预，但仍可以通过咨询教师或家长并让他们作为实际实施治疗的干预力量来实现积极改变。通过在咨询过程中使用"第三方"来实施行为干预，也可以帮助那些抵制参与团体或个体咨询项目的学生。这类间接干预也可能在综合心理健康服务不易获得的情况下有用。

活动安排

目的：增加花费在有目的、积极和潜在的强化活动上的时间。

发展水平：所有年龄段。

支持性材料：工作表 8‐1"安排积极活动的每周计划表"和工作表 8‐2"积极活动的基线记录"。

活动安排包括有条理地规划学生的日常安排。由于抑郁可能是随因强化（contingent reinforcement，即在特定类型的反应发生后的强化）不足的结果，因此活动安排旨在增加学生在有目的、可能受到强化的活动上花费的时间，同时减少学生在孤立、无目的或可能"沉思"自己抑郁状态的情境中花费的时间。实质上，活动安排通过在学生的日常生活中增加随因强化，特别是强化与他人的活动，来尝试打破学生的抑郁循环。

活动安排背后的原理是，随着参与的积极活动增多，抑郁情绪状态会减少，积极情绪状态会增加。实际上，活动安排通常涉及从业者和抑郁的学生，但关于谁参与活动安排有可能是变化的。在间接干预中，咨询师也可以告知学生的家长或教师有关活动安排的目的和过程，然后将制定和实施日常计划的责任移交给家长。

此外,当抑郁的学生年龄很小或者认知能力有限时,他们投入日常活动安排过程的精力可能不足,从而把任务大都留给从业者。在设计和实施活动安排的过程中,最好能让学生积极参与。学生参与和投入越多,就越有可能配合这些活动,并发现这些活动是令人愉快的。

在活动安排中,让家长参与进来是可取的,甚至是必要的,因为家长往往最终会监控学生对活动安排的遵守情况,并采取措施(如交通、资源或材料)让活动开展下去。家长参与活动安排的另一个好处是,如果学生周围的人提供使干预继续下去的手段和方法,那么治疗效果更有可能得到维持和推广。

刚开始时活动安排应该简单一些,随后逐渐增加任务或事件的数量并提升复杂性。严重抑郁的学生陷入没有目的或不愉快的活动的循环,不可能快速改变活动方式。更有可能的是,在日常和每周生活中增加一些强化活动,学生将会因这一过程而变得更加精力充沛,同时也越来越愿意增加更多活动。

开始时,外部强化和周密的外部监控对活动安排可能是必要的。虽然这类活动安排很有可能得到强化,但如果要迅速打破循环并继续进行活动安排,最好不要让强化只是碰运气。在我的临床工作以及指导研究生从业者的工作中,我发现首先应要求从业者密切监控活动安排并提供高频率的社会强化(如赞美、鼓励和其他肯定陈述),只要学生参与安排的活动,甚至只是接近这样的参与。在某些情况下,有必要一开始就使用物质强化物来促进学生参与安排的活动。让我们面对现实：真正抑郁的人可能认识到让他们参与一些积极的活动是很好的，但最初可能没有什么精力、意愿或动力去做任何事情。

如果你泰然自若地反对这种策略，把它们看作"贿赂"，那么我想委婉地建议你体谅它！实际上，严重的抑郁(以及严重抑郁的儿童和青少年)可能相当固执，需要使用你能使用的所有工具。对严重抑郁的儿童和青少年来说，拒绝参与父母、教师和从业者尝试帮助他们规划的任何可能的积极活动的情况并不少见。在这种情况下，只有良好的意愿是不够的。代币、电影票、小奖品，甚至现金等奖励(至少在开始时)，可能都会成为让学生参与活动安排的宝贵工具。我了解到，一位私人执业的心理学家成功地将一小笔钱(由父母预先提供)作为外部诱因，让学生参与安排的活动。它的工作原理是："如果这周你达到积极活动的目标，那么我将给你 10 美元，这样你就可以规划下周某些需要花钱的事情。"在初期使用外部诱因强化参与安排的活动的另一个好处是，可以仔细选择强化物，以便将来参加社会活动和随因强化的可能性增大。例如，达到一周的目标而获得两张电影票的外部奖励可能促使学生与朋友一起去看电影。

为了评估活动安排干预的有效性，帮助学生理解他们做的事情与感受之间的联系，这类干预措施最好结合情绪水平监控。工作表 8-1"安排积极活动的每周计划表"为活动安排提供了一个结构框架，有助于确定活动的类型、涉及的人员，以及完成活动所需的材料或资源。这种特定的表格可以由学生和从业者完成,但如果是间接干预,也可以由父母和学生完成。表8-1是一个完整的活动安排计划表样例。工作表8-2用于收集学生参与的具体的积极活动数量的基线数据,可作为家庭作业由学生单独完成,然后每周或每两周进行一次评估。

表 8-1　安排积极活动的每周计划表样例

	周一	周二	周三	周四	周五	周六	周日
日期	6月1日	6月2日	6月3日	6月4日	6月5日	6月6日	6月7日
积极活动的目标	看电影	骑自行车	游泳	打棒球	摆一个汽水摊	打篮球	溜冰
参与人员	奥利弗(Oliver)	阿迪(Addy)	斯基比(Skippy)	纳尔逊(Nelson)比尔(Bill)	狄龙(Dillon)	大卫(David)	弗雷德(Fred)吉尔(Jill)卡尔(Carl)伦尼(Lenny)
所需材料或资源	钱	自行车	钱、游泳装备	棒球装备	柠檬水	篮球	冰鞋

操作性条件反射技术

目的:通过增加与抑郁感受不相容的行为反应来减少抑郁

症状。

发展水平：所有年龄段。

操作性条件反射技术，如强化期望的行为和消除不期望的行为，广泛应用于处理外化行为问题，但很少被提及可以作为治疗抑郁的重要组成部分。虽然操作性条件反射技术可能不是抑郁干预的核心组成部分，但它们确实应用广泛，尤其是对年幼的儿童。作为综合治疗方案的一部分，操作性条件反射技术可能有助于减少维持抑郁的行为，增加有助于克服抑郁的行为。

强化

到目前为止，治疗抑郁（以及其他任何行为或情绪问题）首选的操作性条件反射技术是强化（reinforcement）。根据定义，强化包括强化行为（strengthening behavior），或通过在行为之后立即呈现一个积极的结果（或强化因素），使行为更有可能在未来发生。正强化（positive reinforcement）可能对治疗抑郁最有用。负强化（negative reinforcement）也可以强化行为，但它是一个不同的过程——通过在期望的行为发生之后终止一个厌恶的、烦人的或不愉快的刺激。例如，对一个抑郁的孩子唠叨，直到他/她离开房间去参加一些积极的外部活动就是一种典型的负强化。孩子烦透了唠叨，可能会发现仅仅为了结束唠叨，就能受强化而走出家门。关于强化的讨论仅限于其积极应用，理论上这些应用与抑郁治疗更为一致。

强化物既可能是社会性的，例如表扬或认可；也可能是具体的物品，例如代币、想要的东西、参加期待的活动或得到想要的食物。父母或教师犯的一个常见错误是，他们自认为某种强化物将会强化孩子，但结果"强化不起作用"，因为它不能增加目标行为。孩子认为的强化并不一定和成人认为的有用强化一样。

因此，对从业者来说，从学生那里征求意见以找到最能强化他们的东西，并鼓励父母或教师采取各种各样的激励措施是很有用的。有必要在期待的行为发生之后立即给予强化物。通常，有必要在大多数时候或每次所期望的行为发生时，启动一个强化计划，然后逐渐降低安排的强化频率。

也许，开发一种治疗抑郁的正强化系统最有用的方法是使用分化性强化（differential reinforcement），它包括与抑郁症状不相容或不一致的目标行为。分化性强化有两种基本方法。其他行为的分化性强化（differential reinforcement of other behavior，DRO）是一个计划表，在这个计划表中，除了目标问题以外的任何一种行为都可以得到强化。其目的是，通过增加"其他"行为或与抑郁症状不一致的行为来减少抑郁症状的显性表现。第二种方法可能是治疗抑郁的分化性强化的最好方法，即替代行为的分化性强化（differential reinforcement of alternative behavior，DRA），在这种方法中，与抑郁不相容或不一致的特定种类或有限种类的行为得到专门的针对性强化。尽管这两种分化性强化可以有效减少问题症状，但替代行为的分化性强化好于其他行为的分化性强化，因为前者针对的期望行为更具体，因此可能更有利于增加对战胜抑郁最关键的反应类型。本质上，替代行为的分化性强化可能在教授新技能方面很有用。

以正强化为目标的儿童行为

虽然在抑郁治疗中强化针对的具体行为多种多样，而且应该基于接受干预的学生的独特症状表现和行为习惯，但以下列举的内容可以提供一些指导，说明哪些类型的"非抑郁"行为可能成为分化性强化干预的目标：

- 微笑。
- 与他人进行目光接触。
- 发出积极的社交问候。
- 以积极的态度与同伴互动。
- 适当的音量、音调或清晰度。
- 同伴导向的谈话。
- 自愿参加活动或承担任务的责任。
- 实际参与各种积极的活动。
- 作出积极的自我评价。
- 对他人或事件作出积极的评价。
- 参加体育锻炼。

你可能已经注意到，这些正强化目标的例子与社会技能训练的例子相似。实际上，在许多情况下，示范、模拟、练习、反馈和强化的训练可能在强化与抑郁不一致的行为方面最有效。因此，这种干预是否会被看作社会技能训练将取决于针对的具体行为。尽管社会技能训练通常也应包括认知治疗成分,但它依然可以被视为正强化的具体例子。社会技能训练作为内化问题的干预措施本章将单独介绍,第十章会更详细地介绍。

消退与惩罚

除了强化之外,其他操作性条件反射技术也可成功用于治疗儿童和青少年的行为和情绪问题,包括惩罚(不期望的行为出现之后给予一个厌恶结果,以减少该行为)和系统的抑制强化。有计划地忽略目标问题行为(即消退,extinction)以及使用暂停(time-out)技术都是消除强化获得的例子。虽然这些不同的操作性条件反射技术已被证明可成功用于外化行为问题的短期干预,尤其是与强化手段一起使用时,但在治疗抑郁时并不推荐使用。几乎没有文献支持在治疗抑郁时使用惩罚、暂停或消退技术,在很多方面,这些技术都是违反直觉的,根本不合适。在所有年龄段的抑郁患者中,最常见的三个问题是过度的自我惩罚、无效的随因强化和社会孤立。使用惩罚或暂停来治疗外显的抑郁症状(例如,作出一些消极的自我评价或回避其他孩子的陪伴)似乎只会增加这三个方面的问题。通过进一步孤立孩子来治疗社会孤立毫无意义。惩罚一个已经过度惩罚自己的孩子没什么好处。此外,惩罚的使用可能导致逃避和攻击行为,这两种行为都不能帮助孩子克服严重抑郁。因此,使用操作性条件反射技术治疗儿童和青少年的抑郁应该主要聚焦于正强化,特别是替代行为的分化性强化。

情绪教育

情绪教育（也称为情感教育）是一种心理教育干预技术，通常作为抑郁综合治疗方案的一个组成部分来使用，这在第四和第五章已得到证实，它是大多数社会与情绪学习课程的基础。例如，治疗抑郁的认知疗法和认知行为疗法提升了学生对自身情绪的认识和理解，这是整个干预过程的重要一步。即使将情绪教育作为一种独立的预防或干预手段，似乎也能对儿童和青少年的行为、社会和情绪功能产生有益的影响（例如，Eisenberg，Wentzel，& Harris，1998）。事实上，越来越多实证研究结果表明，情绪教育技术能够促进情绪和行为的积极变化（例如，Greenberg，Kusche，Cook，& Quamma，1995）。

作为治疗中度至重度抑郁的干预措施，最好将情绪教育作为综合治疗方案的一部分。然而，对于不那么严重的抑郁，以及面临社会和情绪问题风险的以预防为目标的儿童和青少年，情绪教育技术可能是一个很好的选择。它们既可用于学生个体，也可用于团体，如针对目标学生或整个班级的"拉出"（pull-out）干预团体。有非常多样的情绪教育技术可供使用，其中许多是专门为学校环境中的儿童和青少年设计的。例如，一本关于促进社会与情绪学习的教育工作者手册（Elias et al.，1997）列举了美国 24 个样本项目，作为有效的情绪教育项目范例，并参考引用了大量已出版的特定课程。尽管情绪教育的许多具体技术和项目存在差异，但可能有更多相似之处。几乎所有情绪教育技术和课程的主要目标都是增强学生对情绪的理解,特别是对他们自己的情绪功能的理解。和大多数认知和认知行为干预利用情绪教育成分一样,许多情绪教育技术也旨在帮助学生理解他们的情绪、行为、思维与外部事件之间的联系。本节描述了几种最受欢迎的情绪教育技术。由于这些技术大多数都很具体并相对结构化,因此极易用于学生团体或班级,有一些可复制的讲义与本节相联系。

识别舒适和不舒适的情感

目的:提高人们对自己情绪的认识,根据是否与舒适的感受相联系来评估情感词。

发展水平:所有年龄段。

支持性材料:工作表 8-3"情感识别"。

在各种情绪教育项目中,最基本的技术之一就是识别和评价舒适或不舒适的情感。这一技术有助于提高人们对情绪的认识,对于根据情感词是积极的还是消极的、令人舒适的还是不舒适的标准来评价情感词也是有用的。虽然有几种方法可用于识别练习,但最常用的方法也许是,给学生提供适合他们发展水平的情感词单或情绪标签词单,然后让他们把情感词单分成表达舒适感和不舒适感的词语。这种技术既可用于个体,也可用于团体或班级。对一些学生来说,首先需要界定舒适感和不舒适感意味着什么。这一概念的简单教学方法就是陈述以下改编自贝里(Berry,1987)的定义(或许公开张贴):

舒适感让人感觉良好，可以帮助你享受生活。不舒适感会让人感觉不好，但也可以帮助人们成长并变得更好。不舒适感可以帮助人们注意和欣赏他们的舒适感。

这个定义告诉我们，积极和消极情绪都很重要、很有用。情绪教育的目标不应该是教学生只期望或重视积极的感受。它应该首先提升学生对情绪及其作用的认识。在消极情绪令人难以忍受，干扰了儿童能力的发挥，或者是非适应性认知结果的情况下，可使用更多先进技术来减少消极情绪。重要的是，要认识到情绪教育旨在提升对各种情绪的认识和理解，无论它们是舒适的还是不舒适的，积极的还是消极的。

工作表 8-3 是用于建构情感识别和评估练习的一种有用工具。它分为两个层次：词单 1 包含最适合年幼学生的情感词；词单 2 包含更复杂的情感词，适合年龄更大、更成熟的学生。当针对个体、团体或班级时，从业者应该指导学生使用哪个词单。要求完成这个工作表的学生在描述舒适的情感词旁边标记一个"＋"号，在描述不舒适的情感词旁边标记一个"－"号。要让这项技术或类似的练习有效，关键在于课后讨论，最好是进行团体讨论，这样学生就可以讨论特定的情感词，并从同伴那里了解情绪体验的差异。对那些未能充分掌握各种情绪的学生来说，后续对情感词进行讨论尤为重要：它增进了对情绪的认识和理解。后续讨论的另一个好处是，帮助学生明晰情绪是复杂的，并不是所有情绪都可以很容易被描述或标记为"舒适的"或"不舒适的"。例如,"惊讶"既可以是舒适的也可以是不舒适的,视情况而定。同样,"爱"是一种舒适的情感,但也会产生一些不舒适感,比如单相思的情况,或者对一个难相处或具有挑战性的家庭成员的爱。

在完成这项练习时有一个隐患,即一些学生可能会根据他们的预期而不是实际感受来评估某些情绪是舒适的还是不舒适的。例如,学生可能认为他们应该对"爱"感到舒适,并积极认可它,因为他们被告知这是好事,尽管这种情绪很复杂,而且有时会让他们感到不舒适。为了避免这种社会期许的陷阱,应强调没有正确和错误的答案,也要注意你对学生所作评价的反应。举个例子,如果学生把"恨"或"愤怒"看作他们感到舒适的情绪,那么不要表现出失望或沮丧。相反,要把这个练习作为一种手段来帮助学生提升他们的情绪认识,最终会证明这有很多好处。这个特定的练习是强壮孩子课程"理解你的情感"的一个组成部分(第四章)。观察这些课程在许多场合的执行情况,可以证明它是一种非常吸引人的强大的技术,可以成为帮助学生提升他们对生活中情绪的理解的宝贵工具。

学会表达情感:未完成句子技术

目的:增强情绪模式的自我认同。

发展水平:所有年龄段。

支持性材料:工作表 8-4 和工作表 8-5"我的情感"。

未完成句子技术广泛应用于指导儿童和青少年识别他们特定

的情绪模式。实施这种技术通常需要借助一个刺激，该刺激大多列在工作表8-4和工作表8-5中，任务是查看涉及不同情绪的几个句子词干，并通过确定特定情绪存在的情况来填空完成句子。未完成句子技术的基本原理是，它们为情绪状况提供了一个与模棱两可的结尾相联系的结构。学生需要分析他们的生活状况，以确定什么时候体验到某种特定的情绪。这项技术旨在提升人们对实际情况的认识，学生在其中体验到具体的积极和消极情绪。例如，句子"我很生气，当……"要求学生确定他们体验愤怒的具体情况。这项技术最好作为讨论（最好是在小组或班级）可能产生特定情绪状态的一个助推器。结果是，参加活动的学生不仅提升了对自己情绪状态的认识，而且了解到同伴的情绪体验与自己的有何不同和相似之处。工作表8-4提供了一个句子完成工作表，适合年龄较小和不太成熟的儿童，工作表8-5则更适合年龄较大或较成熟的青少年。

　　未完成句子技术有一个潜在的问题，即一些学生，特别是那些与这个过程疏离或者对立的学生，可能不会认真对待这个练习，提供愚蠢的答案或者只是"走过场"。除了在练习之前与学生建立良好关系，这个问题并没有简单的解决办法。此外，适当的示范以及来自从业者的反馈可能会大大降低出现此类问题的可能性。另一个潜在的问题是，一些学生（特别是年幼和智力不成熟的学生）倾向于提供特别简短和具体的回答。帮助学生运用高级思维策略进行练习的一种方法是，事先为他们作精心示范,通过具体、积极的反馈使他们努力扩展和细化自己的回答。

识别和表达情感:"你感觉如何?"

目的:增加情绪词汇量,提升对伴随特定事件或环境的情绪状态的认识。

发展水平:所有年龄段。

支持性材料:工作表8-6和工作表8-7"你感觉如何?"

句子完成技术的一个变式是句子词干更加模棱两可,学生被要求从情绪/情感词单中选择特定的情绪词来完成每一个句子,这种技术实质上要求学生选择他们要描述的情绪,而不是预先为他们安排好每个句子。例如,使用"我(感到)……,当……时",要求学生从情绪词单中选择一个特定的情绪词填写在第一个空格中,然后将自己想表达的话填写在第二个空格中。这一技术需要学生付出更多努力,但它的优势在于,可以让学生从多种可能性中选择不同的情绪词。这种句子完成技术变式的核心目标仍然与结构化句子完成技术相同:帮助儿童和青少年增强对他们的情绪和触发这些情绪的情境的认识。同样,在可能的情况下你应该对学生团体使用此方法,让每个人都能了解同伴之间情绪的差异和相似之处。工作表8-6和工作表8-7为这项技术的实施提供了实用的工作表,前者是为年幼或不成熟的儿童设计的,后者是为青少年和成熟的年轻人设计的。表8-2提供了一个此类型的完整工作表样例。

表 8－2　用来识别与情境相符的情感的完整工作表样例

你感觉如何？

指导语：从本表底部的情感词单中,选择写在"我（感到）"后面的词语,然后用自己的话来描述什么时候你有这种感受。

我（感到）<u>兴奋</u>,当我<u>开始上学时</u>。

我（感到）<u>高兴</u>,当我<u>读完一年级时</u>。

我（感到）<u>无聊</u>,当我<u>没有事情可做时</u>。

我（感到）<u>孤独</u>,当我<u>晚上睡觉时</u>。

我（感到）<u>愤怒</u>,当我<u>哥哥打我时</u>。

我（感到）<u>安全</u>,当我<u>的父母在时</u>。

我（感到）<u>担心</u>,当我<u>生病时</u>。

我（感到）<u>害怕</u>,当我<u>听到噪声时</u>。

情感词单：

高兴	无聊	快乐	激动
孤独	愤怒	感激	安全
兴奋	自豪	愚蠢	担心
害怕	紧张	亢奋	沮丧

情绪情境反应技术

目的：练习或演练对常见情绪情境的反应。

发展水平：年长儿童和青少年。

支持性材料：工作表 8－8"对情绪情境的反应"。

在情绪教育项目中,让学生练习对常见的情绪情境作出反应是一种广泛使用的技术。这种课堂练习不仅为学生提供了在一个安全的环境中参与有困难的互动的机会,而且为从业者提供了一个观察学生,随后向学生提供反馈的良好机会。有多种方法可以开展这样的练习。从业者可以简单地描述一些常见的情境,每次向学生描述一种情境,并要求他们确定在这种情境下最有可能出现的情绪。也可以采用更有条理的方式开展这项工作。例如,工作表8-8为所有年龄段的学生,无论是在家里还是在学校,都提供了一份情绪化的情境列表。要求学生阅读每一种情境描述,写下他们认为自己在这种情境下可能的感受,并思考为什么他们会有这样的感受。正如本章介绍的其他情绪教育练习,最后通过小组讨论来处理这种技术是非常有用的。对于这样的讨论,可能特别有帮助的是,让学生了解到某些常见的情境可能会在不同人身上引发不同程度的同一情绪,甚至是不同情绪。了解不同情境如何影响人们的个体差异可能是一个非常有用的过程,既可以扩大一个人的情绪理解范围,也可以学会对他人产生同理心。表8-3中提供了一个对情绪情境的反应的完整工作表样例。这个练习的一个可能的缺陷是,一些学生(尤其是年幼或疏离的学生)可能会对刺激情境作出肤浅的反应,没有真正考虑到他们的实际感受。有几种方法可以改善这个练习的结果。首先,一旦学生作出反应,则帮助他们评估自己的反应,并加强他们的批判性思考,让他们参与活动。其次,借助认知演练或角色扮演活动可能有助于创造一种环境,在这种环境中情绪情境似乎更现实、更具体。

表 8-3　对情绪情境的反应的完整工作表样例

指导语：针对本表中列出的每种情境，请描述一下如果这些情境发生在自己身上时你的感受。另外，请考虑你为什么认为自己会有这种感受。

情　　境	感受
你被三名学生邀请和他们一起在自助餐厅用餐。	受欢迎
你的一个朋友不想再和你共度时光。	生气
你想不出要做什么。	无聊
你最后一个被选入球队。	被冷落
晚上你一个人在家。	孤独
你第一个被选入球队。	高兴
你不希望父母看到你的成绩单，因为有一些成绩很差。	愚蠢
你的老师说："干得好。你百分之百正确！"	自信
你的老师说："你的工作太草率了。再做一遍。"	沮丧
一个学生说："我不知道怎么做。你能帮我吗？"	重要的/聪明
你的父母吵架了。	我不确定
没有足够的钱来获得你想要的东西。	贫穷
你的父亲或母亲说："你太年轻了，等你长大再说吧。"	我不知道
你正在准备实施一次你已经等了很久的旅行。	激动
一个家庭成员病得很重。	厌烦

表达情感：情感交流自评清单

目的：对情感交流的自信心和能力进行自我评估。

发展水平：年长儿童和青少年。

支持性材料：工作表8-9"情感表达量表"。

提升对情绪的认识和理解并不能够保证儿童或青少年将自己的认识转化为更好的情感交流。因此，在完成各种情绪教育练习之后，让学生填写一份清单，列出他们能够多好或多容易地表达各种常见的情感，以此来结束情绪教育训练通常是有用的。这样的活动可能有助于为将来的工作设定目标或改变目标，并有助于传达这样的理念，即更多觉察自己的情感只是有效交流这些情感的一步。

工作表8-9中的自评清单可能是一个有用的工具，可帮助学生评估他们表达或交流各种情感的能力，并帮助他们为未来的社会与情感发展设定目标。该清单包含的特定情感是儿童和各个年龄段（小学中年级至高中阶段）的青少年应该都很熟悉的一般情感，他们分别或以小组形式完成一些情绪教育活动。如果学生在这个清单上呈现出他们有很多难以表达的特定情感，那么可以考虑将其作为目标设定或未来的教育或干预活动的范围。我建议，如果在情绪教育干预的结论中使用这种或类似的自我报告清单，那么从业者应该单独与每个学生会面，帮助他/她评估，为未来设定目标，并讨论任何问题。重要的是，要意识到在这样的清单上没有正确或错误的答案——它仅仅是一个工具，用于帮助学生了解他们取得的进步，并希望他们继续努力，直到能够有效理解和表达自己的情感。

人际问题解决和冲突解决训练

目的：提高解决人际问题和冲突的技能。

发展水平：所有年龄段，但年幼儿童需要更大程度的结构化和支持。

支持性材料：工作表 8－10"解决冲突的五个步骤"。

为什么要教冲突解决

根据定义，当两个或两个以上的人有彼此不相容的目标时，就会发生冲突。换句话说，一个人想要一件东西，另一个人想要与那件东西不相容的东西。人际冲突是日常生活的一部分，通常不是病态的。然而，形成适应不良的人际问题解决和冲突解决方式势必会增加行为和情绪问题。例如，处理人际冲突时，在主张使用强权或回避来处理人际冲突的家庭中长大的儿童，通常不会有好的冲突解决和问题解决技能。使用强制手段（痛苦控制）来实现目标，对发展适当的谈判和冲突解决技能尤其有害。在学校，激烈的冲突得不到适当解决，这是学生攻击和反社会行为最常见的原因之一，也可能会提高辍学率，增加物质滥用和抑郁。因此，人际问题解决和冲突解决训练可能有助于在学校环境中治疗抑郁学生。这两种策略被认为是同一个概念，因为它们在理论和实践上有很多共同点。

虽然提高学生解决人际问题和冲突的能力在很多方面都是有益的，但在对抗抑郁方面可能尤为重要。研究者和从业者注意到，缺乏解决人际问题和冲突的技能，不仅可能增加抑郁的风险，而且会加重抑郁症状。因此，如何更有效地解决人际问题和冲突，为学生提供结构化的训练是一种自然的预防和治疗策略。事实上，一些著名的治疗青少年抑郁的方案都把解决人际问题和冲突的训练作为其重要组成部分。例如，第五章讨论的青少年抑郁的人际心理治疗在很大程度上基于这样的观点，即抑郁通常发生在人际关系困难的情境中，还包括将改善人际关系中的冲突作为治疗的主要焦点。几个综合的抑郁认知行为治疗方案（见第五章）也把解决人际问题和冲突作为治疗重点。事实上，青少年应对抑郁课程（Clarke et al.，1990）将其 16 次治疗课程中的 4 次用于教授冲突谈判和人际问题解决——比其他任何干预主题花费更多课时。第四章介绍的强壮孩子课程也把冲突和人际问题解决训练作为社会与情绪学习的一个关键要素。显然，冲突和人际问题解决的指导和实践应该包含在对抑郁儿童和青少年的综合干预措施中，这本身可能是一种有效的预防策略。

第一步：了解人际问题解决的不良方式

人际问题解决和冲突解决训练的第一步应该是一个心理教育过程，包括对冲突的定义，提供处理冲突的积极和消极的例子。处理人际问题或冲突有四种常见的方式：回避、支配、顺从和轻视（trivialization）。这些方式都不太管用，而且都趋向于使问题恶化。由于它们非常普遍，甚至隐匿有害，因此与学生一起了解它们可能会有所帮助。之所以大多数学生会发现这个练习有趣且实用，是因为几乎每个人都时不时会遇到一种或多种适应不良的方式，找出我们倾向于使用哪一种适应不良的方式是有用的和有启发性的。年幼学生（例如 12 岁以下）和有认知障碍的学生可能觉得这个练习过于抽象和具有挑战性，因此从业者应该根据需要修改或取消这一步骤。为年幼学生修改此练习的一个简单建议是，避免使用更多技术性和前沿性的术语（如"顺从"和"轻视"），而应该多列举一些处理问题无效的具体实例。

回避

回避的特点是人们对冲突感到非常不舒服，或者以一种"被动攻击"的方式行事。回避型的人会改变话题或远离问题情境。他们也可能会用其他没有帮助的方式发泄挫折感，比如变得焦虑或抑郁，使用化学物质，等等。这种行事风格的解决方法是在处理问题时更加果断和直接。

支配

作为一种处理冲突的方式，支配的特点是对"正确"的需要和掌控感。支配型的人不允许其他人有不同意见。他们倾向于打断对方，试图在争论中占主导地位。在某些情况下，占支配地位的个体也可能采取威胁、恐吓或胁迫的手段来控制局面。这种行事风格的解决方法是学会倾听别人的观点，在争论中放慢节奏。此外，了解到没有必要总是处于支配地位或必须是正确的也很有帮助。

顺从

作为一种处理冲突的方式,顺从的特点是感觉要对问题负责或承担责任。顺从的人经常感到害羞,经常会自我批评。这种行事风格的问题在于,它把解决问题的责任推给一个人,而事实上冲突是两个人制造出来的。顺从也会导致负罪感、羞耻感和自我怀疑,这些都与抑郁有关。在解决冲突时克服顺从的方法是学会更加果断和直接。

轻视

轻视的特点是对问题一笑置之或置之不理。这种行事风格的人不把问题当回事。他们把事情最小化,并认为"这没什么大不了的"。这种行事风格不会促进问题或冲突的解决——另一个人可能变得愤怒,冲突可能持续下去。这种行事风格的解决方法是学会尊重对方,认真对待问题。

第二步:冲突解决训练

可以有多种方式开展冲突解决训练,从简单的问题解决步骤到复杂的全校范围的干预,包括经过正式训练的同伴调解人。任何一种训练学生解决人际问题或冲突的方法可能都是有帮助的。我建议,将冲突解决训练作为旨在预防或治疗抑郁的综合策略的一个组成部分,这可以使训练模块简单、明了。例如,可将一个完整的程序或一节课用于这方面的训练,必要时进行后续复习。特别重要的是,要对解决现实冲突的例子进行示范和角色扮演,以使这种技术有效。具体而言,我建议采用五步训练法,类似于学校中儿童和青少年经常使用的冲突解决策略。这五个步骤包括以下内容:

1. 定义问题。许多问题解决能力较差的学生往往会陷入冲突，甚至是极端的冲突情况，他们并没有真正理解问题所在。在许多情况下，"问题"可能是因为误解他人，过度防御，或将敌意归咎于他人，而实际情况并非如此。为了确保学生在解决冲突的过程中对问题有明确的定义，我建议考虑改编自克拉克等人（Clarke et al.，1990）的程序。

- **以积极的陈述开始。**例如，"我知道我们正在吵架，但我想把事情弄清楚，我认为我们可以……"这样的陈述，将有助于为实际解决问题奠定一个建设性的基调。

- **要具体。**换句话说，具体描述你认为问题是什么，或者你的担忧。

- **描述对方做过或说过的事情。**非常具体地描述在场的任何人都可以很容易观察到的事情。例如，与其说"她太刻薄了"不如说"她拿走了我的午餐卡并辱骂我"。

- **不骂人！**骂人只会加剧问题，增加双方的情绪反应强度。

- **说出你的感受。**有时，只声称他人做过或说过什么而让你不高兴是不够的。最好也描述一下你对这种情况的感受。例如，说"当她拿走了我的午餐卡并辱骂我时，我感到非常伤心和不安"，这会把情况带到一个更私人的层面。

- **承认自己的责任。**几乎在所有冲突案例中，都是"一个巴掌拍不响"，这意味着双方或多或少都有责任。承认自己在冲突中也有一些责任可能会平息对方的愤怒。

- **不要指责**。要描述你关心的问题。最好是说"她拿走了我的午餐卡",而不是"她是个小偷",这只会给冲突火上浇油。
- **简明扼要**。要简短,不要把问题描述得太烦琐。只有把事情摆到桌面上,你才能解决问题。

通过这个简单的问题定义过程,处理核心问题会更容易,冲突也更可能得到友好解决。

2. 产生解决方案。解决冲突的下一个阶段包括产生或通过头脑风暴提出尽可能多的问题解决方案。如果问题涉及两个或两个以上相互冲突的观点,典型的做法就是让相关人员都参与头脑风暴,以便他们在产生解决方案的过程中都有发言权。头脑风暴的本质特征是,尽可能多地提出可能的解决方案,而不是评判、评价或批评。

3. 评估解决方案。在通过头脑风暴产生了几个可能的解决方案之后,必须评估这些方案,以确定它们对于真正解决问题的价值。在评估各种解决方案时需要考虑以下问题:

- 该方案如何实现?
- 该方案为什么会起作用?
- 该方案能帮助所有卷入冲突的人达到他们的目标吗?
- 该方案对所有相关人员是否公平?

4. 选择解决方案。这一步可能是冲突解决最困难的一个部分。选择的方案必须得到所有卷入冲突的人的同意,最好满足各方需要。人际问题解决和冲突解决训练作为抑郁干预的一个组成部分，其目标应该是帮助学生发展所需的技能，因此学生用现实情境练习这个步骤（以及所有步骤）很重要，不需要太多来自团体领导者或教师的控制。因为当必须解决一场真正的冲突时，团体领导者或教师很可能不在身边。如果冲突各方不能达成一致意见，那么需要回到第二步，并试图通过头脑风暴提出更多可能的解决方案。

5. 达成一个协议。 在选择解决方案后，冲突中的每个人都应该明确表示自己同意并接受该方案。握手成交通常是一种表示达成协议的好方法。在某些情况下，制定一份由每个人签署的正式协议也很有用，该协议规定了解决方案是什么，以及每个人将如何实现该解决方案。

解决人际问题和冲突的五个步骤简单、实用，如果学得好，就会泛化成各种技能，这些技能可以在儿童和青少年遇到的各种情况下使用。工作表 8－10 提供了一份讲义或海报，提示或指导学生学习和练习问题解决步骤。从业者可以将该工作表用于教学或培训，特别是把它做成幻灯片或放大成海报。综上所述，人际问题解决和冲突解决训练是一种非常有用的技术，不仅可以预防和治疗抑郁，而且可以帮助解决其他社会和情绪问题。

社会技能训练

目的： 提升与他人适当和有效互动的技能。

发展水平： 所有年龄段。

多年来，研究人员和临床医生都知道抑郁与社会技能问题之间有某种联系。这种联系似乎存在于儿童、青少年和成年人身上。一般来说，抑郁的个体比非抑郁的个体更容易存在社会技能问题或缺陷。同样，社会技能存在严重缺陷的个体比社会技能良好的个体更可能报告抑郁症状。社会技能与抑郁之间的关系是复杂的：在某些情况下，抑郁可能是社会技能问题的一个原因；在其他情况下，抑郁可能是社会技能问题的结果（Merrell，2008；Merrell & Gimpel，1998）。

　　不管社会技能和抑郁之间的联系的实质是什么，社会技能训练经常被推荐为抑郁儿童和青少年的干预项目，有证据表明这种形式的干预可以有效减少抑郁症状。在某些情况下，对抑郁的学生进行社会技能训练和实施其他干预措施一样有效；在其他情况下，它已被证明是综合干预方案的有用部分。作为抑郁的干预方式，社会技能训练的有效性可能基于两个因素：第一，社会技能训练几乎总是在同龄人的社会群体中进行，因此在社会技能训练期间，无论学生是否实际存在社会技能不足，该训练都提供了一种丰富的额外社会强化资源；第二，对有明显社会技能缺陷的学生来说，社会技能训练中可能发生的行为和认知变化，可以为他们提供工具，使他们在训练课程之外更有效地获得更高的社会强化率。

　　社会技能训练作为学生内化问题的干预手段，第十章有更完整的细节，其中有关社会技能训练的信息、程序和建议为学生的社会技能训练提供了一个强有力的总体框架，无论他们的主要问题是否涉及抑郁或焦虑。然而，在社会技能训练中还有一些需要考虑的因素，在治疗抑郁和焦虑方面可能尤为重要。以下四点建议改编自近年来梅里尔等人在该领域的工作(Merrell & Gimpel, 1998)，在使用社会技能训练对抑郁学生实施干预时，可能特别有用。

- 将社会技能训练与其他治疗抑郁的方法相结合，比如认知重组、情绪教育、活动安排、自我监控等。因为尚不清楚社会技能训练对治疗抑郁有效的特殊机制，所以在大多数情况下，将社会技能训练作为治疗抑郁的综合干预措施的一部分是有意义的。

- 将那些表现出类似社会技能缺陷或问题的学生放在一个干预组。并非所有抑郁的学生都有同样类型的社会技能问题。试着把社会技能训练集中在学生最需要的特定技能上，这才是有意义的。

- 教授能增加学生与他人互动机会的技能。因为治疗抑郁的社会技能训练有效的一个主要前提是，其增加了社会强化，最大化了这种强化的可能性。

- 认识到男生和女生对社会技能训练的反应可能有所不同，而且与他们的抑郁有关的社交困难也不同。尽管男生和女生都可能从社会技能训练中受益，而且在大多数情况下都应该包含在训练小组中，但常规的社会技能训练可能不足以解决所关注的问题。

总之，社会技能训练可能是治疗抑郁的极佳干预工具。请参阅第十章覆盖范围更大的社会技能训练，它涉及何时以及如何实施这种干预技术的细节。

正念的方法

目的：帮助个人专注于"此时此地"，更加了解自己的情绪、认知和行为状态，并以一种不加评判的方式接受这些状态，同时专注于有益的行为。

发展水平：最初用于成年人，此后越来越多用于青少年和高功能水平的年长儿童；可能最适合 12 岁及以上的学生使用。

在过去的二十年里，特别是在过去的十年里，写作、训练和研究中出现了大量涉及抑郁、焦虑和相关问题的独特干预措施，这些干预措施都属于正念方法的一般范畴。这一传统中，比较突出的两种治疗方法是接受和承诺疗法（acceptance and commitment therapy）（例如，Hayes，Strosahl，& Wilson，2004）及辩证行为疗法（dialectical behavior therapy）（例如，Linehan，1993；Marra，2004）。尽管这些方法存在差异（以及归类的一些问题），但基于正念的干预有一些共同之处。首先，它们倾向于训练一个人去认识和接受作为自己生活一部分的不喜欢或不愉快的感受和想法，而不是专注于消除或排斥它们。在这一方面，正念疗法与认知疗法有很大的不同，认知疗法通常基于积极争论和改变某些消极想法以减少负面影响这样的观念。其次，基于正念的方法专注于"此时此地"（而不是专注于过去或未来，比如行为的前因后果），促进对面临的问题和挑战的不加评判的超脱。

这些方法中另一个有趣的共同之处是，与行为和认知疗法的世俗根源相反，基于正念的方法最初源自一些东方精神传统，尤其是佛教。佛教传统中强调正念（right-mindedness），包括理解不是所有苦难和痛苦都可以减轻，最好可以与痛苦（如抑郁和焦虑）共存，这可以通过专注于正念的四个基础来达成：（1）对身体的沉思；（2）对情感的沉思；（3）对心灵的沉思；（4）对精神对象的沉思。这种专注的沉思和意识为大多数基于正念的治疗方法提供了基础。

毫无疑问，不同的正念方法存在重要的差异，如何将这些不同的方法进行分类是迫在眉睫的挑战。在佛教传统中，正念训练主要聚焦于内心体验（inner life），而西方的治疗方法则往往明确聚焦于外显行为。例如，在史蒂文·海斯（Steven Hayes）的接受和承诺疗法中，接受和正念策略融合成对行为改变的强烈承诺，侧重于：（1）接受当前的反应；（2）选择一个有价值的方向；（3）采取行动。在玛莎·莱恩汉（Marsha Linehan）最初开发的辩证行为疗法中，作为一种治疗有自残和边缘型人格障碍的成年人的技术，它强调正念和接受的某些组成部分，但也重点关注管理情绪创伤、减少自我毁灭和自我伤害的目标行为。

在这些基于正念的干预中，我很乐意将自己的主要技术或策略缩减为一组循序渐进的活动或一张工作表供学生使用，主要因为大部分初始工作是在成年人中完成的，所以这些方法存在显著差异。也就是说，我纳入这个讨论是因为基于正念的干预可能非常强大（目前的治疗研究令人印象深刻），感兴趣的从业者可能希望学习更多方法，并将这些技术融入自己的工作。在互联网上快速搜索这个主题，会出现一系列令人印象深刻的网站、中心，以及如何将正念训练应用于儿童和青少年的教育和心理健康促进课程。例如，戈尔迪·霍恩（Goldie Hawn）的非营利机构（*www.brightlightfoundation.net*）广泛关注在教育课程和学校环境中使用正念方法来促进健康，此外还有许多类似的工作正在开展。

就我个人而言，对儿童和青少年实施基于正念的方法的最大障碍是心理转变，而不是技术缺乏。这些技术的主要基础与认知疗法有很大不同（例如，接受、意识到和超脱于消极的心理和情绪状态而不是积极争论并加以改变），我确信可以在理论上以一种可支持的和适当的方式整合治疗技术，而不是简单地从一系列策略中挑选某项或某些技术，不考虑它们是否兼容或统一使用是否有意义。我相信，基于正念的疗法可能会进一步用于治疗那些具有内化问题的儿童和青少年，而从业者也会更明智地学习更多知识。

总结性评述

本章描述的策略可用于多种目的。行为干预策略、情绪教育、人际问题和冲突解决训练、社会技能训练，以及基于正念的方法都可以用作学校范围内的预防手段，或作为个人健康或情绪成长课程的一部分。这些手段也可能是帮助抑郁儿童和青少年的全面、综合治疗策略的有效组成部分。虽然认知和认知行为干预策略是本书的重点，而且显然已经成为目前最具实证支持的策略，但要考虑到还有其他促进策略，可以为抑郁的学生制定干预计划。最后，应根据所关注的学生的具体需求和特点，指导选择适当的干预方法。

第九章

焦虑的行为治疗：系统脱敏和其他技术

引言

　　和抑郁的行为干预不同，焦虑的行为干预通常用于特定情境或仅作为综合治疗计划的一部分，长期以来行为干预一直是焦虑症状（如恐惧、恐惧症和一般性焦虑唤醒）的主要治疗方法。使用操作性和经典条件反射方法治疗焦虑症状的传统可以追溯到20世纪初，包括在儿童、青少年以及成人中的应用。事实上，心理学早期最著名的研究之一——小阿尔伯特（little Albert）研究就涉及经典条件反射的应用，富有争议和魅力的约翰·B. 华生（John B. Watson）证实了儿童是如何获得焦虑和恐惧反应的（最终得以治疗）。尽管现在针对儿童和青少年焦虑的认知和药物干预有了其他治疗选择，但行为治疗仍然是非常宝贵的和广泛使用的工具。本章将介绍最广泛使用的焦虑的行为干预措施，并特别强调了这种干预措施如何在学校环境中应用于儿童和青少年。首先是系统脱敏，这是一种复杂但非常实用的干预策略，已经使用了几十年。系统脱敏利用放松训练、焦虑等级建立和分级暴露来实施干预。

在讨论系统脱敏之后，本章还提出了一些其他基本的行为干预技术，例如榜样示范和强化的变化。实际上，本章介绍的干预措施涉及的可能不仅仅是最严格意义上的行为准则。例如，如果没有意识到认知技术和行为技术都会被使用，就很难分析系统脱敏的三个阶段，社会认知干预可能同样如此。当然，这些干预措施是在行为技术传统中发展起来的。新近发展起来的治疗焦虑的认知和认知行为技术显然源自一个不同的理论视角。这些专门针对焦虑问题的以认知为导向的干预措施将在第十章介绍。

系统脱敏概述

系统脱敏是治疗焦虑和恐惧最古老、历史最悠久的一种方法，是一种基于经典条件反射原理的行为干预。系统脱敏最初由约瑟夫·沃尔普（Joseph Wolpe）于 20 世纪 50 年代开发，是减少儿童恐惧和恐惧症的使用最广泛的治疗方法。

系统脱敏背后的基本假设是，恐惧反应可以通过替换与之不相容或对抗的活动来减少或抑制，沃尔普将这一过程称为交互抑制（reciprocal inhibition）。通常，用于替代焦虑或恐惧反应的活动或反应是放松和平静。换句话说，放松和平静的反应是在恐惧刺激逐渐增加的情况下练习的，并最终通过这一过程削弱恐惧刺激与它可能引起的焦虑反应之间的联系。系统脱敏的过程通常是逐步开展的，在学校环境中，暴露于恐惧刺激通常是以想象的方式开始的，儿童想象恐惧刺激。以学校恐惧症为例，无论在个体内部或现实生活中，系统脱敏在许多情况下可能都适用。

以一个非常简单的例子来探讨如何实施系统脱敏。考虑这样一个场景：某个儿童对几乎任何种类的虫子都产生了极度的恐惧或焦虑反应。首先，确定恐惧，从业者教儿童一些非常具体和简单的放松方法。儿童练习这些放松方法，直到掌握，并可以在几乎没有提示的情况下有效放松。其次，从业者帮助儿童建立恐惧刺激（虫子）的焦虑等级。这一步涉及识别各种可怕的虫子，然后根据它们引发的恐惧程度从最低到最高来排序。最后，从业者努力帮助这些儿童从最不恐惧的等级开始，逐渐暴露于令人恐惧的虫子情境。在儿童练习放松反应的同时，逐渐提高情境的焦虑等级，这一步通常需要持续几次。随着干预的进行，儿童最终接近虫子时能够不那么恐惧，因为他/她已经学会在令人恐惧的虫子刺激下，保持放松和平静的状态。基本上，儿童练习的反应与他/她先前在恐惧刺激下体验到的焦虑和恐惧不相容。本节接下来的部分将会详细讨论系统脱敏的三个主要步骤（放松训练、建立焦虑等级，以及对恐惧刺激的系统脱敏）。

尽管系统脱敏通常在临床或医学环境中，而不是学校环境中实施并加以研究，但它是一种得到广泛研究的干预方法，似乎在学校环境中具有潜在效用，特别是运用团体放松训练、建立焦虑等级和使用想象的暴露形式。当然，为了在学校环境中有效使用系统脱敏，引发焦虑或恐惧的特定情境应该与学校情境直接相关。表9-1简要概述了系统脱敏的基本步骤。

表 9 - 1　系统脱敏的基本步骤

---

1. 放松训练

● 可以分组或单独进行。

● 遵循脚本指示，从业者教授放松技术，如渐进式肌肉放松（见表 9 - 2）和简化放松（表 9 - 3）。

● 如有必要，使用放松图像来代替或与主动放松技术一起使用。

● 学生练习三到四节课的放松技术，直到完全熟练且可以完全放松。

2. 建立焦虑等级

● 可以分组或单独进行。

● 学生列出他们在目标恐惧区域内产生焦虑、恐惧或不适的具体情况（视情况而定，可由父母和教师提供）。

● 为学生提供 10 张 3 英寸×5 英寸的索引卡。

● 学生在卡片上写下具体情况。

● 学生以 10 的倍数从 10 到 100 的等级来评估每种情况引发的恐惧或焦虑程度（工作表 9 - 1）。

● 将卡片从恐惧等级最低到恐惧等级最高进行排序。

● 如果卡片上的焦虑等级存在间隔，则增加中间的恐惧等级。

3. 对恐惧刺激的系统脱敏

● 可以分组或单独进行，但首选单独干预。

● 脱敏疗程在安静、舒适且几乎没有干扰的环境中进行。

● 学生放松 5 分钟，并在完全放松时向从业者发出信号。

● 从业者在焦虑等级卡片上为学生提供三到四种情境，一次一张等级卡片，从最不恐惧的情境开始，让学生在放松状态下试图生动地想象出这些情境；每种情境练习三到四次，每次最多想象 10 秒钟。

● 如果在想象恐惧情境时体验到紧张或焦虑，学生可向从业者发出信号，从业者会给他们一个"零状态"情境来想象，并提示他们放松的技术。

● 如果出现问题（提示焦虑），则返回焦虑等级较低的情境。

● 过程应简短（15～25 分钟），最好每周至少开展一次。

● 从业者在系列训练中逐步呈现焦虑等级更高的情境，直到学生在保持完全放松状态的同时能够想象最高等级的焦虑情境。

为了更好地理解系统脱敏的所有阶段以及它们如何组合在一起，有必要考虑所需的具体时间要求。与某些类型的干预不同，系统脱敏的三个阶段中每个阶段的时间不需要很多。在许多情况下，每个阶段 15～20 分钟就足够了，特别是在形成融洽的关系以及学生基本可以熟练使用放松技术之后。但是，即使干预过程相对简短，也需要定期（每周一次或两次）干预才能取得良好的治疗效果。以下是每个阶段治疗次数范围的一般指南：

- 三到五次放松训练。
- 两到三个疗程来建立一个焦虑等级。
- 三到六次系统脱敏。

此外，请记住，这些范围只是一般指南，每个人需要的时间和疗程是不同的。但是，如果你考虑使用系统脱敏，请记住可能至少需要 8 次干预，每次 15～20 分钟，有时需要超过 8 次，甚至多达 14～15 次干预。所以，要认识到你正在通过这种干预作出承诺。

步骤 1：放松训练

目的： 放松训练对于焦虑的系统脱敏至关重要，要教学生如何完全放松，并准备在接触引起焦虑的刺激时实施放松；它也可用于治疗抑郁。

发展水平： 所有年龄段，特别是三年级及以上的学生。

支持性材料： 表 9-2"渐进式肌肉放松脚本"，表 9-3"简化放松技术说明"。

放松训练是实施系统脱敏过程的第一步，也是很重要的一步。

如果儿童或青少年没有学会进入一种放松和平静的状态，那么该过程的脱敏阶段可能是无效的，因为恐惧刺激不会与一种和焦虑不相容的状态相匹配。因此，该过程的初始阶段应该用几节课帮助学生适应干预环境，并教他们如何进入深度放松状态。莫里斯和克拉托奇维尔（Morris & Kratochwill，1998）指出，通常需要三次或更多次放松训练才能让儿童有效学习放松技术，以便他们可以独立练习，并为脱敏过程中的其他阶段作好准备。

实施学生放松训练的方法有很多，对从业者来说，选择最适合特定学生的训练方法，以及确定在特定情境中实施哪种干预非常重要。在用于放松训练的许多心理学方法中，最古老的方法或许是雅各布森放松技术（Jacobson relaxation technique），该技术最初由埃德蒙·雅各布森（Edmund Jacobson）在 20 世纪 30 年代推广，并在他的《渐进式放松》（1938）一书中详细描述。雅各布森放松技术被看作一种主动的肌肉放松方法，它以渐进的方式练习主要肌肉群的非常具体的身体紧张和放松，学生通过这种方式了解紧张和放松状态的差异，并通过交替绷紧和放松主要肌肉群，进入一种深度放松状态。

渐进式肌肉放松

这些年来，雅各布森放松技术出现了许多变化，但这些变化都有一些共同元素。雅各布森放松技术的一些变式非常详细，使用的语言可能过于复杂或抽象，以至于许多儿童无法理解。表 9-2 提供了渐进式肌肉放松脚本，这一脚本基于雅各布森放松技术的原理并加以简化,使用适合年长儿童和青少年的语言。实施渐进式肌肉放松平均需要 10～20 分钟,具体取决于特定情境和接受训练的学生。使用这个脚本以及所有其他用于放松训练的脚本时,从业者应该努力用一种非常清晰、放松、平静的声音说话,使用比正常对话更慢的语速。此外,在脚本的每组指令或步骤之间,请停留足够长的时间,以免学生感到匆忙。阅读放松练习脚本的从业者的声音不仅要成为治疗技术的一部分,而且要能够促进放松。

制作一段你自己或同事阅读脚本的录音也会有所帮助。脚本可以在控制条件下录制,关键是以正确的节奏以及尽可能放松的声音阅读脚本。用录音带录制放松练习脚本的一个优点是,在练习期间从业者可以关注学生的进度而不是阅读脚本。此外,录音带的副本可以交给学生在家练习。

在对学生进行放松训练时,有一些要考虑的实际问题。首先,考虑放松训练的物理空间。它应该是舒适的,有私密性,不太明亮。通常,学校课桌椅对于促进完全放松是一个非常糟糕的设置。如果有铺设地毯的房间,请考虑使用,让学生坐下或躺在地毯上。另一种选择是,使用体育教室的软垫、靠垫或充气椅(如果有的话)。刚开始进行放松训练时,有些学生会感到不舒服或难为情,尤其是当你和他们单独练习时。难为情的感觉应该会随时间的推移而减弱,但在放松训练开始之前,你可以花时间做一些有趣的事情或放松一下,来缓解学生难为情的感觉。在团体放松训练期间，其他学生可能会发笑或捣乱。如果这对你来说是一个问题，请事先与这些学生交谈，并解释不扰乱放松训练的重要性。你也可以考虑让学生坐下来，使他们不会彼此面对面或距离太近。

简化放松技术

表9-2呈现的渐进式肌肉放松脚本，在大多数情况下对儿童和青少年的放松训练应该是非常有用的，但有时也可能需要其他类型的放松训练。例如，在没有足够的时间来完成整套渐进式肌肉放松，或者物理环境不适合的情况下，简化放松练习可能会有所帮助。在这种情况下，可以考虑一个简化放松练习。表9-3列出简化放松技术说明。有些学生可能会发现，当试图专注于放松时，他们很容易分心。你可以通过让他们练习转移注意力，专注于呼吸，重复一个特定的单词或短语，比如"我很平静和放松""我感觉很平静"或者其他对他们有用的东西来解决这个问题。另一个需要考虑的问题是，一些学生练习主动渐进式肌肉放松时，他们的肌肉可能会痉挛或"抽筋"，可能会因为练习时的身体感觉而感到不适，或者出于其他原因而不能开展放松练习。在这种情况下，最好进行与放松（被动放松）相关的心理意象或可视化练习，而不是渐进式肌肉放松。通过让学生闭上眼睛，想象在一个喜欢的舒适的地方处于非常放松和平静的状态，就可以简单地完成替代练习。从业者的一些创造性短语可以极大地促进这类心理意象。

表9-2　渐进式肌肉放松脚本

1. **首先，你的手和手臂。**紧握拳头（停顿）。现在绷紧你的手臂。保持紧张状态（停顿）。注意手和手臂肌肉的紧张感（停顿）。现在慢慢张开双手，放松手臂肌肉（停顿）。注意手和手臂的舒适感和放松感。

2. **现在，你的肩膀、脖子和背部。**尽可能高地将肩膀拉向颈部（停顿）。让你的肩膀、脖子和背部肌肉尽可能紧绷（停顿）。保持这些肌肉处于非常紧张的状态（停顿）。现在，慢慢深呼吸，让你的肩膀下垂，让肩膀、脖子和背部的肌肉一直放松（停顿）。注意这些肌肉是如何放松的。

3. **现在，你的脸和头。**抬起眉毛（停顿）。尽可能紧地眯起眼睛（停顿）。咬紧牙关（停顿）。皱起你的前额（停顿）。你感到紧张吗？保持住（停顿）。现在，慢慢呼气，当你放松面部和头部的所有肌肉时，感受这种差异（停顿）。注意这些肌肉现在是多么放松。

4. **接下来，你的嘴和下巴。**吸气，用嘴展示一个紧张的微笑（停顿）。把嘴唇用力贴到牙齿上（停顿）。你的嘴唇、脸颊和下巴应该感觉很紧张。保持（暂停）。现在，慢慢地呼气，放松嘴两侧的肌肉（停顿）。对自己说，"放松，放松"（停顿）。注意你的嘴和下巴现在是多么放松。

5. **现在，你的胸部和腹部。**深吸一口气，保持住。绷紧你的腹部肌肉（停顿）。尽可能地收紧胸部（停顿）。保持住。保持紧张，紧张，紧张。再坚持一下。现在，放松（停顿）。呼气，让自己正常呼吸（停顿）。放松所有肌肉（停顿）。注意你的深呼吸、放松的呼吸，并感受它是多么平稳和平静。

6. **接下来，你的腿和脚。**抬起双腿，将脚趾向膝盖弯曲（停顿）。尽可能地收紧小腿（停顿）。现在，把你的脚趾压在地板上。收紧你的脚。向上踮起脚跟（停顿）。尽量保持你的腿和脚紧绷（停顿）。现在，放松。让你身体的所有紧张都通过脚趾的顶端释放出来（停顿）。每一点紧张和能量都通过你的脚趾离开身体（停顿）。深深地、缓慢地呼气。你现在完全放松了。想象一下，阳光照在你完全放松的身体上（停顿）。你完全放松，没有任何烦恼。

7. **闭上眼睛。**缓慢地吸气和呼气，深呼吸，放松（停顿）。专注于身体的每个肌肉群，一次一个（停顿）。它们都应该平静而放松。每次呼气时，关注不同的肌肉群，注意你是多么放松。首先是你的手和手臂（停顿）。然后你的肩膀、脖子和背部（停顿）。现在，你的脸和头（停顿）。现在，专注于你的嘴巴和下巴（停顿）。注意一切都是放松、平静和温暖的感觉。现在，专注于你的胸部和腹部肌肉（停顿）。现在，你的腿和脚。

续　表

> **8. 慢慢睁开眼睛(停顿)。** 移动你的手臂和腿,摆动你的手指和脚趾。慢
> 慢地让你的身体恢复正常(停顿)。你现在完全放松、冷静和警觉。你
> 没有任何担忧(停顿)。感觉很棒,不是吗?

表 9 - 3　简化放松技术说明

> 1. 找一个安静、舒适的地方。
> 2. 进入一个轻松、舒适的环境。
> 3. 静静地坐着。
> 4. 闭上你的眼睛。
> 5. 专注于你的呼吸;深吸一口气,慢慢地呼气,感受呼气时的放松。放下
>   你的烦恼。
> 6. 一组一组地绷紧你的肌肉。然后让它们放松。注意当你让它们放松
>   时,它们的感觉是多么平静。
> 7. 让你的整个身体放松,并继续深呼吸,缓慢呼吸。
> 8. 想象你在一个喜欢的地方,而且非常放松和平静。
> 9. 用几分钟完成这些步骤,然后静静地坐几分钟。

　　放松训练是减少恐惧和焦虑反应的系统脱敏的一个重要方面。然而,除了系统脱敏,即使作为抑郁和其他内化问题干预的一个组成部分来使用,放松训练也是一种非常有用的技术。事实上,第五章描述的对抑郁的综合认知行为干预往往将放松训练作为重要的组成部分。甚至有一些证据表明,即使在没有其他治疗成分的情况下,使用放松训练也可能有效减轻抑郁症状。因此,放松训练不仅仅是系统脱敏的一个阶段。本章介绍的用于放松训练的说明和脚本具有非常广泛的潜在用途,可用作抑郁、焦虑和相关问题的干预手段。

步骤 2：建立焦虑等级

目的：帮助学生从最不恐惧到最恐惧对引发焦虑的刺激进行评分，以准备在步骤 3 中分级暴露这些刺激。

发展水平：所有年龄段，特别是三年级及以上的学生。

支持性材料：工作表 9-1"列出并评估你的恐惧"。

在放松训练的过程中，从业者首先需要为接受训练的特定学生建立不同等级的焦虑情境。即使这些情境都包括相同类型的恐惧刺激，个体对特定情境产生的恐惧或焦虑依然存在很大程度的差异。例如，一个极度害怕独自在家的青少年可能会觉得天黑时独自在家最可怕；对另一个青少年来说，如果他/她在父母离开一段时间后进入一个空房间，可能会感觉更加恐惧，不管外面是亮还是暗。除了引发恐惧的情境存在个体差异，大多数具有极度恐惧反应的人往往对相同刺激的变化有不同程度的恐惧。例如，一个因担心细菌污染而极度害怕吃学校食堂里的食物的孩子，可能会更害怕吃热的食物而不是冷的食物，或者更害怕吃松散的食物而不是固体食物。

由于个体间和个体内的恐惧反应存在差异，因此有可能形成焦虑情境的不同等级。这是系统脱敏中非常重要的一步。焦虑等级建立之后，将在干预的最后阶段对引发恐惧的情境或物体的依序暴露中发挥关键作用。建议从业者针对每一个被确认为重大问题的恐惧情境，与学生一起（以及在适当的情况下，与学生的父母和教师一起）建立焦虑等级。这个等级是所有引发恐惧的相关情境或物体的列表，从引发最少焦虑的情境到引发最多焦虑的情境进行排序。莫里斯和克拉托奇维尔（Morris & Kratochwill，1998）建议，治疗应仅针对学生和从业者一致认为需要改变的恐惧。如果学生不同意这是一个问题，并认为不需要改变，那么从业者、父母或教师不应该治疗这一特定的恐惧。否则，治疗可能无效。如果学生不同意脱敏训练的特定目标怎么办？最好的做法是，努力寻找与学生的共同点，即使对该目标是不是要解决的最重要的问题存在分歧。如果采用这一方法且该方法奏效，那么学生可能更有信心同意对其他问题使用系统脱敏。我们必须认识到，系统脱敏需要学生/来访者的充分合作才能有效，除非能够建立良好的合作关系，否则最好选择其他不那么直接的治疗方法（如榜样示范和强化）。

通常，建立焦虑等级的实际做法是，首先给学生 10 张 3 英寸×5 英寸的索引卡。然后，根据父母和教师的意见，在恰当的时候要求学生写下产生恐惧或焦虑的特定情况的简要描述。接着，对 10 张卡片上的每种情况给出一个等级（以 10 的倍数评分，最多为 100），表示产生多少恐惧或焦虑，100 表示最高焦虑水平，10 表示非常低的焦虑水平。在此任务期间，从业者为学生提供特定评级的一些行为锚，以使 10 的倍数具有切实的意义，这很有用。例如，你可以给学生一张列出了 10 到 100 之间所有数值的纸，以及特定等级可能使用的一些特定描述，或者在黑板上进行此类练习。工作表 9－1 提供了一个可供学生使用的行为锚定评级系统示例。

当然，在某些情况下，最好与学生合作开发一组他们特别关心的值或评分值的锚点。

在学生完成10张卡片并确定评级后，从业者应该与学生一起检查，以澄清任何令人困惑的情况或评级，或与学生事先报告的恐惧不一致的情况。接下来，从业者应该与学生讨论这些卡片，并根据需要添加其他项目，以便10到100之间的10个数值都能在等级中表示出来。例如，学生可能会列出一个包含10种恐惧情境的表，并将其评定为80、90或100。如果是这种情况，那么等级结构中低恐惧情境不够多。如果学生不能马上想到适当的情境来填补空白，从业者就应该与他/她一起商讨，提出可能的情境，询问过去可怕的经历或让学生想象各种情境，直到找出足够的例子。如果在分配给10种情境的数值中出现较大间隙，例如学生仅使用20、60和100，则需要将其他情境添加到等级结构中。为了有效实施脱敏，有一个完整的恐惧情境列表很重要。

莫里斯和克拉托奇维尔（Morris & Kratochwill，1998）指出，一旦建立等级结构，而且能涵盖评级范围内的所有数值，通常就会有20～25个项目。但是，在特定情况下，也可能会有更多或更少的项目。建立焦虑等级最重要的问题在于，既要包括学生问题最突出的恐惧情境，也要增加足够多的中间情境，以便尽可能接近地表示从10到100的完整范围的恐惧值。此外，从业者应该和学生一起确定一些他们认为非常轻松且容易想象的零级的焦虑情境（Morris & Kratochwill，1983）。这些零级的情境最终将用于脱敏阶段，目的是在使人恐惧的情境与使人放松和平静的情境之间切换。在脱敏阶段之前，从业者通常需要与学生进行两到三次焦虑等级规划，以充分发展和完善焦虑等级（Morris & Kratochwill，1998）。

尽管系统脱敏是基于经典条件反射的行为概念，但这种干预仍然存在一些认知成分，而且在建立焦虑等级时，认知方面的影响体现得更为明显。建立焦虑等级涉及的任务要求学生能够进行抽象思考和象征性思考，而且对自己的恐惧有相当强的洞察力。尽管大多数三年级或更高年级的学生应该能够通过一些指导成功建立焦虑等级，但在某些情况下，学生的认知成熟度不够，无法进行这种干预。在这种情况下，正如抑郁的认知疗法，不应该选择基于认知的干预，而应该选择更具体的和外部控制的干预类型。

步骤 3：脱敏（分级暴露）

目的：帮助学生在想象或真实的焦虑刺激下体验放松，以此消除不必要的焦虑反应。

发展水平：所有年龄段，特别是三年级及以上的学生。

脱敏的最后阶段是系统暴露于恐惧刺激的过程。当脱敏开始时，儿童或青少年应该有足够的放松训练的练习和反馈，这样在被要求放松时他们才可以有效放松，完全放松。此时，应该已经建立焦虑等级（如果有必要，可以是多个等级）并正确排序。如果已经建立多个焦虑等级，那么从业者应该首先处理对学生来说最痛苦的等级结构。有两种类型的暴露。在学校环境中，最常见的是对焦虑等级中的恐惧情境进行想象脱敏(imaginal desensitization)。由于极度焦虑反应的风险较低，因此这种系统脱敏的方法几乎总是在学校中治疗焦虑学生的首选方法。另一种是现实脱敏(in vivo desensitization)，涉及暴露于实际的恐惧情境或对象中，已在临床上频繁使用。但是，除少数例外情况，不建议将现实脱敏用于学校环境。稍后将简要讨论此建议。

想象脱敏

最初的脱敏程序是，首先让学生在舒适的环境中放松 5 分钟，当达到深度放松状态时，指导他们通过抬起右手食指来发出信号。一旦发出信号，从业者应要求学生开始想象焦虑等级中最不恐惧的情境。指导学生生动地想象这个情境，好像他们真的身处其中。当想象出现等级结构中产生恐惧的情境时，学生闭上眼睛会有所帮助，这样他们就可以想象这个情境，并专注于放松。如果学生刚开始想象恐惧情境就感到有一点焦虑或紧张，他们应该抬起右手食指来发出信号。一旦发出信号，从业者会给他们一个零级情境（一个不产生恐惧或焦虑的情境）来想象，并指导他们完成这些步骤，直到再次处于放松状态，此时学生也会发出信号说明达到这个效果。

当学生再次处于放松状态时，从业者引导他们再次想象恐惧情境。如果他们开始感到焦虑，应该再次发出信号。如果学生发出信号，则应该想象零级情境，直到再次放松。这个循环会一直持续到学生可以想象最初的情境而不感到恐惧或焦虑。当学生连续三次这样做时，从业者要求他/她想象焦虑等级中的下一级，循环重复，直到可以不焦虑地想象新情境。

莫里斯和克拉托奇维尔（Morris & Kratochwill，1998）建议，应按升序（从最不恐惧到最恐惧）呈现每个等级情境，"呈现三到四次，第一次呈现 5 秒，随后呈现时间逐渐增加至 10 秒"（p.100）。他们还建议，每次治疗应该只呈现等级结构中的三个或四个情境，而且治疗通常持续 15～20 分钟。请记住，应该指导学生在暴露于不同等级情境之间放松几秒钟。治疗应以短暂的放松结束。

在初始脱敏治疗之后，后续治疗也会采用相同的一般形式。从业者应该帮助学生以每次三到四个情境的速度逐步提高恐惧情境的焦虑等级，并逐渐增加暴露于每个情境的时间，并最终达到10 秒。应该呈现每个情境，直到学生连续三次成功或暴露于恐惧情境时没有焦虑反应。如果连续两次失败（即想象情境时伴随着恐惧或焦虑的感觉），从业者应该指导学生"后退"到最近想象的没有感到恐惧的情境。该过程会重复几次，以每周至少一次的频率实施治疗是有帮助的，这样有助于减少每次需要重新学习的次数。

最终，学生应该能够在充分放松的状态下想象等级结构中最令人恐惧的情境。从理论上讲，当学生能够放松地想象等级结构中最令人恐惧的情境时，他们也会逐渐对这些情境"脱敏"。随着干预的成功实施,学生最终应该学会暴露在先前产生恐惧的情境中,而不会出现严重的恐惧或焦虑反应。

现实脱敏

现实脱敏的放松训练和焦虑等级建立也采用前面讨论过的相同的程序,但在现实脱敏过程中,学生逐渐暴露于实际产生恐惧的刺激而不仅仅是想象它们。以一个 11 岁女孩为例,她极度害怕独自走在学校的大厅里。通过对焦虑等级的想象呈现,当她处于放松状态下,她会生动地想象独自在大厅里。随着在现实中呈现焦虑等级,她将逐渐被要求在大厅里独自行走,同时专注于放松技术。也有可能想象脱敏和现实脱敏相结合,并逐渐从前者转变为后者。尽管在许多情况下,现实脱敏可能是有效的,但学校从业者应该非常谨慎地使用,而且通常应该使用想象脱敏。原因很简单,学校环境通常不可预测或不能高度控制,事实上可能涉及相当大的不可预测性。失败的风险,甚至来自学生的严重反应(如全面惊恐发作)都是大问题,会带来足够多的责任。在我看来,学校从业者在绝大多数情况下都应该坚持想象脱敏而不是现实脱敏。当然,也有一些例外。最重要的例外是学校恐惧症的治疗,或涉及极度焦虑反应的拒学行为的治疗。在这种情况下,让学生尽可能快地暴露在令人焦虑的学校环境中很重要。太容易脱离引发焦虑的学校环境可能会在无意中使问题恶化,因为它可能提供非常强大的逃避条件作用。表 9 - 4 提供了一些治疗有拒学行为的焦虑学生的建议。

表 9－4　治疗有拒学行为的焦虑学生的建议

- 不要认为所有拒学行为都是焦虑问题或学校恐惧症的结果。在某些情况下，拒绝上学可能是对厌恶环境的自然回避反应。如果学校环境确实令人厌恶，那么应努力使环境变得更加积极，而不是简单地让学生适应环境。
- 要意识到，年幼儿童上学时出现明显的恐惧或焦虑反应并不少见，尤其是幼儿园和一年级的学生。对这些年幼学生来说，当他们开始期待上学时，身处学校的养育环境中，正常的学校焦虑问题通常会迅速减少。
- 对于因与学校相关的焦虑而留在家中的学生，与父母一起做工作，使上学成为学生明确而坚定的期待，并移除不去学校时家庭环境中任何不寻常的强化因素。
- 将减少焦虑的程序（如系统脱敏和认知行为技术）与积极强化学校出勤率相结合。
- 对于完全停止上学的焦虑学生，从较小的出勤目标开始，例如半日出勤。
- 对于在上学期间至少拥有一名教师的学生，确保所有教师都遵循统一的计划，处理与上学相关的焦虑行为。
- 教授父母和学校其他工作人员有关拒学行为的原因以及哪些干预手段最有效。
- 坚持完整记录干预效果和出勤率，以便评估干预进展并在必要时修改干预方法。

　　脱敏阶段的治疗需要多少个疗程？当恐惧刺激出现时，需要尽可能达到放松。实际治疗的次数将根据情况和条件而有所不同，但基本考虑至少需要三次治疗，可能最多需要六次治疗。请记住，治疗时间不应该很长，每次可能需要 15～20 分钟。如果在三到四次治疗后没有进展，请考虑评估焦虑等级的建立情况和放松训练的学习情况。前两个阶段都是有效系统脱敏的基本组成部分。如果持续努力没有改善学生的焦虑，请考虑学生可能不适合这种类型的治疗。虽然系统脱敏可能是针对焦虑问题应用最广的心理干预，但它并不是在所有情况和所有人中都有效。

其他行为干预

除了系统脱敏，其他一些行为技术也常用于焦虑症状的干预。榜样示范和正强化的使用都被证明是在特定情况下对焦虑和恐惧反应的有效干预。此外，正强化的一些变式，例如塑造和消退，也可能是有用的。本节将描述这些针对焦虑问题的基本行为干预。

榜样示范

目的：通过让学生观察另一个适当处理焦虑刺激的个体来减少焦虑和恐惧反应。

发展水平：所有年龄段。

榜样示范主要依据班杜拉(Bandura，1969，1971，1986)提出的社会学习理论，是用于治疗儿童和青少年的焦虑、恐惧和恐惧症的一种重要的行为手段。使用榜样示范的前提是，观察其他人的行为以及该行为产生的后果可能会引发行为改变。然而，榜样示范比简单的模仿行为要复杂得多。通过榜样示范促进有效的行为改变涉及几个不同的阶段，以及注意、记忆、动作和动机过程。莫里斯和克拉托奇维尔(Morris & Kratochwill，1998)讨论了通过榜样示范治疗儿童的恐惧和恐惧症，他们对该领域研究的回顾为榜样示范的潜在治疗用途提供了令人信服的证据。

榜样示范可以是现场的或符号的。通过现场榜样示范，学生观察另一个学生在自然或模拟环境（即教室、操场、自助餐厅或办公室）中的行为。现场榜样示范涉及榜样对目标行为的实际演示。例如，一个学生在学校食堂与其他学生共进午餐时感到焦虑或恐惧，他可能观察到另一个学生在食堂的行为。与观察目标行为的现场实施一样重要的是，观察该榜样行为的积极结果。换言之，在学校食堂与其他学生共进午餐时感到极度焦虑或恐惧的学生应该观察到另一个学生的行为，以及该行为伴随的积极结果，例如该学生在吃午餐时和其他学生交谈、说笑。这个过程称为替代强化，学生了解到积极结果可能会跟随目标行为而出现。

符号榜样示范类似于现场榜样示范，只不过它通过电影、录像带、照片或其他类似媒介呈现实施目标行为的榜样。例如，一个极度担心上车和乘坐校车的学生可能会观看一个榜样的视频，来体验上车和乘坐校车涉及的完整行为序列。同样重要的是，榜样目标行为的执行应伴随适当的积极结果，而且没有出现消极结果，这样观察者就更有可能获得替代强化。符号榜样示范的一个流行变化包括给儿童阅读故事，这些故事涉及其他儿童顺利协商恐惧情境或事件。许多学校从业者都会维护一个儿童图书馆，他们给学生阅读，以帮助学生应对恐惧情境，例如看医生或牙医，与父母分离，独自在家，处理家庭成员的严重疾病，搬家，等等。

分化性正强化

目的：通过增加与焦虑症状不相容的行为反应来减轻症状。

发展水平：所有年龄段。

强化的许多变式已用于治疗表现出非适应性焦虑反应的儿童和青少年。正强化是一种操作性条件反射技术，是使用最广泛且有效的强化程序，可单独使用或与其他干预程序结合使用。第八章详细介绍了使用正强化的基本前提，这里不再详述。然而，简要回顾一些适用于治疗焦虑症状的强化原则或许有所助益。

一般而言，治疗焦虑症状的首选正强化是对与焦虑反应不相容的行为进行分化性强化。当这些非焦虑反应得到强化时，学生就不太可能表现出焦虑症状，因为他们学会了与焦虑反应不相容的新行为。分化性强化包括其他行为的分化性强化（对除目标焦虑反应之外的任何行为的强化）和替代行为的分化性强化（对与目标焦虑反应不相容的有选择的适当行为的强化）。若使用行为方法治疗抑郁，那么替代行为的分化性强化程序是首选方法，因为它针对的是对克服焦虑、恐惧或恐惧症很重要的替代反应或行为。替代行为的分化性强化可用于以下学校中常见的引发焦虑的情境：

- 上学
- 公开演讲
- 在学校食堂吃午餐
- 乘坐校车
- 与其他学生交谈或发起对话
- 回答教师提出的问题

- 与异性交谈

- 使用学校卫生间

- 邀请其他学生在课间休息时一起玩

这些例子都反映了学校中常见的引发焦虑的情境，这些情境中的行为反应是会得到强化的替代行为。例如，一个学生在与其他学生交谈时可能会感到很焦虑，该学生采取的防止额外焦虑的不良行为是避免与其他学生交谈。因此，要强化的替代行为就是该学生目前避免做的事情：与同伴交谈。必须通过分析特定学生的问题情况，谨慎确定特定的替代行为或用于强化的行为。

强化物偏好评估

要记住，有许多不同类型的强化物。如果强化是一种有效的干预方法，那么必须选择合适的强化物。强化物可能是社会性的，例如来自教师、顾问等的表扬、鼓励或关注。强化物也可能是有形的物品，例如一些对学生来说有价值的东西或某种价值的象征物（将来可以兑换为有价值的物品的代币）。学校中有各种潜在活动可为学生提供丰富的强化资源。例如，额外的玩电脑时间或休息时间，被指定为教师的助手，或被赋予清洁黑板和黑板擦的"特权"，对某些学生来说，这些都可能是强有力的诱因（是的，确实如此，我见过它行得通！）。潜在强化物的数量只受限于从业者的创造力和学生的偏好。因此，有效使用强化的一个重要方面就是，对将要实施干预的学生进行简短的强化物偏好评估。强化物偏好评估的一种简单方法是，向目标学生提供一长串潜在强化物，并要求他们标记出或圈出自己最喜欢的活动或事物。强化物偏好评估的另一种方法是，让学生在有限的时间内接触各种可能的强化物或活动，然后观察并记录他们的选择，他们的选择可作为强化物清单的一部分选项。无论强化物偏好评估是系统进行还是非系统进行，重要的是要这样做，通过强化物偏好评估确定的潜在强化物更有可能对学生起到强化作用。否则，因为用作强化物的特定项目或活动对学生没什么价值，你可能会听到父母和教师对"强化不起作用"的投诉。再次强调，只有增加了期望行为的结果才是强化。

提供强化的方法

在学校环境中，许多人可能有能力强化选定的替代行为。强化既可以由教师、管理者或为学生提供支持服务的专业人员来实施；也可以通过书面契约来实施，该契约规定了期望的行为，以及依照特定标准行事的积极结果。作为咨询干预的一部分，父母也可以在家庭环境中设计和实施强化，学校从业者帮助父母确定具体的替代行为，以教育和强化学生的基本行为准则。由于学校干预可能涉及监测学生行为和提供实际强化物的许多人，因此必须特别注意确保不同教室和不同学校环境的一致性和沟通。当学生在学校各种环境中表现出极度不适应的恐惧和焦虑反应时，通常最好由个人，如顾问、心理学家或社会工作者主持干预，他们将承担和需要参与的所有其他人员协商的责任，确保以一致和有效的方式实施干预。

强化的变式：塑造和消退

虽然正强化是治疗焦虑问题最常用的行为技术，但它并不是唯一的技术，在某些情况下正强化的几种变式也可能有用。可能有助于治疗学校焦虑问题的两种最常见的强化的变式是塑造（shaping）和消退（extinction）。

在学生很难一次作出他们所期望的与焦虑不相容的行为的情况下，塑造可能会有所帮助。塑造是一种强化程序，包括教学生通过一系列小步骤而不是一蹴而就来作出期望的行为，并强化行为序列中每一个连续的步骤。例如，选择"在学校食堂与其他学生共进午餐"作为替代目标行为适合非常害怕在食堂进食的学生。然而，如果恐惧和随之而来的焦虑反应很强烈，那么让学生通过一系列小步骤表现出这种期望的行为可能更现实。在表现出与其他学生在食堂共进午餐的最终期望行为的过程中，学生可以执行较小的步骤，如午餐时进入食堂，自己坐在桌子旁，与其他学生坐在一起，以及最后和其他学生共进午餐。必须仔细规划塑造过程的每个步骤且及时强化。

另一种有助于治疗学校焦虑问题的强化的变式是消退。根据定义，消退涉及消除问题行为发生后的任何强化结果，这些问题行为可能是在无意中通过强化维持的。例如，再次考虑某个学生的情况，该学生极度害怕在学校食堂与其他学生共进午餐，表现出明显的焦虑反应，如去食堂时哭泣、尖叫、颤抖和乞求教师。教师的回应是，安慰学生并允许其在教室与教师共进午餐。尽管教师的这种富有同情心的回应是出于善意，但它最终可能强化了有问题的焦虑反应，使问题变得更糟。在这样的情况下，消除包括在可行的最大限度上有计划地忽略焦虑反应。教师要尽可能地忽略问题行为，这样他们自己的行为就不会加剧焦虑问题。在使用消退作为焦虑问题的干预手段之前，必须认识到一旦消退开始，问题可能会变得更糟（所谓的"消退爆发"现象），所以通常消退最好与强化一起用于塑造期待的行为。当然，其他行为原则也可用于治疗焦虑问题，但可能不适合学校环境。例如，使用惩罚或在不期望的行为之后呈现厌恶后果，理论上可以起到抑制或减少将来出现不期望的行为的作用。然而，使用惩罚或呈现厌恶后果也可能引起回避和攻击，并带来许多潜在的道德和法律问题。作为一般原则，最好尽可能避免在学校环境中使用惩罚或呈现厌恶后果，应该依靠积极的干预手段，这实际上可能有助于教授新行为而不是简单地抑制问题行为。

总结性评述

长期以来，行为技术一直是并将继续是治疗儿童、青少年以及成人焦虑的重要和有效的干预手段。系统脱敏和其他行为导向的干预方法，如榜样示范、强化、塑造和消退，在很多方面适合治疗与焦虑有关的问题。虽然报告的大多数行为干预都应用于受控制的临床或实验室环境，但它们也可以在学校环境中以多种形式实施。其中的一些技术，例如放松训练和榜样示范，可以使用心理教育方法，即使在课堂上也可以分组完成，并有大量练习机会。这些方法非常适合学校环境。其他技术，例如系统脱敏，或许在学校环境中较难实施，因为它需要对正在进行的治疗作出承诺，而且通常是个体治疗而不是团体治疗。但是，考虑其中一个因素或许会使这项工作有可能在学校开展。虽然需要几次治疗，但每次治疗的时间不需要很长，通常 15～20 分钟就足够了。在学校环境中实施强化和强化的变式（例如塑造和消退）更为直接，熟练的从业者、顾问能够与家长和教师合作，通过间接提供这些技术，可能对许多学生产生积极影响。如果你是一名与有焦虑和相关问题的学生打交道的学校从业者，请考虑以下几种实施行为干预的方式：与单个学生、以小组形式或在独立的教室。尽管长期以来，这些行为技术一直是治疗儿童和青少年焦虑问题的主要方法，但这一领域并不是一成不变的，过去几年里已经开发出新的有效干预手段。在这方面最令人兴奋的一个进展就是，将行为干预技术作为焦虑儿童综合认知行为治疗方案的一部分。第十章将详细介绍这些最新的认知和认知行为干预技术的使用。

第十章

焦虑的技能训练和其他治疗方法

引言

长期以来,行为干预如系统脱敏、放松训练和不同的强化程序,一直是儿童和青少年焦虑障碍和相关问题的标准干预方法。然而,在过去的二十年里,基于技能的认知干预方法取得了重大进展。对焦虑问题进行认知干预的早期尝试主要包括,对已经广泛用于治疗抑郁的认知技术的调整。20 世纪 90 年代,第一个专门用于治疗年轻人焦虑问题的综合认知干预方法得以确立。对于该领域已经得到充分完善和评估的干预方法,在英文中"认知行为"(cognitive-behavioral)中的"认知"(cognitive)一词与"行为"(behavioral)一词通过连字符一起使用。几乎所有这些干预措施本质上都是认知行为干预,因为它们利用了两种理论思路的重要方面。本章将描述和说明五种认知行为干预:自我控制训练(self-control training)、自我指导训练(self-instructional training)、"应对猫"项目("Coping Cat" program)(和相关的 C.A.T.项目)、控制转移法(transfer-of-control approach)、社会技能训练(social skills training）。这五种针对焦虑问题的干预方法各不相同。有些方法聚焦于很小的范围，而有些方法则被看作综合认知行为治疗方法。这些干预方法是给有焦虑和相关问题的年轻人带来希望的治疗方法。

焦虑的自我控制训练

目的：训练学生充分监控他们的想法、活动和感受，并以现实、有效的方式关注这些想法、活动和感受的结果。

发展水平：年长儿童和青少年。

第七章详细讨论了治疗抑郁症状的自我监控。在同样的理论和研究领域之外，一种针对焦虑症状的干预方法也得到发展，并称为自我控制训练。自我控制训练方法治疗焦虑的基本前提与自我监控或自我控制方法治疗抑郁的基本前提类似，也就是说，抑郁和焦虑等情绪行为问题之所以形成，是因为个体无法适当监控他们的想法、活动和感受，难以通过现实、有效的方式关注这些想法、感受和行为的结果。因此，对焦虑问题进行干预的自我控制训练方法旨在通过教导个体成为调节和指导自己的思想和行为的主体，从而得到特定的积极结果以减少焦虑症状。

自我控制训练作为一种治疗焦虑的方法，与其说是一种特殊的技术，不如说是一套基于共同原则的技术的集合。由于自我控制训练方法的前提是，个体必须学会如何以有效的方式调节自己的思想和行为，因此这种方法赋予患者自身众多责任。从业者扮演教师或激励者的角色，以帮助学生开始这个改变的过程。自我控制训练还需要相当强的内在洞察力和抽象思维能力，因此使用自我控制训练方法进行治疗的最佳对象是年长儿童和青少年（10～11 岁及以上），他们具有中等及以上的智力，而且愿意在干预过程中发挥积极作用。尽管很难列出可用于治疗焦虑的自我控制训练的一组特定步骤，因为治疗基于前提而不是一组程序，但是可以确定在这种治疗方法中能用到的一些特定要素。通常，要系统教授参与治疗焦虑问题的自我控制训练的学生以下内容：

1. 监控他们在产生焦虑、恐惧或恐慌的情境下的自我陈述。

2. 增加他们与放松或平静状态相关的认知或自我陈述。

3. 理解他们思考引发焦虑的情境的方式与他们实际应对这种情境的方式之间的联系。

4. 为他们设定切合实际和可达到的标准。

5. 将他们的个人目标分解为可实现的子目标或更小的目标。

6. 为他们的成功和失败作出适当的归因。

有少数证据支持使用自我控制训练对有焦虑问题的学生进行干预（参见 Morris & Kratochwill，1998）。然而，这一领域现有的许多证据都将自我控制训练作为综合治疗方案的一个组成部分，该方案也可能包括系统脱敏或榜样示范。目前，由于针对儿童和青少年焦虑障碍的具体治疗目的的自我监控尚未得到充分发展，因此可用的辅助材料相对较少，从业者最好将此方法作为辅助手段而不是主要的干预方法。然而，它是治疗抑郁和焦虑的一种非常有前景的方法。

焦虑的自我指导训练

目的：通过使用精心编排的自我对话，学会适当改变非适应性的想法和行为。

发展水平：所有年龄段，但年幼儿童的自我对话脚本必须非常简单。

自我指导训练是一种特殊类型的认知行为治疗方法，最早由唐纳德·梅肯鲍姆（Donald Meichenbaum）及其同事在20世纪70年代初开发，用于向冲动的学生传授反思性问题解决技能。这种方法后来被修改作其他用途（例如，Meichenbaum，1986），包括治疗焦虑儿童。自我指导训练的基础是，学生可以通过使用精心编排的自我对话来学习改变他们的想法和行为。学生先观察成人（例如，教师或从业者）示范脚本化的自我对话策略，最终学会在面对特定问题情境时自行使用这些策略。例如，表现出极度考试焦虑的学生可以使用一套旨在减少考试焦虑，并促进良好表现的指令来完成自我指导训练（例如，"我感到焦虑吗？好的，我需要遵循我的计划。我需要一次只解决一个问题，当我解决每个问题时，深呼吸，放松一下。我能做到这一点！"）。梅肯鲍姆（Meichenbaum，1986）提出，儿童自我指导训练应包括以下五个步骤：

1. 成人（教师或从业者）在模拟认知训练过程时执行某项任务

（大声朗诵脚本化的自我对话）。

2. 学生在成人榜样的外部指导和公开指导下执行相同的任务。

3. 学生一边执行任务，一边通过公开朗诵脚本化的自我对话进行自我指导。

4. 学生在执行任务的过程中会低声向自己传达指令。

5. 学生在执行任务的同时使用听不清的言语进行自我指导。

上述自我指导训练的五个步骤是通用步骤，可用于应对各种问题，而不仅仅是焦虑。有证据表明，这一过程修改后也可成功用于处理引发焦虑的情境。虽然自我指导训练用于治疗儿童和青少年的焦虑问题尚未得到广泛研究，但它作为一种简单且潜在有效的干预方法，确实具有一定的价值，和下一节讨论的治疗方法一样，它已被纳入综合认知行为治疗，成为综合认知行为治疗的一个要素。

"应对猫"项目和"C.A.T."项目：一种创新的综合治疗方法

目的： 团体和个体焦虑治疗的综合认知行为方案。

发展水平： 年长儿童（8～13 岁）和青少年（14～17 岁）。

治疗儿童和青少年焦虑最具创新性的认知行为方法之一是"应对猫"项目和相关的"C.A.T."项目，这是由菲利普·肯德尔（Phillip Kendall）及其同事在坦普尔大学（Temple University）儿童和青少年焦虑障碍诊所开发的一套相互关联的治疗手册。完整的"应对猫"项目(针对8～13岁的年长儿童)包括一整套治疗手册和辅助工具：学生练习册、从业者手册、团体治疗从业者手册、家庭治疗从业者手册和介绍项目的视频。针对焦虑青少年(14～17岁)的"C.A.T."项目材料包括：从业者治疗手册和青少年使用的工作手册。表10-1提供了这些材料的完整名称以及相关的获取途径。

表 10 - 1 "应对猫"项目和"C.A.T."项目治疗手册

- 《"应对猫"工作簿》第 2 版(Kendall & Hedtke，2006)
- 《焦虑儿童的认知行为疗法：从业者手册》第 3 版(Kendall & Hedtke，2006)
- 《焦虑儿童的认知行为疗法：团体治疗从业者手册》(Flannery-Schroeder & Kendall，1996)
- 《焦虑儿童的认知行为家庭治疗：从业者手册》第 2 版(Howard，Chu，Krain，Marrs-Garcia，& Kendall，2000)
- 《焦虑青少年认知行为治疗"C.A.T."项目工作簿》(Kendall，Choudhury，Hudson，& Webb，2002)
- 《焦虑青少年认知行为治疗"C.A.T."项目手册》(Kendall，Choudhury，Hudson，& Webb，2002)

获取方式：
工作簿出版公司(Workbook Publishing，Inc.)
兰菲尔路 208 号(208 Llanfair Road)
宾夕法尼亚州阿德莫尔 19003(Ardmore，PA 19003)
电话：610 - 896 - 9797
传真：610 - 896 - 1955
网站：www.workbookpublishing.com

这些治疗方案包括基于经验支持的认知和行为改变前提的治疗计划的系统组合，并被设计用于年长儿童和青少年。"应对猫"项目中个人和家庭治疗部分包括 16 个疗程，团体治疗部分包括

18 个疗程。疗程的指导方针是通用的且相当灵活，但应假设每个疗程至少需要 1 小时。

尽管这些治疗方案可灵活使用且非脚本化，但治疗通常遵循两个不同的阶段，无论是针对个人、团体还是家庭。治疗的第一阶段（大约 8 个疗程）包括一个心理教育过程，教儿童识别焦虑的组成部分，如躯体反应、认知和行为。治疗的第二阶段针对儿童焦虑问题的具体情况，教儿童在现实生活情境中应用这些新技能。认知和行为技术的结合可用于实现治疗目标。例如，自我监控、识别扭曲的和不现实的认知、评估生理症状、讨论非理性认知、放松训练、自我指导和自我强化都可以在一定程度上应用。在应对和管理焦虑症状的四步计划中发现了这种折中的认知行为混合治疗方法的例子，该计划在"应对猫"项目的第一阶段（心理教育阶段）提出。该四步计划的首字母缩略词"FEAR"用于说明如何控制焦虑症状：

- F（感到害怕吗？）。学生在学习如何识别焦虑唤起的内部或身体反应，学习和练习放松技术时，会问自己这个问题。
- E（预期会发生不好的事情吗？）。学生会问自己可能担心哪些潜在的"灾难"，并积极思考其他可能的结果。学生将学会识别与焦虑有关的想法。
- A（有帮助的行为和态度）。学生将学习各种认知和行为策略，以减少和克服焦虑唤起。

- R(评估和奖励)。完成前三个步骤后,学生将学会评估他们
  尝试控制焦虑的结果,并奖励自己取得的进步。

肯德尔和特雷德韦尔(Kendall & Treadwell,1996)详细介绍
了"应对猫"项目各种初步的应用研究,为这种综合认知行为治疗
方法的潜在效用提供了有力的证据,而且在过去的十年里,更多关
于这种方法的有效性的研究已经浮出水面。虽然这些项目最初是
在临床环境中开发和测试的,但它们在学校环境中似乎也有广阔
的应用前景。事实上,结构化的心理教育性质,加上实践新技能的
实用和现实的方式,似乎使"应对猫"和"C.A.T."项目成为学校环
境中治疗焦虑学生的最佳选择。

控制转移法

目的:通过逐渐增加对问题刺激的暴露,将治疗技术的控制
权从从业者转移到学生手中,以减少焦虑和恐惧症状。

发展水平:认知成熟的年长儿童和青少年。

控制转移法是一种治疗青少年焦虑和恐惧等内化障碍的有趣
方法,由西尔弗曼和库尔廷斯(Silverman & Kurtines,1996a,
1996b)及其同事开发,他们认为该方法很务实,因为它不是基于
任何一个特定的理论,而是借鉴了自己在儿童研究和临床工作
中发现的几种有效的理论模型和方法。根据西尔弗曼和库尔廷
斯(Silverman & Kurtines,1996b)的观点,控制转移法

认为长期有效的青少年心理治疗改变包括控制权的逐步转移，其顺序通常是从治疗师到父母再到青少年。采用这种方法的治疗师被视为专家顾问，拥有促进治疗变化所需的技能和方法。此外，治疗师只在最初控制这些技能和方法的使用，随后要将这些技能和方法的控制权转移给父母，父母再将这些技能和方法的控制权转移给青少年。（pp.65-66）

换句话说，控制转移法的一个关键特征是有专家顾问，以及逐步将干预控制权从从业者转移到父母再转移到青少年手中。尽管控制转移法是在临床而非学校环境中开发、改进和研究的，但它对咨询的依赖和对"什么有效"的强调，似乎使其非常适合学校从业者使用。

控制转移法中最重要的具体干预程序是暴露。参与治疗项目的青少年在治疗开始时被告知，他们将学习如何通过暴露在可能引起不舒服的反应的刺激中来应对恐惧和焦虑。本质上，参与控制转移训练的青少年被教导"直面自己的恐惧"。当然，暴露是以精心策划的方式逐步进行的，而且参与者最初会被告知这一事实以缓解他们面对引起不舒服的反应的情境时的担忧。与控制转移法的基本主题一致，最初由从业者来指导青少年暴露在引发焦虑或恐惧的情境中，在适当的时候，从业者会训练父母承担这个任务，最终儿童或青少年自己负责暴露在引发焦虑或恐惧的情境中。暴露以及责任从从业者到父母再到青少年的逐渐转移，都是循序渐进的，以确保在实施过程中逐步取得成功。暴露在令人恐惧的情境中既可以在现实中进行,也可以在想象中进行,而且要按照系统脱敏的一般理念,采取精心分级的方式。

除了主要强调暴露之外,控制转移法还包括一些旨在促进暴露有效实施的治疗策略,如以行为应急管理契约的形式对父母开展行为技能的基本训练。这一策略的目标是,父母通过使用措辞严谨的契约,让孩子成功暴露在引发焦虑或恐惧的刺激中,契约规定了要采取的具体步骤,以及履行契约的奖励。这种父母行为训练不是随意的。父母不仅会接受具体的指导、训练和反馈,而且会得到一套详细的说明,供他们在家庭环境中使用。

促进暴露的另一种主要治疗策略是自我控制训练。该策略旨在帮助正经历显著内化症状的儿童或青少年使用适当的认知策略,逐渐暴露在令人恐惧的对象和情境中。这种方式的自我控制训练与许多抗抑郁的认知技术非常相似,详见第六章和第七章。西尔弗曼和库尔廷斯(Silverman & Kurtines,1996a)建议,这种类型的自我控制训练应以非常系统和高度结构化的方式开展。他们已经成功使用一套名为"停止恐惧"(STOP fear)的认知演练步骤,其中"STOP"指的是以下结构化步骤:

- S:确认什么时候自己感到恐惧(scared)、焦虑、担忧、紧张或害怕。
- T:我的想法(thoughts)是什么?……我在想(thinking)什么?
- O:我能做的其他(other)事情是什么?
- P:称赞(praise)自己控制了恐惧。

有趣的是，西尔弗曼和库尔廷斯报告的控制转移法的主要障碍是他们所说的"保护陷阱"。"保护陷阱"指的是，父母保护处于焦虑或恐惧情境中的孩子的一种看似自然的本能。这种现象可能导致的后果是，父母不愿意强制执行他们与孩子签订的应急管理契约，或者不愿意让孩子暴露在令人恐惧的刺激中。当然，这些行为是不利于治疗的。减轻"保护陷阱"的负面影响的最佳方法是，认真训练和监督父母，因为他们帮助在家庭环境中实施干预。

控制转移法是一种创新和实用的方法，用于帮助那些出现焦虑、恐惧、紧张、担忧等明显内化问题的儿童和青少年。迄今为止，采用这种方法进行的实地试验（field-testing）和研究都集中于临床青少年群体，但该方法在学校环境中似乎也有广阔的应用前景，特别是在父母可能参与的情况下。西尔弗曼和库尔廷斯（Silverman & Kurtines，1996b）描述了这种基本治疗方法的一些变化，例如基于个体和团体的策略应用，但基本特征保持不变。控制转移法通过自我控制训练、应急管理和暴露程序来促使内化症状显著减少，这些程序最初由从业者精心策划，然后由父母安排，最终交由青少年自己来完成。

社会技能训练

目的：提升与他人适当且有效互动的技能。

发展水平：所有年龄段。

长期以来，社会技能训练一直被用作对社会退缩和焦虑的学生,以及有许多其他社交相关问题的学生的干预方法。大多数社会退缩的青少年往往对他们的社交经历感到非常焦虑。他们可能会对常见的学校情境感到非常恐惧,例如在全班同学面前回答教师的问题,在公共场合讲话,向教师或其他学生提问,或主动与同伴交谈。除了表现出害羞和退缩,不与同伴互动,社会退缩或焦虑的学生可能经常欠缺社交问题解决技能,在解决社交问题上经历失败之后,他们比大多数同伴更不可能参与社交问题解决。换句话说,社交焦虑的学生在学校会退出社交情境,因为他们在这些情境中感到不适,他们比大多数同伴更不可能拥有有效应对这些社交情境所需的技能。他们可能会"放弃"并退出社交场合,而不愿意冒他们认为在这些场合失败后出现的不适和尴尬的风险。对于社交焦虑和退缩的学生,社会技能训练是一种实用的干预方法,可以提升他们应对社交情境的能力。这种干预本质上是认知行为干预,因为它包括从认知演练、自我评价到外显行为示范和榜样示范的一系列组成成分。此外,大多数社会技能训练项目包括情感成分,使得这种干预本质上是真正折中的。

技能不足还是表现不足?

从业者不应自动假设,表现出社交问题的学生必然缺乏社会技能。尽管许多未能参与适当社交活动的学生尚未掌握必要的行为技能(技能不足的证据),但需要考虑另一类学生。有些学生实际上可能已经学会特定的社会技能,但无法使用它们。这种情况反映了表现不足而非获取不足,即学生已经掌握特定的技能却未能在需要时执行该技能。

竞争情绪模型（competing emotions model）可主要用于解释表现不足（Merrell & Gimpel, 1998），该模型认为，已经掌握社会技能的学生可能因适应不良的情绪或认知状态而无法使用技能。例如，一个学生拥有邀请另一个学生在课间一起玩耍所需的适当技能，但是可能因为需要克服对结果的焦虑而无法这样做。或者，这个学生可能会进行消极的自我对话（例如，"我不能这样做，她会认为我是个傻瓜"或"没有人想和我一起玩"），这进一步加剧了不适应的认知，并抑制了在特定情况下所需的社会技能的表现。

要确定社会技能问题是获取不足还是表现不足，一种简单的方法是，单独与学生在共同的社交情境中进行角色扮演并仔细观察他们，以便作出决定。学生能否在这种压力小、控制程度高的人为环境中发挥关键的社会技能？如果学生真正的问题是社会技能获取不足，那么最好的干预措施就是确定他们缺乏的具体技能，并通过结构化的社会技能训练项目帮助他们学习这些技能。第三章列出了一个通用行为评定量表清单，其中许多量表包括社会技能筛选分量表，可能对规划社会技能训练有用。如果社会技能问题是主要问题，那么特别建议使用专门评估社会技能的标准化行为评定量表。推荐的行为评定量表包括，学校社会行为量表（Merrell, 2002）、家庭和社区社会行为量表（Merrell & Caldarella, 2002）、社会技能评定系统（Gresham & Elliott, 1990）。如果学生显示出表现不足，那么最好的干预方法是使用适当的认知重组或情感教育方案来解决潜在的认知或情感困难。

社会技能训练的基本步骤

长期以来,社会技能训练一直是一种流行的干预方法,因此许多社会技能训练模式得到发展,而且可以获得许多打包的社会技能训练项目(有关项目的全面审查参见 Merrell ＆ Gimpel,1998)。鉴于社会技能训练模式和项目的多样性,社会技能训练方法之间存在一些显著差异是可以理解的。例如,某些社会技能训练项目本质上是高度行为化的,而另一些则非常强调认知或自我指导。尽管最广泛使用的社会技能训练项目之间存在差异,但它们仍有相当多的相似之处。通常情况下,许多社会技能训练项目的相似之处源于经验支持和临床实践检验的结合。

在《儿童和青少年的社会技能》(*Social Skills of Children and Adolescents*)(Merrell ＆ Gimpel,1998)一书中,我和同事仔细分析了最广泛使用的教儿童和青少年社会技能的模型和项目,并确定了这些模型和项目的共同核心要素。该分析结果表明,社会技能训练是一个综合的或整合的八步模型,本质上是认知行为模型。这一综合的八步模型为社会技能干预方案的制定和实施提供了一个实践框架,该框架跨越了年龄和社会技能获取问题的范围。表 10 - 2 总结了社会技能训练的八步模型。

● **介绍和定义问题。**团体领导者首先向学生介绍相关问题情况,然后协助学生定义实际问题。接着,团体领导者与学生一起提出解决问题的备选方案。

表 10‑2　作为一种认知行为干预的社会技能训练的基本步骤

```
1. 介绍和定义问题
2. 确定解决方案
3. 榜样示范
4. 演练和角色扮演
5. 表现反馈
6. 消除问题行为
7. 自我指导和自我评估
8. 泛化和保持训练
```

● **确定解决方案。**在定义问题并提出一些适当的备选方案后，团体领导者协助学生确定问题的最佳解决方案。在确定最佳解决方案后，团体领导者对学生具体说明如何表现出期望的社交行为。

● **榜样示范。**在学生实际练习新的社会技能之前，团体领导者应该为他们作正确的榜样示范。因为社会技能训练基于一个认知行为前提，所以榜样示范应该包括认知和口头演练两个成分。在这个过程中，团体领导者"大声思考"(think aloud)掌握技能的具体步骤，然后演示新社会技能的实际行动。通过榜样示范，学生不仅能够观察到自己是否正确掌握新技能，而且能够观察到伴随新技能的正确的自我指导过程。

● **演练和角色扮演。**当团体领导者在口头和行为上模拟了期望的社交行为之后，要引导学生完成行为掌握的步骤。演练和角色扮演的一个重要方面是，要求学生通过与他们相关的现实的角色扮演情境来表现期望的行为。

● **表现反馈。** 在学生参与期望的社交行为的演练和角色扮演后，必须立即给予他们表现情况的反馈。

如果学生正确表现出期望的社交行为，那么应该提供强化（表扬）；如果学生的角色扮演不正确，则应该提供纠正反馈和额外示范。提供纠正反馈时，为学生安排额外的演练和角色扮演非常重要，直到学生掌握期望的社交行为。在此步骤中，对学生的任何反馈，无论是强化还是纠正，都应该尽力描述他们的行为，这样他们就能确切了解自己是否正确掌握某一方面的技能。

● **消除问题行为。** 这个步骤不是必要的，但当参与社会技能训练的学生在团体治疗期间（通常更常见）出现偏离任务、不听话、反社会或其他问题行为时，要想干预产生有意义的影响，那么消除这些问题行为是绝对有必要的。大多数经验丰富的社会技能训练师发现，使用基于正强化的行为计划或者代币制，是管理治疗团体不可或缺的一部分。在第一次训练课程中，花一些时间制定一个简短的行为期望和训练规则列表，然后将列表张贴在后续所有训练都可以清楚看到的地方，这通常很有用。如果需要，应以教导和强调规则的方式使用强化和矫正程序。

● **自我指导和自我评估。** 要求学生在训练期间"大声思考"，就像团体领导者示范的那样。使用在抑郁和焦虑的认知治疗中提到的程序，识别出反映扭曲的思维或非适应性想法—信念系统的自我陈述。作为该步骤的一个组成部分，训练课程应包括逐步从团体领导者公开指导和评估向学生自我指导和评估的转变。最终,学生应该发展出指导自己解决问题并为自己提供适当反馈的技能。

● **泛化和保持训练。**为了使干预最终取得成功,强调最后一个步骤非常重要。如果不对新学习的社会技能进行泛化和保持的有效训练,那么通过干预取得的任何成果可能无法维持下去。在整个干预过程中,选择的情境、行为和角色扮演应尽可能真实或接近学生在学校、家庭和社区中经历的真实情况。适当的家庭作业和家校沟通将有助于实现这一目标。班级教师和父母应该监督学生的家庭作业,鼓励学生练习社会技能,并为学生提供强化和纠正反馈。虽然这些训练程序并不能保证社会技能训练取得的成果普遍适用于不同环境,或者随时间的推移而保持不变,但如果没有这些训练程序,要想达到上述目标似乎不太可能。

这种特定的社会技能训练模式非常直接,容易用于设计社会技能训练团体,并基于研究文献和最广泛使用的干预手册中的经验支持原则。表 10-3 提供了一个社会技能训练的大纲或脚本示例。该大纲或脚本适用于具有社交焦虑的学生主动与同伴交谈的特定技能训练。如果你对本节有关社会技能训练的更全面的描述感兴趣,建议你查看以下社会技能训练指南:《社会技能评估和指导》(*Assessment and Instruction of Social Skills*)(Elksnin & Elksnin, 1995)、《儿童和青少年的社会技能》(*Social Skills of Children and Adolescents*)(Merrell & Gimpel, 1998)以及《坚强孩子的社会技能书》(*The Tough Kid Social Skills Book*)(Sheridan,

1995)。该领域的其他优秀手册和文本也容易获得,可作为对有社会
行为问题的学生实施社会技能干预的专业知识参考。

表 10-3　与同伴交谈的社会技能训练
大纲或脚本示例

介绍和定义问题
- 今天,我们将练习与其他人开始交谈所需的技能。
- 什么是交谈?(与小组成员讨论。)

可能的答案:(1)与另一个人谈论双方都感兴趣的事情;(2)通过交谈和倾听与另一个人交流。

- 你有没有注意到有人试图以错误的方式开始交谈?错误的方式是什么样的?(讨论开始交谈的无效方法。)
- 知道如何以一种有效的方式开始交谈为什么很重要?(协助小组成员找到一些答案。)

可能的答案:(1)这样你就可以结交朋友;(2)这样你就可以从其他人那里了解一些事情;(3)这样你就可以告诉别人一些对你很重要的事情。

确定解决方案
- 这是你开始交谈的方式:

寻找一个好的时机开始(不要打断)。

问候对方(说"你好")。

看着对方的眼睛。

确保对方正在听你说话(看着你)。

告诉对方你想对他/她说些什么。

- 现在,我需要你帮助我完成刚才告诉你的步骤。开始交谈时需要做些什么?

协助小组成员确定步骤;确保每个步骤都经过审查。

榜样示范
- 观看我如何使用刚刚提到的五个步骤与另一个人开始交谈。

让另一位成年人或一位学生小组成员扮演你想要与之交谈的人,请通过身体和言语(大声思考)示范这五个步骤。

演练和角色扮演
- 现在,我希望你们所有人都能练习这些技能。首先,我们需要审查这五个步骤。(简要回顾黑板或海报上的五个步骤。)

> - 现在你要尝试一下。
> 每个学生应该轮流尝试开始交谈的五个步骤，小组其他成员作为听众，并根据需要接收提示。帮助学生选择角色扮演的现实情境；扮演的角色应尽可能与在实际情况下遇到的人相似。
>
> **表现反馈**
> - （如果角色扮演是正确的，而且遵循了所有步骤）这太棒了！
> 请注意学生正确遵循的具体步骤。
> - （如果没有正确遵循所有步骤）这是一个不错的尝试，但我们仍然需要处理一些事情。
> 指出学生正确和错误遵循的步骤；示范需要纠正的步骤，并让学生再次练习这些步骤，直到他们做对。
>
> **自我指导和自我评估**
> - 现在，让我们练习如何自己完成这些步骤。
> 示范自我指导和提示的演练；让学生也这样练习。
> - 现在，让我们弄清楚我们如何知道何时以正确的方式开始交谈。
> 提供自我评估训练——遵循所有步骤，成功交谈，并产生积极结果。
>
> **泛化和保持训练**
> - 在开始交谈的技能方面，你已经做得很好。在接下来的几天里，你们每个人都应该练习这些技能，然后当我们再次见面时让小组成员知道自己的进展情况。在哪些情况下你可以练习交谈？
> 帮助学生形成一些有关他们可以练习上述步骤的情境的想法——从每个学生那里获得他将要练习的具体承诺，然后在下次见面时报告自己的经验。

对社会退缩和社交焦虑学生的训练建议

前面提出的社会技能训练有效指导的八步模型为所有经历社交困难的学生提供了坚实的干预基础。然而，有社会退缩或社交焦虑等问题的学生可能受益于社会技能训练项目中的某些特定方法、见解和策略。以下六条建议改编自我在该领域的工作，可能对为社会退缩或社交焦虑的学生规划和实施社会技能训练干预特别有用：

- 在社会技能训练之前，尝试确定该社会行为问题是技能不足还是表现不足。技能不足导致的社会行为问题需要大量开展新社会技能的训练。表现不足导致的社会行为问题需要尽可能在不同条件下练习技能，以消除干扰适当的社会行为表现的竞争情绪或认知状况。

- 了解社会退缩可能是社交困难的原因和后果。经历过社会退缩的不同学生群体可能需要不同的社会技能训练。

- 与其实施一套通用的社会技能训练课程，不如确定儿童最缺乏的特定社会技能，并将训练重点放在这些技能上。

- 要意识到，不与其他学生互动不一定是因为缺乏实际的社会技能，而可能是因为消极认知造成的焦虑。在这种情况下，旨在改变消极认知的干预比社会技能训练更合适。

- 确保学生有足够的机会在现实生活环境中练习学到的新社会技能，在这些环境中，学生更可能体验到社会退缩或社交焦虑。

- 如果学生的社会退缩与更严重的焦虑障碍（如社交恐惧症）有关，那么请考虑将社会技能训练与其他干预措施相结合，作为综合治疗方案的一部分。

总之，虽然社会技能训练可以用于治疗具有各种行为、情绪和社交问题的学生，但对那些表现出焦虑、恐惧和社会退缩等严重问题的学生来说，社会技能训练是一种尤其重要的干预手段。社会技能训练既可以是首选的主要干预方法，也可以与综合治疗方案中的其他干预方法结合使用。

总结性评述

本章详述的五种干预方法代表了过去三十年里，儿童和青少年焦虑的认知和认知行为治疗方面最清晰、最精练的成就。这五种方法在有效治疗焦虑青少年方面取得了一些重要进展。然而，重要的是要认识到这一领域治疗艺术和科学的发展才刚刚开始。我们希望，儿童和青少年焦虑治疗方面的认知应用将继续发展，并在未来三十年取得这一领域新的重要进展。我们也特别需要在学校环境中应用这种通用方法，它是一个有巨大潜力的领域。

第十一章

寻找更多帮助：
心理健康咨询、药物和替代治疗的推荐指南

引言

　　本书的前十章奠定了理解儿童和青少年内化问题的基础，提供了评估这些问题的模型，以及有效的校本心理教育和心理社会干预指南。任何学习并有效实施这些策略的学校从业者，无疑都会对许多学生的生活产生积极影响，帮助学生减轻痛苦。这类基于学校的工作有巨大的前景，但有时这种努力根本不足以帮助那些遭受严重情绪和行为问题困扰的学生。通常，学校心理学家、咨询师、社会工作者或顾问在学校中能做的工作有限。尽管班级层面的社会与情绪学习课程、个体和团体辅导以及心理教育均有助于学生应对社会和情绪问题，但目前只有相对较少的学校能够提供综合的健康服务资源，适当帮助那些具有严重问题和慢性问题的学生。由于这一限制，我们有时可能需要向学校系统以外的专业人员寻求帮助，以处理此类严重问题。个体心理健康辅导、心理咨询或治疗，以及精神药物治疗是最有可能需要外部转介

的服务。

本章首先讨论外部心理健康服务的转介过程，确认与此过程相关的几个常见问题。本章大部分内容专门讨论内化问题的心理健康药物（或精神药物）治疗。我们将从某些基本问题和关注点开始讨论药物治疗这部分内容。先讨论治疗抑郁的常用药物，然后讨论治疗焦虑的常用药物，最后提出一些针对抑郁和焦虑的有希望的替代治疗方法。此外，对许多非主流的干预措施提出警示，这些干预措施提供的只是虚幻的希望。

心理健康咨询和药物治疗的转介

为学生提供心理健康咨询服务或心理健康药物治疗的转介过程，对学校从业者提出了几个重要问题。本节将讨论一些常见问题。

什么时候应该转介

对于那些与有抑郁、焦虑和相关问题的学生打交道的学校从业者，我们提出一个一般建议：大多数情况下，在向外部心理健康咨询服务或心理健康药物治疗转介之前，应先尝试学校干预。然而，用于帮助有需求的学生的学校干预的数量和质量难以得到保证，可能存在一些问题，例如缺乏专业培训或专业知识、个案过多、缺乏行政支持、保密问题，或社会和情绪问题过于严重以至于需要额外的外部帮助。

心理健康咨询

大多数学校从业者提供的咨询和心理教育干预服务本质上

是发展性的，用于支持学业进步的整体目标，咨询和服务时间有限。当试图支持有强烈需求的处于三角形顶端的学生时，有时可能需要向外部心理健康咨询或心理治疗转介，并将其作为综合支持系统的一部分。外部心理健康咨询与学校从业者为个别学生或学生群体提供的咨询有何不同？实际上，相似之处多于不同之处。主要的区别可能是，咨询的数量和咨询的时间长短。在某些情况下，对从业者的培训也可能不同。私人诊所的大多数个体治疗课程或心理健康课程的时长约为1小时，但学校从业者可能会发现他们的工作量和时间需求太大，无法花那么多时间定期与单个学生开展咨询或治疗。独立执业的心理健康专家，特别是心理学家、精神科医生和社会工作者，可能比大多数学校从业者在诊断和处理异常行为方面有更丰富的经验。因此，与学校通常所做的相比，真正独立执业的心理健康专家可以为学生提供更好的服务。由于上述这些主要差异，一旦出现以下两种或两种以上情况，就要考虑向校外个体心理健康咨询转介：

- 问题症状很严重。
- 问题症状是慢性或长期的。
- 这些问题似乎严重干扰了这名学生的个人和学业适应。
- 需要注意这名学生可能会伤害自己或他人。
- 无法在学校环境中实施所需的干预。
- 已经在学校实施干预，但没能使问题症状得到充分改善。
- 这名学生有意愿、动机、足够的成熟度和言语能力参与直接、密集的咨询。

- 这名学生的家长愿意寻求此类额外的帮助和支持。

心理健康药物治疗

向外部寻求行为、社会和情绪问题的专业帮助的另一种形式是心理健康药物（mental health medications，也称精神药物）治疗，以帮助缓解问题症状。支持对有内化问题的儿童和青少年使用精神药物的实证证据，并不一定比支持心理干预的实证证据更有力。药物不一定被视为最佳或最有效的选择，然而在某些情况下，这种帮助对学生及其家庭有巨大的潜在益处。当出现以下两种或两种以上情况时，考虑转介以进行精神药物治疗的评估：

- 问题症状很严重。
- 问题症状是慢性或长期的。
- 这些问题似乎严重干扰了这名学生的个人和学业适应。
- 需要注意这名学生可能会伤害自己或他人。
- 这名学生表现出精神病行为方面的可能症状（如幻听或幻视，异常或不连贯的思维过程，高度怪异的社会和情绪行为）。
- 已经在学校实施干预，但没能使问题症状得到充分改善。
- 有明显的心理健康问题家族史。
- 社会和情绪问题可能导致健康或医疗并发症。
- 这名学生的家长愿意寻求此类额外的帮助和支持。

服务并不是相互排斥的

正如你在前面两个进行外部转介的原因列表中看到的，心理健康咨询服务和精神药物治疗转介的原因存在大量重叠。重要的是，要记住这两种类型的服务不一定是相互排斥的。换句话说，这并不总是一个决定转介至一种类型的服务还是另一种类型的服务的问题。另外，要考虑到并无确切的标准决定什么时候应该转介至额外的服务。当你面临这样的情境，即认为学生可能需要更多学校无法提供的帮助时，就应该考虑前面两个列表中指出的问题，与同事协商，并按照你认为对学生最有利的方式作出转介决定。

谁提供服务

许多专业人员可以在校外为儿童和青少年提供心理咨询或治疗服务。最有可能提供此类服务的专业人员包括心理学家、社会工作者、精神病学家、婚姻家庭治疗师和心理健康顾问。精神药物只能由持有执照的医生开处方，在某些情况下也可以由护士或医生助理开处方。路易斯安那州和新墨西哥州已经为经过专门培训的持证心理学家开发了精神药物处方权，但这种做法尚未普及。

医学通才还是专家？

当将儿童和青少年转介给医疗专业人员寻求精神药物帮助时，你需要考虑的一个问题是，应该转介给医学通才还是专家。与上一代药物相比，许多新的精神药物相对安全，因此大多数处方都由初级保健医生（如家庭医生、儿科医生或内科医生）来开。对一般的药物评估或抑郁和焦虑的明显病例，有理由将其转介给初级保健医生。农村地区很难找到甚至几乎找不到儿童精神科医生等专家，因此这种转介可能需要等待很长时间，还可能存在家庭交通方面的困难。因此，初级保健医生在一定程度上始终参与儿童和青少年的治疗工作是可取的做法。但是，如果症状复杂或涉及一系列精神或医学问题，则应尽可能转介给专家（即精神科医生）。例如，如果一名注意缺陷多动障碍儿童在使用兴奋剂药物时出现了严重的抗治疗内化症状，那么可能需要将这名儿童转介给精神科医生。毫无疑问，精神病症状的出现，如思维错觉、脱离现实、幻视或幻听，应该使儿童被加速转介给精神科医生而不是初级保健医生。当有疑问时，建议咨询初级保健医生，有需要的话，可以通过初级保健医生咨询心理治疗专家，至少可以听取专家对有关情况的意见。

如何找到一个好的转介来源

如果你对某个社区或某个特定的专业职位不了解，那么你可能不知道心理健康咨询或精神药物治疗转介的最佳来源。开发潜在转介资源列表的最佳方法是，询问值得信任的同事。他们很可能与那些为他们转介的学生提供良好服务的从业者建立了联系，因此经常会针对转介时应该注意的特殊问题给你提出建议。

如果你的工作并没有条件得到一大批可咨询医疗转介的同事的帮助，那么可以考虑预约拜访一些服务于你所在社区的儿童及其家庭的医疗人员和心理健康从业者。介绍自己是一名专业人士，可能是他们实践工作的潜在引荐来源，并借此机会了解他们工作的局限性和偏好，以及他们与儿童和青少年相处的一般风格。

我能做些什么来促进转介

如果你是一名学校从业者，那么你最有可能做以下三件事来促进药物治疗的转介：

- 如果你没有药物治疗转介的经验，那么你应该就你关心的特定病例与有经验的同事协商。这种协商有助于确定是否有必要转介，并可能确定潜在的转介来源。

- 有必要与学生家长会面，讨论你关注的问题，并确定他们是否愿意考虑转介。

- 准备一封简短的书面转介信（一到两页的长度）给校外从业者，这对于推进治疗有很大帮助。这封信应该包含你所关注和观察的问题的简要描述，这个问题的简要发展史，以及所有相关评估或治疗信息的小结。因为医生可能仅在自己的办公室与孩子面谈几分钟，所以你的信对于在办公室面谈期间可能不明显的一些相关信息的拼凑有巨大帮助。当然，在发送转介信之前，必须先获得父母对发布信息的同意或许可。

谁该承担服务费用

几年前，当学校工作人员将学生转介以接受外部心理健康或医疗服务时，很少有人会问，该由谁承担这些服务的费用。人们简单认为，产生的任何费用都是家庭的财务责任。然而，在过去三十年里，新的教育法、法院裁决和公众期望的变化使教育工作者和专业服务人员的处境更加复杂。从 1977 年开始，随着《残疾儿童教育法》(Education for All Handicapped Children Act，EHA；或《公共法》94－142）的颁布，残疾学生"自由和适当的公共教育"的范围已经大大扩展。尽管大多数贯彻这项法律的规章制度最初明确表示，残疾学生的医疗和心理健康咨询不应被视为学校的财务责任，但后来的法院裁决和通过国会重新授权对这项法律的修改开辟了一些新领域。尽管具体问题在不断变化，而且比这里所说的更复杂，但要点在于：当学校工作人员最初进行转介时，越来越多的父母会理所当然地认为，他们的残疾孩子（例如有严重情绪紊乱的孩子）有权接受学校付费的精神治疗或其他心理健康服务。有些州要求在学生被确定为患有情绪障碍且需要接受特殊教育之前，先进行精神障碍评估（由学区支付），这个问题就特别复杂。推荐的治疗费用是多少？继续治疗的价格如何？

　　尽管《残疾人教育法》（Individuals with Disabilities Education Act，IDEA）和各种高等法院的裁决并没有明确指出，学校需要为残疾学生支付精神药物治疗和外部心理健康服务的费用，但许多财政困难的学校系统都很担心这种可能性，特别是考虑到联邦政府从未在曾经预期的水平上对《残疾人教育法》给予经费支持，而是将大部分成本转嫁给州和地方教育机构。因此，经常会发现地方和州的学校管理人员正在执行官方或非官方的政策，禁止学校工作人员向家庭推荐为孩子提供心理健康或治疗服务，例如抑郁、焦虑、注意缺陷多动障碍等问题的心理治疗、家庭咨询和精神药物治疗评估。该政策背后的原因是，如果学校提供转介服务，那么学生的家长可能会认为学校有责任支付费用，因为学校已经启动该流程。在我前往美国各地举办专业培训研讨会和咨询专业团体的过程中，几个州的大量学校心理学家、咨询师和社会工作者告诉我，他们在这样的环境氛围中工作：不被鼓励，甚至被禁止向他们认为可能有益的外部服务转介。这类政策令人沮丧，因为在很多情况下，专业人士会感到他们认为对孩子最有利的东西与管理者鼓励或要求他们去做的事情之间存在冲突。在某些情况下，当一名从业者成为类似于全国学校心理学家协会这样的专业组织中的一员，做对来访者最有利的事情时，这样的冲突对于遵守组织的道德行为准则是一种挑战。

这一困境没有办法完全解决。在支付精神病评估和药物治疗费用方面发生冲突时，学校和家长均有正当、合法的观点，应当考虑这些观点。学校从业者必须与管理人员携手工作，这样他们就可以提供适当的转介服务，而不会感到自己的工作可能受到威胁。要避免向那些对学生来说显然既不道德，也不符合最佳利益的额外服务转介。如果我们认为，对来访者的首要责任是"无伤害"（do no harm），那么必须与家庭讨论可能需要的服务，以帮助处于痛苦中的孩子。

解决这种法律困境的一条途径可能是，与管理者一起制定一个程序，即"建议"父母考虑为他们的孩子提供特定服务，而不是作出授权或转介，这可能会让人觉得学校需要这样的服务。换句话说，转介建议的提出方式可能是预算以及诉讼意识强的管理者和家长能否接受的关键。例如，不是说"我们认为你必须带女儿去看医生，这样才能得到抗抑郁药物的处方"，而是说"我们真的担心你女儿的抑郁正在恶化，尽管我们已经非常努力尝试提供帮助。你可能会考虑带她去看儿科医生，看看是否有任何医学上的原因导致抑郁，或任何可能有帮助的医疗手段"。这种小策略可能会促进所有相关方为了孩子而合作，而不是卷入经济利益的冲突。表 11-1 列出了关于何时进行外部转介的建议。

表 11-1　关于何时进行心理健康咨询或
精神药物治疗外部转介的建议

心理健康咨询	精神药物治疗
当出现以下两种或两种以上情况时，考虑向外部个体心理健康咨询或心理治疗转介：	当出现以下两种或两种以上情况时，考虑转介以评估精神药物治疗需求：
<li>问题症状很严重。</li><li>问题症状是慢性或长期的。</li><li>这些问题似乎严重干扰了这名学生的个人和学业适应。</li><li>需要注意这名学生可能会伤害自己或他人。</li><li>已经在学校实施干预，但没能使问题症状得到充分改善。</li><li>这名学生有意愿、动机、足够的成熟度和言语能力参与直接、密集的咨询。</li><li>学生家长愿意寻求此类额外的帮助。</li><li>无法在学校环境中实施所需的干预。</li>	<li>问题症状很严重。</li><li>问题症状是慢性或长期的。</li><li>这些问题似乎严重干扰了这名学生的个人和学业适应。</li><li>需要注意这名学生可能会伤害自己或他人。</li><li>这名学生表现出精神病行为方面的可能症状（如幻听或幻视，异常或不连贯的思维过程，高度怪异的社会和情绪行为）。</li><li>已经在学校实施干预，但没能使问题症状得到充分改善。</li><li>有明显的心理健康问题家族史。</li><li>社会和情绪问题可能导致健康或医疗并发症。</li><li>学生家长愿意寻求此类额外的帮助。</li>

使用药物治疗儿童的社会和情绪问题：一些基本问题和关注点

二三十年前，使用心理健康或精神药物（旨在改变心理功能的处方药）治疗儿童的情绪和精神障碍相对较少，而且是一种极具争议的做法。这些年，可用的药物通常未经过儿童适用性的充分测试，经常造成重大的健康风险。此外，特定的认知行为和相关的心理社会治疗尚不适用于儿童。基于心理动力学的干预方法强调处理早期发展阶段未解决的冲突和创伤。此后，随着新药物的开发和临床试验，加上人们对传统的心理社会治疗越来越不满意，对儿童和青少年使用精神药物得到广泛推广和接受。如今，这种做法仍存在争议，但专业团体和公众普遍接受对年轻人使用精神药物。

在过去的二三十年里，接受这些处方药的儿童和青少年的比例急剧增长。例如，奥夫森、马库斯、韦斯曼和詹森（Olfson，Marcus，Weissman，& Jensen，2002）在《美国儿童与青少年精神病学会杂志》（*Journal of the American Academy of Child and Adolescent Psychiatry*）上发表的一项研究表明，仅在 1987—1996 年，儿童使用精神药物的人数就增加了近 2 倍（从每 100 名儿童中有 1.4 人增加到 3.9 人）。此外，现有的针对儿童的治疗证据比针对成人的治疗证据要少，但也提供了合理的证据证明，某些药物或许可以有效治疗儿童和青少年的内化问题以及其他障碍。尽管越来越多的人接受对儿童和青少年使用精神药物，但仍有许多重要问题需要考虑。本节简要介绍了学校从业者在有关精神药物治疗方面可能遇到的一些较常见的问题和存在的担忧,包括过度和不必要的使用、不良反应和影响、贴标签和污名化,以及家长的反对。

过度和不必要的使用

这一领域最常见的一个问题就是,近年来随着儿童和青少年药物使用量的增加,精神药物存在过度和不必要使用的问题。给儿童和青少年服用药物,使他们保持冷静、安静或者减少外显的破坏或干扰行为,如果只是为了弥补父母或教师的注意力或兴趣不足,或对改善家庭和课堂环境使其更利于适当行为的发展缺乏关注,则是不合适的。同样,使用药物只是为了避免给父母或教师带来不方便,而他们的关注和努力可能更有助于解决问题,这是心理药理学的一个特别糟糕的应用。此外,使用过多剂量的特定药物,或结合使用几种药物来消除症状,这些策略非常值得怀疑,超出了考虑儿童最大利益的范围。

不良反应和影响

另一个常见的问题是精神药物可能导致副作用。大多数精神药物会带来短期副作用,其中一些副作用可能相当糟糕。尽管儿童和青少年使用的精神药物并不是成瘾药物,但也有一些例外(如苯二氮卓类),而且一些药物在长期使用后可能难以减少使用或完全不使用。根据报告,一些抗抑郁药物的使用可能会增加抑郁儿童和青少年的自杀想法(如 Brown, Carpenter, & Simerly, 2005)。许多精神药物对儿童长期发展的影响尚不清楚。一种开发出来用于治疗抑郁的药物，经过临床试验，批准给成人使用，也可能在实验基础上经常用于儿童，特别是当其他治疗手段不可用或无效时。父母和心理健康专业人士需要了解，虽然这种做法很普遍，但它确实是实验性的，人们只能希望它不会对儿童的发展产生长期的不良影响。

贴标签和污名化

另一个与使用精神药物治疗学生的情绪和行为问题有关的常见问题是贴标签和污名化。服用抗抑郁药、抗焦虑药或其他精神药物的学生可能会因使用这些药物而感到尴尬或羞愧。父母也会觉得孩子的问题被"药物化"或"病理化"是一种耻辱，而且可能避免透露他们的孩子正在用药这个事实，即使是对大家庭的成员或亲密朋友。当然，与非精神医学问题截然不同，许多心理健康问题必须联系社会对它的误解、治疗不当和污名化的历史。然而，这些问题必须得到承认和尊重，将它们视为无关紧要的事情而不予理睬是愚蠢的。

如果父母反对使用药物怎么办

出于各种原因，许多父母原则上可能反对让他们的孩子服用精神药物来治疗行为和情绪问题。一些父母因为宗教或哲学信仰，一般会反对药物治疗（例如，"我们不需要通过服用药物来解决问题"）。另一些父母会担心这些药物可能存在不良影响或副作用，或有效性未经证实。由于污名似乎仍然与心理或心理健康问题有关（不同于身体问题，尽管实际区别很小），一些父母可能不同意使用药物治疗情绪或行为问题,认为这是"虚弱"的一种迹象,或者可能会觉得只要他们给予孩子更多关注,改变饮食,祈祷,或在孩子的生活中作出一些其他改变,不需要药物治疗就可以解决问题。尽管每个面对父母反对的从业者都会有独特的理由强调,应该考虑让孩子接受精神药物治疗。但重要的是,必须认真对待父母的担忧,并尊重他们。将他们的担忧视为"迷信""无知"或"偏执"对孩子没有任何帮助,反而可能营造一种不利于帮助孩子的氛围。在这种情况下,最好的做法是尊重父母的顾虑,设法通过告知父母药物治疗的过程、潜在的好处和风险来打消这些顾虑,鼓励他们但要让他们意识到应该由家庭来作最终决定。学校或精神卫生机构只在有合理证据表明不接受药物治疗会严重危及孩子的生命或健康的情况下,才主动拒绝父母不允许孩子接受药物治疗的决定。谢天谢地,这种情况很少发生,但确实发生过。

本节所述的每个问题领域,对于有效使用精神药物治疗儿童和青少年的抑郁、焦虑或相关内化问题,都可能是真正的障碍。尽管面对这些不可避免的挑战,但在许多情况下,药物治疗确实是一种值得选择的方法。对这些问题很敏感且以尊重、温和的方式与学生及其父母合作的从业者会发现,他们的努力往往会让学生获得所需的帮助和支持。

治疗抑郁的药物

治疗内化问题的药物最广泛的用途是治疗抑郁。本节简要介绍三类抗抑郁药物：选择性 5-羟色胺再摄取抑制剂（selective serotonin reuptake inhibitors，SSRIs）、血清素—去甲肾上腺素再摄取抑制剂（serotonin-norepinephrine reuptake inhibitors，SNRIs）和三环类抗抑郁剂（tricyclic antidepressants，TCAs）。这三种类型的抗抑郁药可能是治疗抑郁的药物中最著名且使用最广泛的药物。除此之外，还会简要介绍一些用于治疗抑郁的其他类型的药物，这些药物不属于上述三类药物。正如本章通常的做法，这些描述非常简短，并非技术性或细节性的描述。如果你有兴趣了解更多精神药物的信息，请咨询该领域的具体内容。布朗、卡朋特和辛梅利（Brown，Carpenter，& Simerly，2005）的《儿童精神药物：初级读本》是有关精神药物的一本极佳的实用指南。在阅读本节特定药物的内容之前，请注意：在注明药物品牌名称的情况下，第一个字母大写；当一种药物以其通用名称命名时，第一个字母小写。某些药物，例如丙咪嗪（imipramine），常使用通用名称。其他药物，例如百忧解（Prozac）、左洛复（Zoloft）或阿普唑仑（Xanax），更常见的是品牌名称。在本章的大多数情况下，药物的品牌名称和通用名称都会用到。

选择性 5-羟色胺再摄取抑制剂

近年来，治疗抑郁和相关内化问题最著名且最广泛使用的药物类型之一是选择性 5-羟色胺再摄取抑制剂。百忧解（氟西汀）是美国食品药品监督管理局批准的第一个选择性 5-羟色胺再摄取抑制剂，于 20 世纪 80 年代中后期引入，迅速成为美国使用最广泛的处方药之一。在美国，百忧解的迅速广泛使用，充分体现为它受到媒体的广泛报道，美国人日常用语中会使用"百忧解"一词，以及出版了与这一现象有关的几本流行书籍，如《听百忧解》（*Listening to Prozac*）（Kramer，1993）和《与百忧解对话》（*Talking Back to Prozac*）（Breggin & Breggin，1995）。百忧解上市后，其他选择性5-羟色胺再摄取抑制剂，包括左洛复、帕罗西汀（Paxil，paroxetine）、氟伏沙明（Luvox，fluvoxamine）、西酞普兰（Celexa，citalopram）也逐渐被引用，后来依地普仑（Lexapro，escitalopram oxalate）和上述药物中的大多数都成为广泛使用的处方药。

选择性5-羟色胺再摄取抑制剂的流行，在很大程度上是因为这些药物在减少抑郁和相关问题症状方面相对有效，不会造成和三环类抗抑郁剂所造成的相同程度的不良反应、副作用和过度用药风险。大多数比较研究表明，选择性5-羟色胺再摄取抑制剂与三环类抗抑郁剂同样有效（或在某些情况下前者更有效），但前者似乎没有那么强烈或明显的风险。例如，目前的证据表明，过量服用选择性5-羟色胺再摄取抑制剂不太可能危及生命或造成严重的永久性伤害，而过量服用三环类抗抑郁剂则可能危及生命。此外，选择性5-羟色胺再摄取抑制剂最常见的副作用包括恶心、头痛、腹泻、失眠、口干和性功能障碍（通常是男性），在大多数情况下，其副作用不像三环类抗抑郁剂的常见副作用那么严重或多变，而且使用数周后，在很多情况下副作用可能会消退。选择性5-羟色胺再摄取抑制剂受欢迎的另一个原因是易于管理。使用选择性5-羟色胺再摄取抑制剂的大多数人每天服用一剂药物，而特定的三环类抗抑郁剂有时需要每日服药两到三次，由此可见前者要方便得多。

由于只有百忧解被认为对儿童和青少年抑郁有疗效，为此必须谨慎接受有关选择性5-羟色胺再摄取抑制剂疗效和副作用的相对有利的发现。事实上，百忧解是被美国食品药品监督管理局特别批准，用于治疗儿童和青少年抑郁的唯一的选择性5-羟色胺再摄取抑制剂。英国的医疗保健产品监管机构（相当于美国食品药品监督管理局）发布声明强调，只有百忧解被证实对治疗儿童和青少年抑郁有效。这些批准或声明并不意味着，其他选择性5-羟色胺再摄取抑制剂对儿童和青少年都是无效的，或者百忧解将帮助所有抑郁儿童和青少年。这些结果基于对实验群组的研究，容易模糊个别病例的反应。有关百忧解对儿童和青少年的有效性的研究证据很充分，从而保证它在治疗儿童和青少年抑郁方面的效用得到普遍认可。一些医生为抑郁儿童和青少年病例开出了具有疗效的其他选择性5-羟色胺再摄取抑制剂处方（或其他一般药物），而且这种"标签外"的处方很可能会持续下去。

自杀风险升高："黑匣子"警告

尽管大多数人认为，选择性5-羟色胺再摄取抑制剂对抑郁和其他内化障碍的治疗，包括对儿童和青少年抑郁的治疗有很大作用，甚至被认为是革命性的药物，但重要的是要了解它们的局限性,避免相信这些药物毫无问题。在过去的五年里,大众媒体和专业出版物上广受关注的一个问题是,一些服用选择性5-羟色胺再摄取抑制剂的儿童、青少年和年轻的成人在服药后会有更多自杀想法,特别是在药物治疗的早期阶段。2004年,在报告接受选择性5-羟色胺再摄取抑制剂治疗的抑郁儿童和青少年的自杀想法和行为的比例上升之后,美国食品药品监督管理局要求在除百忧解之外的所有选择性5-羟色胺再摄取抑制剂上贴上"黑匣子"健康警告,标明使用这些药物的年轻患者有可能增加自杀想法和自杀行为。这类标签是处方药最强烈的警告,要求处方医生采取措施让患者(及其父母)了解药物风险。重要的是,要考虑到迄今为止研究尚未证明服用选择性5-羟色胺再摄取抑制剂的年轻患者完成自杀事件的数量实际增加,报告的服用选择性5-羟色胺再摄取抑制剂的儿童和青少年自杀想法和行为的总体比例相对较低。2004年,美国食品药品监督管理局对2 000多名儿童和青少年使用选择性5-羟色胺再摄取抑制剂的研究进行审查,结果发现,这些患者的自杀想法和行为的发生率约为4%,这个比率大约是那些使用安慰剂或其他治疗方法的对照组的两倍。本次审查未发现已完成的自杀事件。尽管使用选择性5-羟色胺再摄取抑制剂的儿童和青少年的自杀想法和行为的比例仍然相对较低,但从业者和家长还是应该了解这种可能性,而且应该制定应对自杀的计划。

使用选择性5-羟色胺再摄取抑制剂的抑郁患者,其症状明显改善的比例最大可达到60%~75%(广泛引用的范围),即便改善

的水平通常只适度明显。因此，要理解有相当大比例，可能是三分
之一或更多的人，根本得不到这些药物治疗的帮助，而对于那些得
到帮助的人，治疗效果可能不如预期的那么好。另一个潜在的问
题是，尽管选择性5-羟色胺再摄取抑制剂的副作用比三环类抗抑
郁剂少且不那么严重，但在某些人身上副作用很明显，甚至达到完
全不能容忍的程度。最后，考虑到极少数的例外，选择性5-羟色
胺再摄取抑制剂被开发和批准用于成人，而不是儿童和青少年。
尽管在一些特殊情况下，美国食品药品监督管理局已经批准一些
选择性5-羟色胺再摄取抑制剂用于儿童和青少年（例如，用于治
疗抑郁的百忧解），但这些药物在大多数儿童和青少年中的使用都
是基于医生的临床经验，而不是长期的研究积累。鉴于选择性
5-羟色胺再摄取抑制剂是一类相对较新的药物，目前尚不清
楚持续用于儿童和青少年是否会带来长期的发展问题。
表11-2列出了目前在美国广泛使用的六种选择性5-羟色胺
再摄取抑制剂，以及它们的常见用途和可能引发的问题等
信息。

表 11-2　选择性5-羟色胺再摄取抑制剂的常见用途和特性

药　物	常　见　用　途	特　　性
百忧解	治疗抑郁、进食障碍、强迫症（强迫障碍）	在某些人身上可能会引起躁动或易怒；在体内至少停留2周。美国食品药品监督管理局唯一批准的治疗儿童和青少年抑郁的药物。

续　表

药　物	常　见　用　途	特　　　性
左洛复	治疗抑郁、强迫症（强迫障碍）、惊恐障碍	在体内至少停留1周。
帕罗西汀	治疗抑郁、强迫症（强迫障碍）、惊恐障碍、社交恐惧症	许多人会感到困倦或镇静。
氟伏沙明	治疗强迫症（强迫障碍）	已被美国食品药品监督管理局批准用于治疗儿童强迫症（强迫障碍）。
西酞普兰	治疗抑郁	与其他选择性5-羟色胺再摄取抑制剂相比，副作用较少，与其他药物相互作用的不良反应也较少。
依地普仑	治疗抑郁、焦虑、强迫症（强迫障碍）、身体畸形恐惧症	药性与西酞普兰相似，但对治疗严重抑郁更有效。

血清素—去甲肾上腺素再摄取抑制剂

血清素—去甲肾上腺素再摄取抑制剂是精神药物的最新分类之一，是一种快速发展的精神药物，用于治疗抑郁和相关问题的频率越来越高。顾名思义，血清素—去甲肾上腺素再摄取抑制剂通过阻断神经递质物质——血清素和去甲肾上腺素被神经细胞再吸收，同步增强血清素和去甲肾上腺素这两种神经递质的可用性。因此，这类药物的作用有点类似于选择性5-羟色胺再摄取抑制剂，而且具有增强去甲肾上腺素可用性的额外作用，从而产生某种独特的效果，类似于三环类抗抑郁剂地昔帕明（desipramine），而潜在副作用极小。这些药物主要用于治疗抑郁，但也有改善伴随抑郁的身体疼痛症状的作用。这种止痛效果非常显著，美国食品药品监督管理局已经批准一些药物用于治疗糖尿病神经病变，这种神经病变确实非常痛苦。

　　某些血清素—去甲肾上腺素再摄取抑制剂也作为"标签外"的处方药用于治疗焦虑，特别是当焦虑伴有抑郁时。正如我们所看到的，这种情况并不少见。值得注意的是，没有哪一种血清素—去甲肾上腺素再摄取抑制剂被美国食品药品监督管理局批准（甚至推荐）用于 18 岁以下的个体，这些药物对儿童和青少年的有效性和副作用尚不明确，至少在严格控制的科学研究中是这样的。也就是说，越来越多的儿童精神病学家和其他医疗保健人员一直在青少年（以及某些儿童）中使用血清素—去甲肾上腺素再摄取抑制剂，因为选择性 5-羟色胺再摄取抑制剂对这些患者不起作用，三环类抗抑郁剂又令人难以忍受，或者抑郁和焦虑症状伴随着相应的身体疼痛。

　　在美国，最常见的血清素—去甲肾上腺素再摄取抑制剂包括欣百达（Cymbalta，duloxetine）和郁复伸（Effexor，venlafaxine）。其他血清素—去甲肾上腺素再摄取抑制剂可在欧洲获得，例如郁思乐（Ixel，milnacipran）。在美国，还有其他一些与血清素—去甲肾上腺素再摄取抑制剂作用相似的药物，但在化学分类上归属于精神药物的其他部分，包括奈法唑酮（Serzone，nefazodone），以及之前讨论过的三环类抗抑郁剂地昔帕明，有时用"昔帕明"（Norpramin）这一名称出售。

虽然这些药物的副作用不如三环类抗抑郁剂明显，但其中一些药物可能会影响肝功能，应该与偶尔的血液检查结合以评估肝脏的健康状况。尽管对某些人来说，血清素—去甲肾上腺素再摄取抑制剂可能比选择性5-羟色胺再摄取抑制剂更有效，但目前尚未有足够的研究来明确回答这个问题。相反，对于成人，特别是在抑郁伴有身体疼痛症状时，血清素—去甲肾上腺素再摄取抑制剂应被视为其他抗抑郁药物的潜在有用替代品。由于血清素—去甲肾上腺素再摄取抑制剂与选择性5-羟色胺再摄取抑制剂具有一些相同的特性，它们都可能会增加儿童、青少年和年轻成人的自杀想法和行为。针对服用欣百达、郁复伸或其他一些血清素—去甲肾上腺素再摄取抑制剂的年轻人开展工作的从业者应特别注意这种可能的影响，以及这些药物目前尚未获得美国食品药品监督管理局批准或推荐用于儿童和青少年的事实。

三环类抗抑郁剂

三环类抗抑郁剂是被开发用于治疗抑郁的第一类有效的精神药物。这些药物不再像20世纪80年代中期以前那样受欢迎，因为开发出更新、更安全的药物，这些药物的副作用更少，但同样有效或更有效。然而，三环类抗抑郁剂已用于治疗儿童、青少年和成人的抑郁多年，特别是在儿童对其他治疗反应不佳的情况下会继续使用此类药物。事实上，许多发表在儿童和青少年精神病学文献上的研究已经证明，三环类抗抑郁剂对于治疗儿童和青少年的内化障碍和相关问题有效。一些最常用于儿童的三环类抗抑郁剂包括阿米替林（Elavil，amitriptyline）、地昔帕明（Norpramin，desipramine）、丙咪嗪（Tofranil，imipramine）、去甲替林（Pamelor，nortriptyline）、阿莫沙平（Asendin，amoxapine）、盐酸多虑平（Adapin）和多虑平（Sinequan，doxepin）。

虽然三环类抗抑郁剂已经被证明有助于减轻抑郁和其他相关问题的症状，但主要缺点是它们的副作用和不良反应的发生率很高。最常见的副作用包括口干、嗜睡、视力模糊、便秘、认知能力下降、噩梦和睡眠问题。在某些情况下，已经发现使用三环类抗抑郁剂会增加焦虑、癫痫发作和心律失常（心律不齐）。用于患有精神障碍（精神分裂症）的个体时，三环类抗抑郁剂有时会导致情况恶化，例如加快妄想的速度和提升妄想的强度，使用三环类抗抑郁剂最严重的问题或许在于过量服用此类药物带来的不良反应，甚至可能危及生命。关于严重的不良反应，有研究显示，相比成人，儿童对三环类抗抑郁剂的不良和毒性反应更加敏感（Del Mundo，Pumariega，& Vance，1999）。

尽管三环类抗抑郁剂不像以前那样受欢迎（因为不良反应和副作用问题），但它们仍然在某些情况下使用，而且在其他药物治疗效果不佳，或有一系列复杂症状时，不失为一种有用的治疗选择。例如，三环类抗抑郁剂，尤其是丙咪嗪，已被证明可以对儿童和青少年产生广泛的治疗效果，已成功用于治疗尿床和其他遗尿症状、注意缺陷多动障碍、睡眠障碍、学校恐惧症和一般焦虑障碍。教育工作者和心理健康从业者对在治疗中服用三环类抗抑郁剂的儿童和青少年应该保持警惕，观察和报告任何可能的不良反应或副作用，还要注意必须逐渐停止使用三环类抗抑郁剂，因为可能出现不良反应。由于过量服用三环类抗抑郁剂可能会危及生命，因此应特别注意储存和配发这些药物。

治疗抑郁的其他药物

除了选择性 5-羟色胺再摄取抑制剂、血清素—去甲肾上腺素再摄取抑制剂和三环类抗抑郁剂，其他一些药物有时也用来治疗抑郁和一些相关症状。安非他酮（Wellbutrin，bupropion），一种在特定情况下用于治疗抑郁的独特药物，似乎比三环类抗抑郁剂的副作用更小。安非他酮最常用于成人和青少年，也越来越多地用于治疗抑郁儿童，在某些情况下，可用于治疗注意缺陷多动障碍儿童和对选择性 5-羟色胺再摄取抑制剂反应不佳的年轻人。较早的一类抗抑郁药是单胺氧化酶抑制剂，例如苯乙肼（Nardil，phenelzine）、反苯环丙胺（Parnate，tranylcypromine）和异卡波肼（Marplan，isocarboxazid）。尽管这些药物已被证明有效，偶尔也用于儿童和青少年，但通常不推荐使用，这些药物与其他几种药物和某些常见食物的相互作用及其不良反应是众所周知的。

对于伴随剧烈情绪波动的抑郁，通常使用一些非常特殊的药物。这些稳定情绪的药物中最有名的是锂盐（lithium），常用于治疗双相障碍。尽管锂盐在血液中含量过高时，会产生明显的副作用和可能的毒性反应，但它显然是治疗双相障碍的良药。丙戊酸或双丙戊酸钠（Depakote，valproic acid or divalproex sodium）最初用于治疗癫痫，后来用于治疗严重的情绪波动，以及对治疗有抗药性或与其他情绪障碍同时发生的抑郁。和锂盐一样，丙戊酸可能会产生许多副作用，过量服用会中毒。因此，并不如选择性5-羟色胺再摄取抑制剂使用那么广泛，而且更有可能由精神科医生而不是初级保健医生开出处方。其他稳定情绪的药物包括加巴喷丁（Neurontin，gabapentin）、托吡酯（Topamax，topiramate）、卡马西平（Tegretol，carbamazepine）、拉莫三嗪（Lamictal，lamotrigine）和替加滨（Gabitril，tiagabine）。所有这些药物在稳定情绪剧烈波动症状上可能都是有效的，尽管这些药物在儿童和青少年阶段使用并不多，但大多数（或许全部）至少在一定程度上可用于儿童和青少年。这些药物都会产生疲劳和头晕的症状，其中一些还会产生非典型性副作用，例如增加没有癫痫障碍的患者癫痫发作的风险。

治疗焦虑相关问题的药物

　　和抗抑郁药一样，有些药物通常用于治疗各种与焦虑相关的症状。本节简要回顾了苯二氮卓类药物、抗组胺药物、选择性5-羟色胺再摄取抑制剂、三环类抗抑郁剂和丁螺环酮（Buspar，不属于任何其他特定类别的一种药物）等药物。同样，在大多数情况下，列出每种药物的品牌名称和通用名称。

苯二氮卓类药物

苯二氮卓类（benzodiazepines）药物包括安定（Valium，diazepam）、阿普唑仑（Xanax，alprazolam）、劳拉西泮（Ativan，lorazepam）、氯硝西泮（Klonopin，clonazepam）和氯拉卓酸（Tranxene，clorazepate）等。20世纪60年代，美国首次在临床实践中引入这类药物，直到1980年左右才在全国范围内产生了迅速而广泛的影响，后来百忧解被引入选择性5-羟色胺再摄取抑制剂时也产生了同样的影响。

虽然每种苯二氮卓类药物都有其特点，但它们有一些共同的特性：往往反应相对较快，通常在减少肌肉紧张和痉挛、神经过敏、躁动和失眠方面非常有效，可以有效减轻各种躯体或身体症状，通常会引发困倦感和整体放松状态。精神病学文献有令人信服的证据证明，苯二氮卓类药物对于短期缓解焦虑相关症状有效。一些苯二氮卓类药物主要用于治疗和预防惊恐障碍，一些主要用于治疗一般焦虑问题，还有一些主要用于治疗失眠。处方药的强度（即一粒药的毫克数）也是决定焦虑的哪些具体表现得到治疗的一个因素。

尽管苯二氮卓类药物的使用没有20年前那么广泛，但这类药物仍然很受欢迎，因为它们的副作用相对较小，而且能够迅速缓解焦虑症状。这些药物主要用于成人，但儿童和青少年似乎以一种大体相似的方式对这些药物作出反应。

苯二氮卓类药物通常对短期缓解焦虑症状非常有效，但出于一些原因，这类药物不应被视为首选治疗药物，甚至根本不应该用于大多数儿童和青少年。这些药物用于某些儿童时，产生的反应可能与期望相反，称为去抑制作用（disinhibition）。当这种反应产生时，儿童的躁动、焦虑、失眠等症状倾向于加剧而不是改善。使用苯二氮卓类药物的另一个问题是很容易形成习惯，甚至上瘾。一旦人们定期（如每日）服用一种苯二氮卓类药物达到相当长的时间（如几个月或一年），就很难让他们戒掉这种药物，因为焦虑症状可能恶化，在某些情况下，可能会出现类似于戒断反应的症状（如出汗、腹泻、疼痛甚至抽搐）。因此，停药时通常通过逐渐减少剂量，以及在逐渐减少剂量期间添加其他非成瘾药物（如抗组胺药物）来减少症状反弹。有物质滥用倾向的儿童和青少年尤其不适合使用苯二氮卓类药物：这类药物与酒精的相互作用甚至可能导致死亡。一个实际存在的问题是，这些药物可能是一个复杂的治疗选择，因为它们经常让人嗜睡或困倦。

综上所述，在正确使用的情况下，苯二氮卓类药物可在短期内显著减轻儿童和青少年的严重焦虑症状。然而，由于存在上述问题，这类药物通常不是首选的治疗方法，而是用于短期内快速缓解严重焦虑症状。

抗组胺药物

许多人感到非常惊讶，抗组胺药物（antihistamines），如苯那君（Benadryl，diphenhydramine）和安泰乐（Atarax，hydroxyzine），是最早用于治疗青少年情绪问题的药物（Green，1991）。虽然这些药物主要用于治疗对霉菌、孢子、花粉等的季节性过敏，但也常用于治疗与焦虑相关的问题。一些抗组胺药物用于治疗焦虑的主要原因在于它们的副作用，正如过敏患者证实的大多数抗组胺药物都会使人产生嗜睡、困倦和放松状态。由于这些药物的特性，它们通常对躁动、失眠以及伴有焦虑的神经质或过度紧张状态的短期治疗非常有效。抗组胺药物也可用于治疗失眠或失眠症，而这些症状又可能是其他药物，例如一些选择性5-羟色胺再摄取抑制剂的副作用。抗组胺药物的另一个好处是，大多数药物非常安全，极少与其他药物相互作用。然而，也有一些抗组胺药物可能与其他药物发生负性作用。实际上，抗组胺药物通常应该用于短期缓解明显症状，因为它们会让人困倦（Wilens，1999）。虽然父母不需要处方就可以购买一些抗组胺药物（如苯那君），但这些药物都有一些潜在的副作用，不鼓励父母在没有事先咨询家庭医生的情况下购买。

选择性5-羟色胺再摄取抑制剂

选择性5-羟色胺再摄取抑制剂通常被看作抗抑郁药，但其中一些药物在治疗焦虑相关症状，如惊恐发作、躁动、失眠、一般性过度兴奋、强迫症，甚至社交恐惧症方面相当有效（见表11-2）。在抑郁的药物治疗方案讨论的选择性5-羟色胺再摄取抑制剂中，左洛复和帕罗西汀似乎对治疗焦虑症状最有效，而氟伏沙明似乎更适用于治疗强迫症状（Brown et al.，2005）。这些药物用于治疗一般性焦虑相关问题可能不如苯二氮卓类药物有效（Wilens，1999），但它们往往是最好的选择，因为它们不会让人成瘾，不良反应或副作用更少。在焦虑和抑郁症状共存的情况下，或者存在某些非常特别的焦虑问题，如强迫性行为时，它们也是一种极好的治疗选择。使用选择性 5-羟色胺再摄取抑制剂治疗焦虑症状的医生，通常会在一开始给患者较低剂量的药物，然后逐渐增加剂量，因为在某些情况下，药物可能会导致焦虑症状恶化。

三环类抗抑郁剂

和选择性 5-羟色胺再摄取抑制剂一样，三环类抗抑郁剂主要用于治疗抑郁，但它们也因具有广泛的治疗效果而闻名，而且在治疗某些类型的焦虑问题上相当有效。例如，丙咪嗪已成功用于治疗一般焦虑症状和失眠，地昔帕明在治疗惊恐障碍方面也很有效。安拿芬尼（Anafranil, clomipramine）是一种三环类抗抑郁剂，已被证明对治疗强迫症特别有效。虽然这些药物用于治疗焦虑症状可能非常有效，但是三环类抗抑郁剂应该作为治疗焦虑相关问题的第二或第三选择，因为它们可能存在明显的副作用和不良反应，正如在使用三环类抗抑郁剂治疗抑郁那部分内容所讨论的。然而，在有焦虑与抑郁共病症状或注意缺陷多动障碍的情况下，或当其他治疗不成功时，三环类抗抑郁剂也可能是一个很好的选择。

丁螺环酮

另一种用于治疗焦虑相关问题的药物是丁螺环酮（Buspar, buspirone）。它是一种较新奇的药物，与本节所述的其他药物大不相同。丁螺环酮的优点包括不易产生极度困倦感，滥用或上瘾的可能性很低,副作用不大。然而,它在治疗重症方面不如苯二氮卓类药物有效(Wilens,1999),而且可能要一天服用三次。丁螺环酮经常与选择性5-羟色胺再摄取抑制剂结合使用,在治疗儿童注意缺陷多动障碍、攻击性行为和严重发育障碍等问题上有增强药性的作用。

替代干预措施

重要的是,要认识到心理健康咨询服务和精神药物并不是父母在学校以外的区域为孩子寻求额外帮助的唯一选择。事实上,如果了解有多少替代疗法可用于帮助缓解抑郁和焦虑症状,那么你可能会很惊讶。到当地的超市、药店或保健食品店走一走,环顾四周,你可能会发现一系列令人惊讶的产品,从草药软饮料和食品补充剂,到声称有助于促进镇静、放松和改善心境的顺势疗法制剂(homeopathic preparations)。此外,主流心理健康和医疗领域以外的一些可能的干预技术似乎也有助于解决这些问题。全面评估所有备选方案是不太可能的。在我看来,上述许多替代品只不过是现代版的"蛇油"治疗,最多只能起到安慰剂的作用,有些甚至超出了理性的界限,进入怪诞的领域。还有一种可能性是,一些替代疗法,例如各种草药制剂,可能实际产生治疗效果,但同时产生不受欢迎的副作用以及与其他药物的相互作用。你治疗的学生的父母可能觉得,有必要探索其中一些甚至许多替代品。尊重父母很重要,但要避免推荐或鼓励尚无支持性证据的替代疗法。然而,在通常的替代疗法中，有两种实际上得到大量支持，你可能希望有所了解。本章最后一节将简要讨论这两种替代疗法，即缓解抑郁和焦虑的圣约翰草以及治疗季节性抑郁的光疗法。

圣约翰草：天然情绪改善剂？

圣约翰草（又名贯叶连翘，Hypericum perforatum）是一种已在欧洲使用至少 300 年的草药制剂，主要用于治疗情绪问题（抑郁和焦虑），在德国尤其受欢迎。使用圣约翰草治疗神经失调，可追溯到古希腊和古罗马时期。在过去的二十年里，圣约翰草在美国越来越受欢迎，甚至被吹捧为"天然抗抑郁药"或"天然百忧解"。快速寻访美国的大多数药店、保健食品店和营养补充剂中心，可能轻易找到摆放圣约翰草制剂的货架。

20 世纪 80 年代和 90 年代，德国有几项在严格控制条件下的研究得出结论，圣约翰草在缓解轻中度抑郁症状方面相当有效（即比安慰剂更有效）（Rosenthal，1998）。从 20 世纪 90 年代末到现在，美国进行了几项控制良好的研究，这些研究结果支持了欧洲的研究结果，也为这一主题提供了一些额外的线索。发表在《美国家庭医生》（American Family Physician）杂志上的，使用圣约翰草的科学证据综述（Lawvere & Mahoney，2005）确认了该物质的活性成分（主要是金丝桃素和贯叶金丝桃素），并得出其优于安慰剂的结论，在缓解轻中度抑郁症状方面的疗效与标准抗抑郁药物相当。美国国立卫生研究院国家补充和替代医学中心（The National Center for Complementary and Alternative Medicine at the National

Institutes of Health，2005）也有记录在案，尽管没有一份强有力的声明认可，但"有一些科学证据表明圣约翰草对治疗轻中度抑郁是有用的"（p.1）。重要的是，要明白上述两个支持性的评论都强调，不支持在治疗严重或危重抑郁时使用圣约翰草制剂。

虽然目前尚不清楚具体的作用机制，但有一些实证依据的假设是，圣约翰草制剂既可能抑制 5-羟色胺的再摄取（如选择性 5-羟色胺再摄取抑制剂），也可能抑制多巴胺和去甲肾上腺素的再摄取（Lawvere & Mahoney，2005）。使用圣约翰草治疗抑郁最常用的推荐剂量是，每天服用 900 毫克的制剂（每天三次，每次 300 毫克，或每天两次，每次 450 毫克）。然而，目前尚不清楚这种剂量在各种情况下是不是最佳的，或者在调整剂量时应考虑哪些因素（如体重和年龄）。人们似乎普遍认为，圣约翰草比传统抗抑郁药物的副作用少，服用者应在数周内逐渐达到完全的给药标准，以避免出现不良反应。

尽管越来越多的证据支持使用圣约翰草，但也存在一些问题。几乎所有关于圣约翰草的文献都集中于成年人的使用而不是儿童或青少年的使用，对于儿童的最佳给药方案及其长期效果知之甚少。由于圣约翰草被认为是一种营养补充剂而不是药物，它的生产和销售不受任何联邦机构，如美国食品药品监督管理局的监督。因此，这种制剂的生产和销售企业数量惊人，这就引发了不同生产商之间圣约翰草制剂的效力和纯度的等效性问题。由于圣约翰草不能申请专利，因此制药公司几乎不会有经费支持其疗效的研究，并寻求美国食品药品监督管理局批准其作为抗抑郁药物加以使用。

总而言之，似乎有越来越多令人印象深刻的证据表明，圣约翰草既可以有效治疗许多人的轻中度抑郁症状，也可以减轻焦虑症状。因此，父母选择使用这种草药制剂治疗抑郁儿童或青少年时可能会发现它将缓解一些症状。要认识到这种"天然的"制剂并不意味着绝对安全，不应随意使用。已有证据表明，圣约翰草增强了光敏性（对阳光敏感），与某些药物有负性交互作用，会产生轻微的副作用，例如头晕、疲劳、头痛、胃肠道症状等。理想情况下，个体应该在有资质的医疗保健提供者的监督下使用圣约翰草制剂。学校从业者应避免重点推荐或开具圣约翰草或其他制剂的处方，但是应熟悉这些制剂，以便有效应对考虑使用它们的家庭。

光疗法治疗季节性抑郁

对于季节性情感障碍（尤其是抑郁），一个相对新颖且令人印象深刻的治疗方法是使用光疗法。这种疗法越来越流行，因为它切实有效，使用方便，无不良反应或副作用。

人们日益认识到，在某些情况下，情感障碍（特别是抑郁）有一种季节性模式；也就是在一年中的特定季节，症状可能更容易出现或恶化。诺曼·罗森塔尔（Norman Rosenthal）是美国国家心理健康研究所（National Institute of Mental Health）的一名研究员，人们普遍认为他是光疗法领域的权威人物。在他的优秀著作《冬季忧郁：战胜季节性情感障碍你需要了解的一切（修订版）》（*Winter Blues, Revised Edition: Everything You Need to Know to Beat Seasonal Affective Disorder*）中，汇集了许多关于这个主题的研究资料（Rosenthal，2006）。他讨论了导致季节性抑郁的三个主要原因：天性脆弱（inherent vulnerability，遗传和生物因素）、光剥夺（light deprivation，由于环境或生活方式的限制而缺乏阳光直射）和压力事件（stressful events）。对生活在北美的人来说，最常见的季节性抑郁模式发生在冬季。冬季症状恶化，夏季症状改善。在赤道较北的地区（例如明尼苏达州而不是得克萨斯州），更多的人似乎体验到季节性抑郁的不利影响，其中一些人受到的影响更大。罗森塔尔估计，在美国北部地区和加拿大，多达 20％～30％的人口在冬季可能受到不利影响，而且 5％～10％的人口实际上可能患有全面（full-blown）的季节性情感障碍。

尽管这方面的研究主要集中在成人身上，但一些已发表的研究表明，儿童和青少年似乎也存在相同的一般危险因素和模式（例如，Giedd，Swedo，Lowe，& Rosenthal，1998）。然而，随着青春期的开始，尤其是中学阶段，抑郁和其他情感问题的季节性发生率似乎急剧升高。迄今为止，有证据表明，在小学早期阶段大约只有 1％的儿童患有季节性情感障碍，但是"到高中最后一年，大约有 5％的学生……承受季节性情感障碍之苦，报告严重的季节性情感障碍问题"（Rosenthal，2006，p.82）。因此，学校从业者应该考虑在小学早期阶段相对较少的季节性情感障碍或冬季恶化症状到了高中阶段会明显增加。

对季节性情感障碍和冬季恶化症状的治疗包括各种类型的干预，主要取决于个体和症状的具体模式。传统的干预措施包括使用心理咨询或治疗和抗抑郁药物，对于非季节性内化问题也是如此。然而，在过去的几年里，一种创新而有效的干预方式得以开发，专门用于治疗季节性抑郁，这种干预方式就是光疗法。光疗法背后的基本原理很简单：有季节性情感障碍的个体会从更多的光照射中受益。尽管这种治疗的路径有很多，例如白天多待在户外，在自己的居室或工作场所放置更多的照明灯，但已被证实的最好方法是，通过每天使用特别设计的灯具或灯箱来提供更具治疗效果的环境光。这类装置从相对近的距离（通常为 1～2 英尺）将高强度的光直接照射到患者的视野中。研究表明，治疗的光照强度范围为 2 500～10 000 勒克斯（光照强度的测量单位）；该用途的大多数商用灯箱或灯具是在 10 000 勒克斯的水平。对于高强度光照射的建议用法是每天 20～90 分钟，大多数人能从 30～40 分钟的照射中受益。大多数使用这种治疗方式的人购买了专门设计用于治疗季节性情感障碍的灯箱。这种设备的价格通常为 200～400 美元。

罗森塔尔（Rosenthal，2006）引用的光疗法治疗季节性抑郁的研究令人印象深刻。毫无疑问，对许多患者来说，光疗法已经被证明是一种强大且非常有效的治疗手段。使用光疗法的缺点很少。

在阴暗的冬季，它需要一笔初始费用和每天的治疗时间分配，在极少数情况下，它可能会产生一些轻微的副作用，如头痛、眼睛疲劳、过度活动、易怒或失眠。几乎所有治疗研究都是针对成年人的，但没有理由认为遭受季节性抑郁问题的儿童和青少年不可能从这种治疗方式中受益，当然也有很多案例研究支持这一观点。然而，治疗不应随意进行，最好在接受过光疗法培训并理解其中的细微差别的专业人员的初步指导下实施光疗法。由于光疗法需要接近治疗光源，因此在学校通过添加灯具来实施治疗可能不太现实。儿童和青少年更有可能在家长的监督下，在家庭环境中实施有效的光疗法。

总结性评述

目前，好消息是学校从业者有许多可用的手段，能为遭受抑郁、焦虑和相关内化问题的学生提供有效的干预。不太好的消息是，这些学校干预措施有时不足以为学生提供所需的帮助。因此，学校从业者需要仔细考虑外部转介服务，特别是心理健康咨询服务和精神药物治疗。人们正日益接受使用精神药物和其他生物干预手段治疗儿童和青少年的内化问题。在过去的二十年里，精神药理学已经取得某些实质性的进展。或许，最重要的进展是选择性5-羟色胺再摄取抑制剂的发展，如百忧解、左洛复和帕罗西汀都能有效治疗各种内化症状，比传统药物，如三环类抗抑郁剂更安全，副作用更少。表11-3概述了本章讨论的精神药物及其最常见的用途。我们必须认识到，使用精神药物治疗儿童和青少年的内化问题并不一定比心理社会或心理教育方法更好或更有效。但是，越来越多的事实表明，这类药物可以显著缓解许多个案的症状，在某些情况下，甚至可以被视为"天赐之物"，因为它们促进了戏剧性的积极变化。尽管对精神药物的接受度日益提高，但仍有许多问题需要考虑。精神药物可能存在许多潜在的副作用或不良反应，许多家长直言不讳地反对将这种治疗方式用于他们的孩子。

表 11-3　治疗抑郁、焦虑和相关内化问题最常用的药物类别

类　别	常用制剂	最常见的用途
选择性5-羟色胺再摄取抑制剂	百忧解、左洛复、帕罗西汀、氟伏沙明、西酞普兰、依地普仑	抑郁、焦虑和惊恐障碍（左洛复、帕罗西汀）；强迫症（强迫障碍）（氟伏沙明）；进食障碍（百忧解）；社交恐惧症（帕罗西汀）
血清素—去甲肾上腺素再摄取抑制剂	欣百达、郁复伸	抑郁、身体疼痛
三环类抗抑郁剂	地昔帕明、丙咪嗪、去甲替林、阿米替林、普罗替林（Vivactil，protriptyline）、马普替林（Ludiomil，maprotiline）、安拿芬尼	抑郁、焦虑和惊恐障碍（地昔帕明）；强迫症（强迫障碍）（安拿芬尼）；注意缺陷多动障碍（丙咪嗪）；遗尿

类　　别	常　用　制　剂	最常见的用途
苯二氮卓类药物	安定、阿普唑仑、劳拉西泮、舒宁(Serax，oxazepam)、氯拉卓酸、利眠宁、氯硝西泮、三唑仑(Halcion，triazolam)	焦虑、惊恐障碍和失眠症(氯拉卓酸、三唑仑)；抑郁(阿普唑仑)
抗组胺药物	苯那君、安泰乐、扑尔敏(Chlor-Trimeton，chlorpheniramine maleate)	焦虑、惊恐障碍和失眠症，以及停用苯二氮卓类药物的患者
单胺氧化酶抑制剂	苯乙肼(Nardil，phenelzine)、反苯环丙胺(Parnate，tranylcypromine)	抑郁
情绪稳定剂	碳酸锂、卡马西平、丙戊酸钠	严重的情绪和行为波动
丁螺环酮	布斯帕(Buspar)	焦虑，在特殊情况下提高选择性5-羟色胺再摄取抑制剂的有效性
安非他酮	韦布特林(Wellbutrin)	抑郁和注意缺陷多动障碍
曲唑酮(Trazodone)	德西拉尔(Desyrel)	抑郁

　　临床医生应将儿童精神药物视为一种可能有用的治疗手段，并在情况允许时使用。同时，本书提倡的心理社会和心理教育疗法越来越有效，心理健康专业人士和教育工作者也应该受到鼓励。

与精神药物不同，这些干预措施可能通过技能获得、思维和行为模式的改变而带来长期的积极结果。精神药物和有效的替代治疗充其量只能缓解症状，这可能有利于创造一种心理社会和心理教育干预措施得到优化的环境。

附录

可重复使用的工作表

工作表 3 - 1　社会和情绪评估工作表

1. 学生信息

　　　　姓名：　　　　　　　　　　学校：
　　　　年级：　　　　　　　　　　年龄：
　　　　学生的主要问题，评估理由：

2. 评估信息摘要

　　　　最重要的考试成绩、观察结果和来自访谈或其他评估方式的信息：

3. 问题分析

　　　　A. 评估信息表明和支持的主要问题、关注点、诊断指标等。

　　　　B. 关于上述问题的可能原因和功能的假设。如何检验这些假设？

4. 问题解决方案和评估

　　　　可能适用于已表明的问题的潜在干预措施。可能有用的工具或方法，用于监控干预进展和评估干预结果。

工作表 6-1　每日和每周情绪日志

请使用本表底部呈现的情绪量表,在表格空白处记录一周每天的情绪。这项活动将帮助你了解每天的情绪变化。

记录一周的时间(周一至周日):

周一	周二	周三	周四	周五	周六	周日

记录一周的时间(周一至周日):

周一	周二	周三	周四	周五	周六	周日

记录一周的时间(周一至周日):

周一	周二	周三	周四	周五	周六	周日

记录一周的时间(周一至周日):

周一	周二	周三	周四	周五	周六	周日

情绪量表

1	2	3	4	5
非常悲伤或抑郁	有点悲伤或抑郁	不错,正常情绪	很好,高兴	太好了,太棒了!非常高兴

工作表 6-2 情绪饼

姓名＿＿＿＿＿＿＿＿＿＿＿＿＿ 时间段＿＿＿＿＿＿＿＿＿＿＿＿＿

　　这个活动将帮助你描述在一个特定的时间段内，比如一天或一周，你的情绪是如何分配的。我们的情绪像一块被切割成不同大小的饼：有时候一种情绪比另一种情绪所占比例更大，这取决于它在我们生活中所占的空间。在你选择的时间段内，将这张纸上的圆圈分成不同大小的"切片"，以显示在这个时间段你的生活中有多少不同的情绪。请你选择至少两种情绪，并用该单词的首字母来标记这块饼。你可能想从以下列表中选择情绪：

N＝正常情绪，很好　　　H＝快乐　　　　　S＝悲伤
T＝紧张　　　　　　　　A＝愤怒或生气　　W＝担心

　　在你的情绪表中写下这些情绪的名称和对应的首字母：

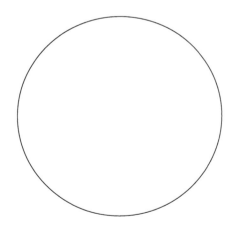

工作表 6 - 3　思维图

指导语：本练习将帮助你识别一些自动想法，这些想法似乎是在没有提醒的情况下出现的，而且你没有意识到自己是如何产生这些想法的。当这些想法是负面的，它们可能会导致沮丧。想一想过去几天你感到难受的一些情境。确定这些情境和你的具体感受。然后，确定其中可能伴随的任何自动想法。

情　境	我的感受	我的自动想法

工作表 6－4 识别思维错误：我在犯这些思维错误吗？

1. 双眼视觉

我是否以一种使问题更大的方式看待消极事件？我是否以一种使效果更小的方式看待积极事件？

2. 非黑即白思维

我是否仅以极端或相反的方式思考事情(例如，好或坏、全或无、黑或白)？

3. 有色眼镜

我是否只考虑事情的不利方面？

4. 算命

在没有足够证据的情况下，我是否预测了将来会发生什么？

5. 个人化

我是否将不需要自己负责的事情变成自己的责任？我会因自己无法控制的事情而自责吗？

6. 过度概括

我是否仅根据一个事件就得出一般结论？

7. 贴标签

我会给复杂的人或事物贴上简单的、不公平的和否定的标签吗？

8. 贬低积极面

我是否会通过贬低或否定积极的事件或想法来忽略它们？我可以接受别人的夸奖而不考虑事实真的如此吗？我会把好事变成坏事吗？

9. "打击"自己或他人

我是否坚持或要求"应该"或"必须"以某种方式完成事情？

工作表 6−5　事情真的那么糟糕吗：三个问题

1. 证据是什么？

如果某件事情看起来真的很糟糕，或者你以消极的方式看待某件事情，那么有多少证据表明事情确实像你认为的那样？

2. 还有其他证据吗？

当你以为发生了或可能会发生不好的事情，是否有证据会提示相反的一面？还有其他解释吗？

3. 如果……将会怎样？

如果你想到的消极事情确实发生了，那么现实生活中可能发生的最糟糕的事情是什么？你是否经历过更糟糕的事情但仍然幸免于难？其他人是否也经历过这件事情但幸免于难？

工作表 6-6 评估正面和负面

情　　境	列出有关这种情境的正面信息("积极")	列出有关这种情境的负面信息("消极")

工作表 6‑7　发现思维错误的个人每日记录

指导语：使用此工作表（每天一个新的工作表）记录你可能犯思维错误的一些情况，并使用此工作表提出一些更切合实际的方式来思考这些情况。

姓名＿＿＿＿＿＿＿＿＿＿＿＿＿＿　　日期＿＿＿＿＿＿＿＿＿＿＿＿＿＿＿

发生了什么？	我感觉如何？	我的消极自动想法	我犯了什么思维错误？	有什么更切合实际的思考方式？	在以更切合实际的方式思考之后，我会有什么感觉？

工作表 6-8 改变消极的自动想法

指导语：使用此工作表练习识别消极的自动想法和思维错误,并确定一些更现实的方式来思考这些问题。

我的消极自动想法是什么?	我犯了什么思维错误?	有什么更现实的思考方式?

工作表 6 − 9　增加积极的自我陈述

指导语：（a）列出在某些特定问题情境下使用的积极自我陈述；（b）从列表中选择你认为最现实、最适合你的积极自我陈述；（c）将这些陈述写在下面的工作表中，并将其放在可以经常看到的地方。

问　题　情　境	可能的积极自我陈述

工作表 7 - 1 改变非理性和消极思维的理性情绪疗法

● 确定你的非理性和消极想法。

● 驳斥这些想法。

● 用更现实、更积极的想法来对抗这些非理性和消极的想法。

改变思维方式可以帮助你改变自己的感受！

工作表 7–2　抑郁自我监测和自我控制
干预措施的基本步骤

1. 更加注意你对事物的思考方式以及你参与积极活动的数量。

2. 增加你对积极活动的参与，以及与心情愉快相关的想法和陈述。

3. 注意行为的延迟结果，而不仅仅是即时结果。

4. 注意在你做了很多工作之后发生的积极事情。

5. 为自己设定现实的标准，而且是只需做一些工作就可以达到的标准。

6. 将你的个人目标分解为更小的步骤。

7. 为自己的成功而骄傲，不要总是因为失败而责备自己。

8. 鼓励自己积极思考，应对困境和参与活动。对自己说"干得好！"或做一些特别的事情。

9. 少惩罚自己。谁需要它！

工作表 7 - 3　习得性乐观工作表：您的
A - B - C - D - E 记录

A. 逆境（问题）：

B. 信念（问题发生后我的信念）：

C. 后果（我的感受）：

D. 争论（以更现实或更有益的信念反对这个消极信念）：

E. 激发（质疑旧的信念后我的新感受）：

工作表 7‑4　每周日记条目表

你的名字＿＿＿＿＿＿＿＿＿＿＿＿＿　今天的日期＿＿＿＿＿＿＿＿＿＿＿＿＿

写下你在过去一周的一些想法,例如你对自己、家庭、学校或想做的事情的想法。

写下你在过去一周的感受。例如,你有时会感到快乐、悲伤、发疯、无聊、兴奋,或你还有其他感受吗?

写下你在过去一周所做的一些事情,并讲述你对这些事情的想法和感受。

写下过去一周你认为重要的其他任何事情。

工作表 7-5　每周日记条目表：情绪评定

名字＿＿＿＿＿＿＿＿＿录入日期＿＿＿＿＿＿＿＿＿周＿＿＿＿＿＿＿＿＿

描述过去一周你对自己、周围世界和未来的一些想法。

描述过去一周你经常有的感受。例如，你有时会感到快乐、沮丧、愤怒、无聊、郁闷、激动，或者有其他感受吗？

描述过去一周你进行的一些活动，然后描述你在这些活动中的想法和感受。

写下过去一周你认为重要的其他任何事情。

评定你在过去一周的情绪（画圈）：

1	2	3	4	5
非常悲伤 或抑郁	有点悲伤 或抑郁	不错， 正常情绪	很好， 高兴	太好了，太棒了！ 非常高兴

工作表 8 − 1　安排积极活动的每周计划表

	周一	周二	周三	周四	周五	周六	周日
日期							
积极活动的目标							
参与人员							
所需材料或资源							

工作表 8－2　积极活动的基线记录

活动项目	天														
	1	2	3	4	5	6	7	8	9	10	11	12	13	14	15
每天的活动总数															

工作表 8 - 3　情感识别

指导语：此活动将帮助你学习识别舒适感和不舒适感。舒适感让人感觉良好，可以帮助你享受生活。不舒适感会让人感觉不好，但也可以帮助人们成长并变得更好。不舒适感可以帮助人们注意和欣赏他们的舒适感。对于下列情感词单，在你认为描述舒适的情感词旁边标记一个"＋"号，在你认为描述不舒适的情感词旁边标记一个"－"号。

情感词单 1

快乐	孤独	害怕	无聊
愤怒	悲伤	沮丧	惊讶
强大	骄傲	孤独	高兴
害羞	担忧	疲劳	喜爱

情感词单 2

孤独	抱歉	内疚	担忧
快乐	痛苦	兴奋	骄傲
困惑	强大	害怕	忠诚
易怒	惊讶	沮丧	无聊
安静	有创造力	温暖	愤怒
焦虑	挫败	激动	暴怒
同情	忽视	尴尬	喜爱

工作表 8–4　我的情感

指导语：用你自己的话来完成下列关于情感的句子，请用真实的例子来说明你的情感。

我害怕，当＿＿＿＿＿＿＿＿＿＿＿＿＿＿＿＿＿＿＿＿＿＿＿＿＿＿

我非常擅长＿＿＿＿＿＿＿＿＿＿＿＿＿＿＿＿＿＿＿＿＿＿＿＿＿＿

我激动，当＿＿＿＿＿＿＿＿＿＿＿＿＿＿＿＿＿＿＿＿＿＿＿＿＿＿

大部分时间，我（感到）＿＿＿＿＿＿＿＿＿＿＿＿＿＿＿＿＿＿＿＿

我开心，当＿＿＿＿＿＿＿＿＿＿＿＿＿＿＿＿＿＿＿＿＿＿＿＿＿＿

我沮丧，当＿＿＿＿＿＿＿＿＿＿＿＿＿＿＿＿＿＿＿＿＿＿＿＿＿＿

我伤心，当＿＿＿＿＿＿＿＿＿＿＿＿＿＿＿＿＿＿＿＿＿＿＿＿＿＿

我冷静，当＿＿＿＿＿＿＿＿＿＿＿＿＿＿＿＿＿＿＿＿＿＿＿＿＿＿

我非常生气，当＿＿＿＿＿＿＿＿＿＿＿＿＿＿＿＿＿＿＿＿＿＿＿＿

我很感激＿＿＿＿＿＿＿＿＿＿＿＿＿＿＿＿＿＿＿＿＿＿＿＿＿＿＿

我孤独，当＿＿＿＿＿＿＿＿＿＿＿＿＿＿＿＿＿＿＿＿＿＿＿＿＿＿

工作表 8 - 5　我的情感

指导语：这张纸上的每个句子都包括关于情感或情绪的陈述，但这些句子并不完整。请用你自己的话和例子来完成每个句子。

我自豪，当_____

我羞愧，当_____

我激动，当_____

大部分时间，我（感到）_____

我开心，当_____

我沮丧，当_____

我失望，当_____

我冷静，当_____

我非常生气，当_____

我很感激_____

我希望_____

工作表 8 - 6　你感觉如何?

指导语：从本表底部的情感词单中,选择写在"我(感到)"后面的词语,然后用自己的话来描述什么时候你有这种感受。

我(感到)＿＿＿＿＿＿＿＿＿＿,当＿＿＿＿＿＿＿＿＿＿＿＿＿＿＿

我(感到)＿＿＿＿＿＿＿＿＿＿,当＿＿＿＿＿＿＿＿＿＿＿＿＿＿＿

我(感到)＿＿＿＿＿＿＿＿＿＿,当＿＿＿＿＿＿＿＿＿＿＿＿＿＿＿

我(感到)＿＿＿＿＿＿＿＿＿＿,当＿＿＿＿＿＿＿＿＿＿＿＿＿＿＿

我(感到)＿＿＿＿＿＿＿＿＿＿,当＿＿＿＿＿＿＿＿＿＿＿＿＿＿＿

我(感到)＿＿＿＿＿＿＿＿＿＿,当＿＿＿＿＿＿＿＿＿＿＿＿＿＿＿

我(感到)＿＿＿＿＿＿＿＿＿＿,当＿＿＿＿＿＿＿＿＿＿＿＿＿＿＿

情感词单

高兴	无聊	快乐	激动
孤独	愤怒	感激	安全
兴奋	自豪	愚蠢	担心
害怕	紧张	亢奋	沮丧

工作表 8 - 7 你感觉如何？

指导语：从本表底部的情感词单中，选择写在"我（感到）"后面的词语，然后用自己的话来描述什么时候你有这种感受。

我（感到）_____，当_____

我（感到）_____，当_____

我（感到）_____，当_____

我（感到）_____，当_____

我（感到）_____，当_____

我（感到）_____，当_____

我（感到）_____，当_____

我（感到）_____，当_____

情感词单

高兴	无聊	快乐	激动
孤独	刺激	不足	释然
困惑	认可	满足	失败
压力	自由	成功	热情
无动于衷	愤怒	感激	安全
激动	自豪	愚蠢	担心
害怕	紧张	亢奋	沮丧

工作表 8 - 8　对情绪情境的反应

指导语：针对本表中列出的每种情境,请描述一下如果这些情境发生在自己身上时你的感受。另外,请考虑你为什么认为自己会有这种感受。

情　　境	感　受
你被三名学生邀请和他们一起在自助餐厅用餐。	
你的一个朋友不想再和你共度时光。	
你想不出要做什么。	
你最后一个被选入球队。	
晚上你一个人在家。	
你第一个被选入球队。	
你不希望父母看到你的成绩单,因为有一些成绩很差。	
你的老师说:"干得好。你百分之百正确!"	
你的老师说:"你的工作太草率了。再做一遍。"	
一个学生说:"我不知道怎么做。你能帮我吗?"	
你的父母吵架了。	
没有足够的钱来获得你想要的东西。	
你的父亲或母亲说:"你太年轻了,等你长大再说吧。"	
你正在准备实施一次你已经等了很久的旅行。	
一个家庭成员病得很重。	

工作表 8－9　情感表达量表

指导语：对于下表中列出的每个情感词,请考虑一下你向他人表达这些情感的难易程度。请根据自己的感受在"很容易""有点容易""有点困难""很困难"对应的方框中画"×"。此练习可以帮助你了解自己取得的进步,并设定将来可能要更改的目标。

当我感到	对我来说,向他人表达这种情感有多容易?			
	很容易	有点容易	有点困难	很困难
愤怒				
爱				
伤心				
担心				
快乐				
激动				
惊讶				
害怕				
尴尬				
忌妒				
无聊				
自信				
孤独				

我认为我是一个……

____很感性的人　　　　____有点感性的人

____不太感性的人　　　　____很不感性的人

工作表 8－10　解决冲突的五个步骤

1. 定义问题
- 以积极的陈述开始。
- 要具体。
- 描述对方做过或说过的事情。
- 不骂人！
- 说出你的感受。
- 承认自己的责任，不要指责。
- 简明扼要。

2. 产生解决方案
- 通过头脑风暴提出尽可能多的解决方案。
- 有创造力！
- 没有批评、评判或评价。

3. 评估解决方案
- 该方案如何实现？
- 该方案为什么会起作用？
- 该方案能帮助所有卷入冲突的人达到他们的目标吗？
- 该方案对所有相关人员是否公平？

4. 选择解决方案
- 必须经过双方同意。
- 如果不能达成一致意见，请返回第二步。

5. 达成一个协议
- 每个人都声明自己同意这一协议，以及自己将做什么。
- 握手或签订详细合同。

工作表 9 - 1　列出并评估你的恐惧

　　指导语：你将获得 10 张空白卡片。在每张卡片上，分别写下你最害怕的事情或情境，或使你感到最恐惧、最不舒服的情境。请用几句话描述这种情境。完成这 10 张卡片后，你需要为每张卡片分配一个数字，该数字表示你对这一情境有多害怕或感到多不舒服。你分配给每张卡片的数字可以是 10 到 100 之间的 10 的倍数（例如 10、20、30、40，依此类推，最多为 100）。数字越大，代表在这一情境下你会感到越恐惧或越不舒服。使用以下指南来帮助你评估每种情境。

100 最恐惧；在这种情境下，我将感到极度不舒服；我认为自己不能忍受。

90

80

70 很恐惧；在这种情境下，我将感到非常不舒服，而且很难应对。

60

50

40 有些恐惧；我会感到有些不舒服，但会没事；我可以很好地处理它。

30

20

10 几乎不恐惧或完全不恐惧；这种情境根本不会影响到我。

干预方案与一般干预策略索引

（有关目的和发展水平的描述）

抑郁的综合干预方案

方　案	目　　的	发　展　水　平
强壮孩子课程	提升心理健康水平并防止内化问题,在班级或小组内开展的综合性社会与情绪学习课程(10～12 次课,每次 35～50 分钟)	四个阶段性的独立课程:跨越 K—12(幼儿园至十二年级)强壮开端:K—2 年级强壮孩子:三到五年级强壮孩子:六到八年级强壮青少年:九到十二年级
青少年应对抑郁课程	一种综合性的认知行为课程(16 次课,每次 2 小时),用于小团体抑郁治疗,运用心理教育方法来教授技能	主要针对 14～18 岁的青少年,也可用于认知足够成熟的早期青少年和年长儿童
行动方案	一种针对团体和个体治疗抑郁的综合性认知行为课程(30 次课,每次 1 小时)	小学中年级(9 岁或 10 岁)到青少年晚期

续　表

方　案	目　　的	发 展 水 平
儿童抑郁的家庭人际治疗	一种治疗儿童和青少年抑郁的以家庭为导向的综合性课程（16 次），包括认知、情感、行为和人际治疗成分	中小学生家庭可使用
青少年抑郁的人际心理治疗	一种综合性的干预课程（12 次），旨在减少抑郁症状和提高人际功能	智力达到平均水平或更高水平的青少年

抑郁的干预策略

技　术	目　　的	发 展 水 平
认知疗法 （第六章）	帮助学生识别、监控、改变自己的思维模式和信念来治疗抑郁	年长儿童和青少年
情绪温度计 （第六章）	教导情绪有不同的强度	所有年龄段，但对年幼学生使用简单的情绪等级
情绪饼 （第六章）	确定情绪状态的总体构成，哪些心情/情绪比其他心情/情绪出现更频繁	年长儿童和青少年
思维图 （第六章）	识别自动想法以及引发这些想法的情境和感受	年长儿童和青少年
认知重放技术 （第六章）	识别自动想法	所有年龄段，但年幼和不成熟的儿童需要更多结构框架和从业者的反馈

续　表

技　术	目　　的	发 展 水 平
想法预测 （第六章）	识别自动想法	年长儿童和青少年
假设/猜测 （第六章）	觉察自动想法和信念	所有年龄段
向下箭头技术 （第六章）	识别与消极想法有关的潜在信念	认知成熟的年长儿童和青少年
识别认知扭曲或思维错误 （第六章）	识别基本的思维错误或扭曲的认知	认知成熟的年长儿童和青少年
审查证据 （第六章）	评估自动想法和潜在信念是否符合现实	年长儿童和青少年
评估正面和负面 （第六章）	评估自动想法和潜在信念是否符合现实	年长儿童和青少年
日常想法记录 （第六章）	用适当和现实的想法来取代消极和扭曲的自动想法	年长儿童和青少年
三柱技术 （第六章）	识别与替代消极的自动想法和思维错误	年长儿童和青少年
重构和重新贴标签 （第六章）	用适应的信念或想法取代不适应的信念或想法	年长儿童和青少年
认知演练 （第六章）	练习适当且适应的想法和信念	所有年龄段

技　术	目　　的	发 展 水 平
增加积极的自我陈述 (第六章)	练习作出积极的自我陈述或现实且个人化的自我肯定	所有年龄段
理性情绪疗法 (第七章)	质疑非理性、不适应的想法,用更现实、更有成效的想法代替	年长儿童和青少年
抑郁的自我监测和自我控制训练 (第七章)	训练学生充分监控自己的想法、活动和感受,并以切实有效的方式关注结果	年长儿童和青少年
归因再训练 (第七章)	通过结合环境改善、个人控制训练、妥协训练和归因再训练,减少可能导致抑郁的认知	所有年龄段
习 得 性 乐 观训练 (第七章)	将悲观的思维模式训练成乐观和有成效的模式	年长儿童和青少年
日记写作 (第七章)	以结构化的方式记录想法、活动和感受,以便监控和反思	所有年龄段
活动安排 (第八章)	增加花费在有目的、积极和潜在的强化活动上的时间	所有年龄段
正强化、消退 (第八章)	通过增加与症状不相容的行为反应来减轻抑郁和焦虑症状	所有年龄段,但是对年幼儿童特别有帮助

续　　表

技　　术	目　　的	发 展 水 平
识别舒适和不舒适的情感 (第八章)	提高人们对自己情绪的认识,根据是否与舒适的感受相联系来评估情感词	所有年龄段,但年幼儿童需要简化的情感清单
未完成句子技术 (第八章)	增强情绪模式的自我认同	所有年龄段
情感清单技术 (第八章)	增加情绪词汇量,提升对伴随特定事件或环境的情绪状态的认识	所有年龄段
情绪情境反应技术 (第八章)	练习或演练对常见情绪情境的反应	年长儿童和青少年
情感交流自评清单 (第八章)	对情感交流的自信心和能力进行自我评估	年长儿童和青少年
人际问题解决和冲突解决训练 (第八章)	提高解决人际问题和冲突的技能	所有年龄段,但年幼儿童需要更大程度的结构化和支持
社会技能训练 (第八章和第十章)	提升与他人适当和有效互动的技能	所有年龄段
放松训练 (第九章)	产生与抑郁、焦虑以及相关社会情绪问题不相容的放松和平静状态	所有年龄段

焦虑的综合干预方案

方　案	目　　的	发　展　水　平
"应对猫"项目 (第十章)	团体和个体焦虑治疗的综合认知行为方案	年长儿童和青少年
内化问题的控制转移法 (第十章)	通过逐步增加对问题刺激的暴露,将治疗技术的控制权从从业者转移到学生手中,以减少焦虑和恐惧症状	认知成熟的年长儿童和青少年

焦虑的干预策略

技　术	目　　的	发　展　水　平
系统脱敏 (第九章)	通过教授恐惧刺激下的放松反应,来减少和抑制对特定刺激的恐惧反应	所有年龄段,尤其是三年级及以上的学生
放松训练 (第九章)	产生与抑郁、焦虑以及相关社会情绪问题不相容的放松和平静状态	所有年龄段
分化性正强化、塑造和消退 (第九章)	减少焦虑行为反应,增加与焦虑不相容的行为	所有年龄段
榜样示范 (第九章)	通过观察和模拟另一个适当处理焦虑刺激的个体来减少焦虑和恐惧反应	所有年龄段
焦虑的自我控制训练 (第十章)	训练学生充分监控他们的想法、活动和感受,并以现实、有效的方式关注结果	年长儿童和青少年

续　表

技　术	目　　的	发 展 水 平
自我指导训练（第十章）	通过使用精心编排的自我对话，学会适当改变非适应性的想法和行为	所有年龄段，但年幼儿童的自我对话脚本必须非常简单
社会技能训练（第八章和第十章）	提升与他人适当和有效互动的技能	所有年龄段

抑郁和焦虑的具体治疗技术清单

（按方案成分分类）

抑郁的治疗技术：

初步筛查和干预计划

　　社会和情绪评估工作表（工作表 3-1）

情绪和活动评定

　　每日和每周情绪日志（工作表 6-1）

　　每周日记条目表（工作表 7-4）

　　每周日记条目表：情绪评定（工作表 7-5）

　　积极活动的基线记录（工作表 8-2）

情绪教育

　　情绪温度计（第六章）

　　情绪饼（第六章）

　　情感识别（工作表 8-3）

　　未完成句子技术（工作表 8-4 和工作表 8-5）

　　情感清单技术（工作表 8-6 和工作表 8-7）

　　对情绪情境的反应（工作表 8-8）

　　情感表达量表（工作表 8-9）

改变行为（行为干预）

　　活动安排（第八章）

　　期望行为的强化（分化性强化、正强化）（第八章）

不良行为的消退(第八章)
放松训练(第九章)
社会技能训练(第八章和第十章)

检测自动想法和识别信念
思维图(第六章)
认知重放技术(第六章)
想法预测(第六章)
假设/猜测(第六章)
向下箭头技术(第六章)
识别一般的非理性想法(第七章)

评估自动想法和信念
识别思维错误(第六章)
审查证据：三个问题(第六章)
评估正面和负面(第六章)
质疑一般非理性想法(第七章)

改变消极的自动想法和不适应的信念
日常想法记录(第六章)
三柱技术(第六章)
重构和重新贴标签(第六章)
认知演练(第六章)
增加积极的自我陈述(第六章)
改变非理性和消极思维的理性情绪疗法(工作表 7 - 1)
归因再训练(第七章)
习得性乐观训练(第七章)

放松训练
渐进式肌肉放松(第九章,表 9 - 2)
简化放松技术(第九章,表 9 - 3)

人际问题解决和冲突解决
处理冲突的四种适应不良方式(第八章)
解决冲突的五个步骤(工作表 8 - 10)

焦虑的治疗技术:
系统脱敏
  渐进式放松训练(第九章,表 9 - 2)
  简化放松技术(第九章,表 9 - 3)
  建立焦虑等级(第九章,工作表 9 - 1)
  脱敏(分级暴露)(第九章)

改变行为
  榜样示范(第九章)
  分化性正强化(第九章)
  塑造和消退(第九章)
  社会技能训练(第十章)

认知改变策略
  焦虑的自我控制训练(第七章和第十章)
  自我指导训练(第十章)

参考文献

Albano, A. M., & Barlow, D. H. (1996). Breaking the vicious cycle: Cognitive-behavioral group treatment for socially anxious youth. In E. D. Hibbs & P. S. Jensen (Eds.), *Psychosocial treat-ment of child and adolescent disorders* (pp.43 – 62). Washington, DC: American Psychological Association.

Alberto, P. A., & Troutman, A. C. (2002). *Applied behavior analysis for teachers* (6th ed.). Upper Saddle River, NJ: Pearson Education/ Prentice-Hall.

American Psychiatric Association. (1994). *Diagnostic and statistical manual of mental disorders* (4th ed.). Washington, DC: Author.

American Psychiatric Association. (2000). *Diagnostic and statistical manual of mental disorders* (4th ed., text rev.). Washington, DC: Author.

Anderson, R. N. (2002). Deaths: Leading causes for 2000. *National Vital Statistics Report*, *50*, 1 – 85.

Bandura, A. (1969). *Principles of behavior modification*. New York: Holt, Rinehart & Winston.

Bandura, A. (1971). Psychotherapy based on modeling principles. In A. E. Bergin & S. L. Garfield (Eds.), *Handbook of psychotherapy and behavior change* (pp.653 – 708). New York: Wiley.

Bandura, A. (1986). *Social foundations of thought and action*. Englewood Cliffs, NJ: Prentice-Hall.

Beck, A. T. (1967). *Depression: Clinical, experimental, and theoretical.* New York: Hoeber.

Beck, A. T., Rush, A. J., Shaw, B. F., & Emery, G. (1979). *Cognitive therapy of depression.* New York: Guilford Press.

Berry, J. (1987). *Every kid's guide to handling feelings.* Chicago: Children's Press.

Breggin, P. R., & Breggin, G. R. (1995). *Talking back to Prozac.* New York: St. Martin's Press.

Brock, S. E., & Sandoval, J. (1997). Suicidal ideation and behaviors. In G. C. Bear, K. M. Minke, & A. Thomas (Eds.), *Children's needs II: Development problems, alternatives* (pp.361 – 374). Washington, DC: National Association of School Psychologists.

Brown, R. T., Carpenter, L. A., & Simerly, E. (2005). *Mental health medications for children: A primer.* New York: Guilford Press.

Brown-Chidsey, R., & Steege, M. W. (2005). *Response to intervention: Principles and strategies for effective change.* New York: Guilford Press.

Burns, D. D. (1980). *Feeling good: The new mood therapy.* New York: Signet.

Caldarella, P., & Merrell, K. W. (1997). Common dimensions of social skills of children and adoles-cents: A taxonomy of positive behaviors. *School Psychology Review, 26,* 265 – 279.

Cantwell, D. P. (1990). Depression across the early life span. In M. Lewis & S. M. Miller(Eds.), *Handbook of developmental psychopathology* (pp. 293 – 309). New York: Plenum Press.

CASEL. (2006). *What is SEL?* Retrieved October 27, 2006, from *www. casel.org/about_sel/Whatis-SEL.php.*

Catalano, R. F., Berglund, M. L., Ryan, J. A. M., Lonczak, H. S., & Hawkins, J. D. (2002). Positive youth development in the United States: Research findings on evaluations of positive youth development programs. *Prevention and Treatment, 5,* Article 15. Retrieved March 8, 2005, from *journals.apa.org/prevention/volume5/pre005001a.html.*

Cicchetti, D., & Toth, S. L. (Eds.). (1991). *Internalizing and externalizing expressions of dysfunction*. Hillsdale, NJ: Erlbaum.

Clarke, G., Lewinsohn, P., & Hops, H. (1990). *Coping with adolescent depression course: Leader's manual for adolescent groups*. Eugene, OR: Castalia. *Note*: This program is no longer available in print, but is available electronically as a free download from the Kaiser Permanente Center for Health Research website, at *www.kpchr.org/public/acwd/acwd.html*.

Cowen, E. L. (1994). The enhancement of psychological wellness: Challenges and opportunities. *American Journal of Community Psychology*, *22*, 149-179.

Crone, D. A., & Horner, R. H. (2003). *Building positive behavior support systems: Functional behavior assessment*. New York: Guilford Press.

Del Mundo, A. S., Pumariega, A. J., & Vance, H. R. (1999). Psychopharmacology in school-based mental health services. *Psychology in the Schools*, *36*, 437-450.

Doepheide, J. A. (2006). Recognizing and treating depression in children and adolescents. *American Journal of Health Systems Pharmacology*, *63*, 233-243.

Eisenberg, N., Wentzel, N. M., & Harris, J. D. (1998). The role of emotionality and regulation in empathy-related responding. *School Psychology Review*, *27*, 506-521.

Elias, M. J. (2004). Strategies to infuse social and emotional learning into academics. In J. Zins, R. Weissberg, M. Wang, & H. J. Walberg (Eds.), *Building academic success on social-emotional learning: What does the research say?* (pp. 113-134). New York: Teachers College Press.

Elias, M. J., Zins, J. E., Weissberg, R. P., Frey, K. S., Greenberg, M. T., Haynes, N. M., et al. (1997). *Promoting social and emotional learning: Guidelines for educators*. Alexandria, VA: Association for Supervision and Curriculum Development.

Elksnin, L. K., & Elksnin, N. (1995). *Assessment and instruction of social skills*. San Diego: Singular.

Ellis, A. (1962). *Reason and emotion in psychotherapy*. New York: Lyle Stewart.

Flannery-Schroeder, E., & Kendall, P. C. (1996). *Cognitive-behavior therapy for anxious children: Therapist manual for group treatment*. Ardmore, PA: Workbook Publishing.

Fuchs, L. S., & Fuchs, D. (1986). Effects of systematic formative evaluation: A meta-analysis. *Exceptional Children*, *53*, 199–208.

Giedd, J. N., Swedo, S. E., Lowe, C. H., & Rosenthal, N. E. (1998). Case series: Pediatric seasonal affective disorders: A follow-up report. *Journal of the American Academy of Child and Adolescent Psychiatry*, *37*, 218–220.

Green, W. H. (1991). *Child and adolescent psychopharmacology*. Baltimore: Williams & Wilkins.

Greenberg, M. T., Kusche, C. A., Cook, E. T., & Quamma, J. P. (1995). Promoting emotional competence in school-aged children: The effects of the PATHS curriculum. *Development and Psychopathology*, *7*, 117–136.

Greenberg, M. T., Weissberg, R. P., O'Brien, M. U., Zins, J. E., Fredericks, L., Resnick, H., et al. (2003). Enhancing school-based prevention and youth development through coordinated social, emotional, and academic learning. *American Psychologist*, *58*, 466–474.

Gresham, F. M., & Elliott, S. N. (1990). *Social Skills Rating System*. Circle Pines, MN: American Guidance Services.

Harrington, R. (1993). *Depressive disorder in childhood and adolescence*. New York: Wiley.

Hayes, S. N., Strosahl, K. D., & Wilson, K. G. (2004). *Acceptance and commitment therapy: An experiential approach to behavior change*. New York: Guilford Press.

Herring, M., & Kaslow, N. J. (2002). Depression and attachment in families: A child-focused perspective. *Family Process*, *41*(3), 494 – 518.

Hinshaw, S. P. (1994). *Attention deficits and hyperactivity in children.* Thousand Oaks, CA: Sage.

Hoier, T. S., & Cone, J. D. (1987). Target selection of social skills for children: The template-matching procedure. *Behavior Modification*, *11*, 137 – 164.

Hoier, T. S., McConnell, S., & Pallay, A. G. (1987). Observational assessment for planning and evaluating educational transitions: An initial analysis of template matching. *Behavioral Assessment*, *9*, 6 – 20.

Horner, R. H., & Carr, E. G. (1997). Behavioral support for students with severe disabilities: Functional assessment and comprehensive intervention. *Journal of Special Education*, *31*, 84 – 109.

Howard, B., Chu, B. C., Krain, A. L., Marrs-Garcia, A. L., & Kendall, P. C. (2000). *Cognitive-behavioral family therapy for anxious children: Therapist manual*, *Second Edition.* Ardmore, PA: Workbook Publishing.

Illinois Children's Mental Health Act of 2003, Public Act 93 – 0495 (SB 1951). Retrieved July 25, 2006, from *www.casel.org/downloads/cmh_ act.pdf*.

Jacobson, E. (1938). *Progressive relaxation.* Chicago: University of Chicago Press.

Kagan, J. K., Reznick, J. S., & Snidman, N. (1990). The temperamental qualities of inhibition and lack of inhibition. In M. Lewis & S. M. Miller (Eds.), *Handbook of developmental psychopathology* (pp. 219 – 226). New York: Plenum Press.

Kaslow, N. J., Morris, M. K., & Rehm, L. P. (1998). Childhood depression. In R. J. Morris & T. R. Kratochwill(Eds.), *The practice of child therapy* (3rd ed., pp. 48 – 90). Boston: Allyn & Bacon.

Kazdin, A. E. (1995). *Conduct disorders in childhood and adolescence* (2nd ed.). Thousand Oaks, CA: Sage.

Kazdin, A. E. (1998). Conduct disorder. In R. J. Morris & T. R. Kratochwill (Eds.), *The practice of child therapy* (2nd ed., pp. 199 – 230). Boston:

Allyn & Bacon.

Kendall, P. C., Choudhury, M., Hudson, J., & Webb, A. (2002a). *"The C. A. T. Project" workbook for the cognitive-behavioral treatment of anxious adolescents*. Ardmore, PA: Workbook Publishing.

Kendall, P. C., & Hedtke, K. A. (2006a). *Coping Cat workbook*, *Second Edition*. Ardmore, PA: Workbook Publishing.

Kendall, P. C., & Hedtke, K. A. (2006b). *Cognitive-behavior therapy for anxious children: Therapist manual* (3rd ed.). Ardmore, PA: Workbook Publishing.

Kendall, P. C., & Treadwell, K. R. H. (1996). Cognitive-behavioral treatment for childhood anxiety disorders. In E. D. Hibbs & P. S. Jensen (Eds.), *Psychosocial treatments for child and adolescent disorders* (pp. 23 – 41). Washington, DC: American Psychological Association.

Kramer, P. D. (1993). *Listening to Prozac*. New York: Viking.

Lawvere, S., & Mahoney, M. C. (2005). St. John's wort. *American Family Physician*, *72*(11), 2249 – 2254.

Lewinsohn, P. M., Clarke, G. N., Hops, H., & Andrews, J. (1990). Cognitive-behavioral treatment for depressed adolescents. *Behavior Therapy*, *21*, 385 – 401.

Lewinsohn, P. M., Clarke, G. N., Rohde, P., Hops, H., & Seeley, J. R. (1996). A course in coping: A cognitive-behavioral approach to the treatment of adolescent depression. In E. D. Hibbs & P. S. Jensen (Eds.), *Psychosocial treatments for child and adolescent disorders* (pp. 109 – 135). Washington, DC: American Psychological Association.

Lewinsohn, P. M., & Graf, M. (1973). Pleasant activities and depression. *Journal of Consulting and Clinical Psychology*, *41*, 261 – 268.

Lewinsohn, P. M., Mischel, W., Chaplin, W., & Barton, R. (1980). Social competence and depression: The role of illusory self-perceptions. *Journal of Abnormal Psychology*, *89*, 203 – 212.

Linehan, M. (1993). *Skills training manual for treating borderline personality disorder*. New York: Guilford Press.

Marra, T. (2004). *Depressed and anxious: The dialectical behavior therapy workbook for overcoming depression and anxiety*. Oakland, CA: New Harbinger Publications.

Martin, G. L., & Pear, J. (2006). *Behavior modification: What it is and how to do it* (8th ed.). Upper Saddle River, NJ: Pearson Education/ Prentice-Hall.

McConaughy, S. (2005). *Clinical interviews for children and adolescents: Assessment to intervention*. New York: Guilford Press.

Meichenbaum, D. (1986). Cognitive behavior modification. In F. H. Kanfer & A. P. Goldstein (Eds.), *Helping people change* (3rd ed., pp. 390 – 422). Elmsford, NY: Pergamon Press.

Merrell, K. W. (1999). *Behavioral, social, and emotional assessment of children and adolescents*. Mahwah, NJ: Erlbaum.

Merrell, K. W. (2002). *School Social Behavior Scales* (2nd ed.). Eugene, OR: Assessment-Intervention Resources (*www.assessment-intervention. com*).

Merrell, K. W. (2007). *Behavioral, social, and emotional assessment of children and adolescents* (3rd ed.). Mahwah, NJ: Erlbaum.

Merrell, K. W., & Buchanan, R. S. (2006). Intervention selection in school-based practice: Using public health models to enhance systems capacity of schools. *School Psychology Review*, *35*, 167 – 180.

Merrell, K. W., & Caldarella, P. (2002). *Home and Community Social Behavior Scales*. Eugene, OR: Assessment-Intervention Resources (*www.assessment-intervention.com*).

Merrell, K. W., Carrizales, D., Feuerborn, L., Gueldner, B. A., & Tran, O. K. (2007a). *Strong Kids: Grades 3 – 5: A social-emotional learning curriculum*. Baltimore: Brookes.

Merrell, K. W., Carrizales, D., Feuerborn, L., Gueldner, B. A., & Tran, O. K. (2007b). *Strong Kids: Grades 6 – 8: A social-emotional learning curriculum*. Baltimore: Brookes.

Merrell, K. W., Carrizales, D., Feuerborn, L., Gueldner, B. A., & Tran,

O. K. (2007c). *Strong Teens: Grades 9 - 12: A social-emotional learning curriculum*. Baltimore: Brookes.

Merrell, K. W., & Gimpel, G. A. (1998). *Social skills of children and adolescents: Conceptualization, assessment, treatment*. Mahwah, NJ: Erlbaum.

Merrell, K. W., Parisi, D., & Whitcomb, S. A. (2007). *Strong Start: Grades K-2: A social-emotional learning curriculum*. Baltimore: Brookes.

Merrell, K. W., & Walker, H. M. (2004). Deconstructing a definition: Emotionally disturbed versus socially maladjusted, and moving the EBD field forward. *Psychology in the Schools, 41*, 899 - 910.

Minuchin, S., Baker, L., Liebman, R., Milman, L., & Todd, T. C. (1975). A conceptual model of psychosomatic illness in children. *Archives of General Psychiatry, 32*, 1031 - 1038.

Minuchin, S., Rosman, B. L., & Baker, L. (1978). *Psychosomatic families: Anorexia nervosa in context*. Cambridge, MA: Harvard University Press.

Morris, R. J., & Kratochwill, T. R. (1983). *Treating children's fears and phobias: A behavioral approach*. Elmsford, NY: Pergamon Press.

Morris, R. J., & Kratochwill, T. R. (1998). Childhood fears and phobias. In R. J. Morris & T. R. Kratochwill(Eds.), *The practice of child therapy* (2nd ed., pp.91 - 131). Boston: Allyn & Bacon.

Mufson, L., Dorta, K. P., Moreau, D., & Weissman, M. M. (2004). *Interpersonal therapy for depressed adolescents* (2nd ed.). New York: Guilford Press.

Mufson, L., Moreau, D., & Weissman, M. M. (1996). Focus on relationships: Interpersonal psychotherapy for adolescent depression. In E. D. Hibbs & P. S. Jensen(Eds.), *Psychosocial treatment of child and adolescent disorders* (pp. 137 - 156). Washington, DC: American Psychological Association.

Mufson, L., Moreau, D., Weissman, M. M., & Klerman, G. L. (1993).

Interpersonal therapy for depressed adolescents. New York: Guilford Press.

National Center for Complementary and Alternative Medicine. (2005). *St. John's wort* (NCCAM Publication No. D. 29). Bethesda, MD: National Institutes of Health, U. S. Department of Health and Human Services.

Nelson, R. O., & Hayes, S. C. (Eds.). (1986). *Conceptual foundations of behavioral assessment*. New York: Guilford Press.

Olfson, M., Marcus, S. C., Wiessman, M. M., & Jensen, P. S. (2002). National trends in the use of psychotropic medications by children. *Journal of the American Academy of Child and Adolescent Psychiatry*, *41*(5), 514 - 521.

OSEP Technical Assistance Center on Positive Behavioral Interventions and Supports. (2007). What is school-wide PBS? Retrieved August 7, 2007, from *www.pbis.org/schoolwide.htm*.

Quay, H. R. (1986). Classification. In H. C. Quay & J. S. Werry(Eds.), *Psychopathological disorders of childhood* (3rd ed., pp. 1 - 34). New York: Wiley.

Rehm, L. P. (1977). A self-control model of depression. *Behavior Therapy*, *8*, 787 - 804.

Rehm, L. P. (1990). Cognitive and behavioral theories. In B. B. Wolman & G. Stricker (Eds.), *Depressive disorders: Facts, theories, and treatment methods* (pp.64 - 91). New York: Wiley.

Reynolds, W. M. (Ed.). (1992). *Internalizing disorders in children and adolescents*. New York: Wiley.

Reynolds, W. M., & Coates, K. I. (1986). A comparison of cognitive-behavioral therapy and relaxation training for the treatment of depression in adolescents. *Journal of Consulting and Clinical Psychology*, *54*, 653 - 660.

Robbins, L. N. (1966). *Deviant children grow up*. Baltimore: Williams & Wilkins.

Rosenthal, N. E. (1998). *St. John's wort: The herbal way to feeling good*.

New York: HarperCollins.

Rosenthal, N. E. (2006). *Winter blues, revised edition: Everything you need to know to beat seasonal affective disorder*. New York: Guilford Press.

Sameroff, A. J., Lewis, M., & Miller, S. M. (Eds.). (2000). *Handbook of developmental psychopathology* (2nd ed.). New York: Kluwer Academic/Plenum Publishers.

Sattler, J. M. (1998). *Clinical and forensic interviewing of children and families*. San Diego: Jerome M. Sattler.

Schwartz, J. A. J., Kaslow, N. J., Racusin, G. R., & Carton, E. R. (1998). Interpersonal family therapy for childhood depression. In V. B. Van Hasselt & M. Hersen (Eds.), *Handbook of psychological treatment protocols for children and adolescents* (pp. 109 - 151). Mahwah, NJ: Erlbaum.

Seeley, J. R., Rohde, P., Lewinsohn, P. M., & Clarke, G. N. (2002). Depression in youth: Epidemiology, identification, and intervention. In M. R. Shinn, H. M. Walker, & G. Stoner (Eds.), *Interventions for academic and behavior problems II: Preventative and remedial approaches* (pp. 885 - 911). Bethesda, MD: National Association of School Psychologists.

Seligman, M. E. P. (1981). A learned helplessness point of view. In L. P. Rehm(Ed.), *Behavior therapy for depression* (pp. 123 - 141). New York: Academic Press.

Seligman, M. E. P. (1990). *Learned optimism*. New York: Knopf.

Seligman, M. E. P. (1998). *Learned optimism: How to change your mind and your life* (rev. ed.). New York: Pocket Books/Simon & Schuster.

Seligman, M. E. P., Reivich, K., Jaycox, L., & Gillham, J. (1995). *The optimistic child*. Boston: Houghton Mifflin.

Shapiro, E. S. (1996). *Academic skills problems* (2nd ed.). New York: Guilford Press.

Shapiro, E. S. (2000). School psychology from an instructional perspective:

Solving big, not little problems. *School Psychology Review*, *29*, 560 –
572.

Shapiro, E. S., & Kratochwill, T. R. (Eds.). (2000). *Conducting school-
based assessments of child and adolescent behavior*. New York: Guilford
Press.

Sheridan, S. M. (1995). *The tough kid social skills book*. Longmont, CO:
Sopris West.

Shinn, M. R. (Ed.). (1997). *Advanced applications of curriculum-based
measurement*. New York: Guilford Press.

Siegel, L. J. (1998). Somatic disorders. In R. J. Morris & T. R. Kratochwill
(Eds.), *The practice of child therapy* (3rd ed., pp.231 – 270). Boston:
Allyn & Bacon.

Silverman, W. K., & Ginsburg, G. S. (1998). Anxiety disorders. In T. H.
Ollendick & M. Hersen (Eds.), *Handbook of child psychopathology*
(3rd ed., pp.239 – 268). New York: Plenum Press.

Silverman, W. K., & Kurtines, W. M. (1996a). *Anxiety and phobic
disorders: A pragmatic approach*. New York: Plenum Press.

Silverman, W. K., & Kurtines, W. M. (1996b). Transfer of control: A
psychosocial intervention model internalizing disorders in youth. In E. D.
Hibbs & P. S. Jensen (Eds.), *Psychosocial treatments for child and
adolescent disorders* (pp. 63 – 81). Washington, DC: American
Psychological Association.

Stark, K. D. (1990). *Childhood depression: School-based intervention*. New
York: Guilford Press.

Stark, K. D., & Kendall, P. C. (1996). *Treating depressed children:
Therapist manual for ACTION*. Ardmore, PA: Workbook Publishing.

Stark, K. D., Swearer, S., Kurowski, C., Sommer, D., & Bowen, B.
(1996). Targeting the child and the family: A holistic approach to
treating child and adolescent depressive disorders. In E. D. Hibbs & P.
S. Jensen (Eds.), *Psychosocial treatments for child and adolescent
disorders* (pp. 207 – 238). Washington, DC: American Psychological

Association.

Sulzer-Azaroff, B., & Mayer, G. R. (1991). *Behavior analysis for lasting change* (2nd ed.). New York: Holt, Rinehart & Winston.

Walker, H. M., Homer, R. H., Sugai, G., Bullis, M., Sprague, J. R., Bricker, D., & Kaufman, M. J. (1996). Integrated approaches to preventing antisocial behavior patterns among school-age children and youth. *Journal of Emotional and Behavioral Disorders*, 4, 194 – 209.

Wilens, T. E. (1999). *Straight talk about psychiatric medications for kids*. New York: Guilford Press.

Wilkes, T. C. R., Belsher, G., Rush, A. J., Frank, E., & Associates. (1994). *Cognitive therapy for depressed adolescents*. New York: Guilford Press.

Wilson, D. B., Gottfredson, D. C., & Najaka, S. S. (2001). School-based prevention of problem behaviors: A meta-analysis. *Journal of Quantitative Criminology*, 17, 247 – 272.

Zins, J., Weissberg, R., Wang, M., & Walberg, H. J. (Eds.). (2004). *Building academic success on social-emotional learning: What does the research say?* New York: Teachers College Press.

译后记

近年来，儿童青少年的抑郁、焦虑等情绪问题受到越来越多专业人士的关注。根据世界卫生组织的报告，在新冠肺炎流行的第一年，全球焦虑和抑郁的患病率增加 25％，其中在校学生焦虑和抑郁占比相对较高。因此，很有必要对学生开展针对性的情绪问题的预防和干预工作。

《帮助学生战胜抑郁和焦虑：实用指南》(*Helping Students Overcome Depression and Anxiety: A Practical Guide*，2008)是"学校心理干预实务系列"之一，作者肯尼思·W. 梅里尔(Kenneth W. Merrell)博士是美国俄勒冈大学的学校心理学教授，也是该系列的英文版主编，具有非常丰富的临床实践和学术研究的经验。作者对抑郁和焦虑的相关概念、原理的阐述简明扼要，提供的预防和干预策略简便易行，适用于不同场景中的儿童青少年。本书的实用特点非常鲜明，主要体现在以下三方面。

第一，内容聚焦。聚焦个体因过度控制而形成的内化问题，这类问题具有隐蔽性，不容易识别。内化问题的症状庞杂，主要包括抑郁、焦虑、社会退缩和躯体或身体问题等。本书主要探讨抑郁和焦虑这两种最广为人知的情绪问题,不仅阐述抑郁和焦虑的核心特征,列举以抑郁和焦虑为主要特征的相关情绪障碍,而且阐明这些问题是如何形成和发展的,读者可以通过相关案例领会这些特征与成因的相互关系。

第二,评估实效。考虑到抑郁和焦虑症状往往难以在短时间内通过行为观察等外部手段测量,本书作者强调要将行为评定量表、自我报告工具和访谈相结合,从学生、教师和父母等多个来源取样,考虑学生所处的学校、家庭和社区等环境。也就是通过多方法、多来源和多背景的评估,提升抑郁、焦虑及相关问题评估的可靠性和有效性,并在症状评估的基础上借助一些框架结构的方案,将评估与情绪问题干预联系起来。

第三,干预系统。本书用大量篇幅阐述抑郁、焦虑及相关问题的干预策略,既有预防内化问题的社会与情绪学习课程,也有各类适用于小团体、家庭和个人的治疗方案,这些方案涉及干预的具体策略,针对抑郁问题的策略侧重改变想法和信念的具体认知治疗技术、自我监测和自我控制训练、归因再训练和情绪教育等,针对焦虑问题的策略聚焦系统脱敏、放松训练、榜样示范和社会技能训练等。此外,本书还提供了不少心理健康咨询和精神药物治疗的服务指南,包括外部转介建议、不同药物的治疗效果和副作用等。本书既适用于学校心理工作者、心理健康专家以及其他专业人士,也有助于广大家长对孩子情绪问题的形成原因和求助路径有基本了解，是一本实实在在的实用指南。

本书各章的初译工作由多名博士生和硕士生完成，具体分工如下：刘萍翻译第一和第二章以及目录和索引；陈星星翻译第三和第四章；杨慧娟翻译第五和第六章；莫碧波翻译第七和第八章；夏艳雨翻译第九和第十章以及附录。李丹翻译第十一章，并负责全书的译校工作。本书在翻译出版过程中得到上海教育出版社谢冬华先生和徐凤娇女士的大力支持和帮助，在此致以衷心的感谢！

鉴于本人才疏学浅，译校过程中难免有疏漏之处，恳请该领域的专家、学校心理工作者和广大读者批评指正。

李　丹

2022 年 7 月

First published in English under the title
Helping Students Overcome Depression and Anxiety: A
 Practical Guide (Second Edition) by Kenneth W. Merrell
Copyright@2009 The Guilford Press
A Division of Guilford Publications, Inc.
Published by arrangement with The Guilford Press
All rights reserved.
上海市版权局著作权合同登记章 图字：09-2018-044号

图书在版编目（CIP）数据

帮助学生战胜抑郁和焦虑：实用指南：原书第二版/
(美) 肯尼思·W. 梅里尔 (Kenneth W. Merrell) 著；李丹等
译. — 上海：上海教育出版社，2022.11
（学校心理干预实务系列 / 李丹主编）
ISBN 978-7-5444-7775-8

Ⅰ.①帮… Ⅱ.①肯… ②李… Ⅲ.①抑郁症－心理干
预②焦虑－心理干预 Ⅳ.①R749.4②R749.7③R493

中国版本图书馆CIP数据核字(2022)第165910号

责任编辑　徐凤娇
封面设计　郑　艺

学校心理干预实务系列
李　丹　主编
帮助学生战胜抑郁和焦虑：实用指南（原书第二版）
[美] 肯尼思·W. 梅里尔 (Kenneth W. Merrell)　著

李　丹　等译

出版发行　上海教育出版社有限公司
官　　网　www.seph.com.cn
地　　址　上海市闵行区号景路159弄C座
邮　　编　201101
印　　刷　上海叶大印务发展有限公司
开　　本　890×1240　1/32　印张 12.625
字　　数　250 千字
版　　次　2022年11月第1版
印　　次　2022年11月第1次印刷
书　　号　ISBN 978-7-5444-7775-8/B·0125
定　　价　69.00 元